統合失調症は どこから来て どこへ行くのか

—宗教と文化からその病理をひもとく—

柴田明彦

星 和 書 店

Seiwa Shoten Publishers

2-5 Kamitakaido 1-Chome
Suginamiku Tokyo 168-0074, Japan

目次

序章　「精神分裂病」とは何だったのか

精神分裂病は、二〇世紀の精神医療における中心課題でした。有為の若者に発症し、多くは荒廃への途をたどると考えられたこの疾患は、病態の理解と治療に向けて、多方面から精力的な研究が続けられてきました。

しかし、症状の軽症化や出現頻度の減少が指摘されることと相俟って、近年、精神分裂病の概念自体を見直そうという動きがみられるようになりました。たとえば松本雅彦は、『「精神分裂病」はたかだかこの一〇〇年の病気ではなかったのか？[1)]』と題した論文の中で、次のように分裂病概念の成立を説明しています。

「精神病者」が顕在化されてくるのは、ヨーロッパで一八～一九世紀に産業革命を契機として都市国家が成立した時期と軌を一にしています。その過程で、「おかしな人・変わった人」と見なされた一部の人たちは、市民社会の「内部」に作られた精神病院という「外部」に収容されました。そして、一九世紀中葉に興隆した生物学的科学主義によって「疾病」として捉えられるようになり、当初は「早発性痴呆」として、後に「精神分裂病」と名づけられるに至ったというのです。松本は、この概念化と治療者の「予測」に基づく対応によって、「人格の荒廃」がもたらされる可能性さえ指摘し、今後は、いずれ精神分裂病という概念自体が消滅するのではないかと推論しています。

また、森山公夫は『精神分裂病概念の脱構築[2)]』の中で、精神分裂病概念が一九世紀後半の社会帝国主義的な社会防衛の風潮から成立したものであることを指摘したうえで、一九七〇年代以降の社会が「生活者時代」となり、また、精神医療状況が脱施設化とノーマライゼーションに向かって進行するに伴って、この概念はすでに歴史的に破綻していると述べています。そして、精神分裂病概念をすみやかに脱構築するべきであると主張し、「関係妄想症」という独自の概念を提唱しました。

こうした流れの中で、二〇〇二年八月の日本精神神経学会において、精神分裂病の呼称を統合失調症に変更することが決定されるに至っています。

このような観点に立てば、一世紀にわたって繰り広げられてきた精神分裂病概念の成立とその研究は、今日大きな転換点に達していることになります。精神分裂病概念はなぜ生まれたのか。はたして精神分裂病（統合失調症）概念は消滅していくのか。一方、われわれが精神分裂病と呼んでいたものの実体とは何なのか。そして、この「疾患」をどのように捉え、いかに対処していくべきなのか。これらの問題を検討することは、今後の精神医学において、最も重要な課題の一つであると言えるでしょう。

そこで、精神分裂病（統合失調症）概念の今後を考えるうえで、新たな視点からの検討を行いたいと思います。それは、宗教・文化的側面から精神疾患を分析する試みです。宗教は、遠い過去の時代から、人間と社会の存在理由やその進むべき方向性を指し示してきました。ところが、近代に至って宗教は社会の中心概念の座を追われ、科学にその立場をとって代わられることになりました。宗教的側面からの分析が意味を持ち得るのは、まさにこの時代の分岐点において、精神分裂病という概念が出現しているからです。

たとえば、クレペリンが早発性痴呆の概念を確立したのが一八九六年、ブロイラーが精神分裂病の名称を提唱したのが一九一一年です。この頃のヨーロッパは、列強諸国が植民地政策を進めていた帝国主義の時代でした。自然科学は著しい発展をとげて産業技術と結合し、資本主義が高度化したのもこの時代です。自然科学の隆盛は、社会における宗教の立場を次々と侵食し始めました。ダーウィンが進化論を発表し（『種の起源』一八五九年）、一九世紀後半には、科学と神学との間で激しい論争が展開されました。そして、科学の側が勝利をおさめ、ニーチェが『悦ばしき知識』の中で「神は死んだ」と宣言したのが一八八二年でした。このような社会背景のもとで、精神分裂病概念は登場したのです。

社会の表舞台から退場した宗教は、しかし、消滅してしまったわけではありませんでした。神は声高に語られることはなくなりましたが、人々の無意識の中に、そして、社会の深部に潜行して存在し続けました。その影響は、個人の生き方を無意識から規定するだけでなく、社会や文化のあり方に、さらには精神疾患の症状や病理にも大きな変化をもたらすことになったのです。

以上の観点から、本書では、宗教と精神分裂病の関係を中心に論じることにします。特に、精神分裂病概念が生まれた近代ヨーロッパにおける、キリスト教と精神分裂病との関連に焦点を当てて検討を行いたいと思います。

なお、「精神分裂病」の表記については、二〇〇二年以前を指すものは精神分裂病（または早発性痴呆）と、二〇〇二年以降を指すものは統合失調症と記載しました。引用した文献や資料が、二〇〇二年以前では精神分裂病と表記されていることと、精神分裂病概念の歴史を記述する際には、統合失調症という名称が適切でないと判断したからです。

そして、これが一番大きな理由ですが、本文に引用した精神分裂病の諸症例が、症状が軽症化している現在の症例とは大きく異なっている点にあります。これらの古典的な症例を、統合失調症として記載するには抵抗がありました。呼称変更の意味を明確にするためにも、精神分裂病という表記を用いたことにご理解をいただければと思います。

第Ⅰ章　精神分裂病概念の誕生

精神分裂病という概念は、一九世紀後半から二〇世紀初頭のヨーロッパにおいて誕生しました。ところで、それ以前の時代には、精神分裂病に相当するような病態は存在していたのでしょうか。

そのことを検証するために、精神分裂病概念が構築されるまでの、ヨーロッパ社会における狂気の歴史を概観してみましょう。

一．ヨーロッパ社会における狂気の変遷

狂気が疾患として捉えられ、本格的に研究や治療の対象となったのは近代以降です。それ以前には、ヨーロッパ社会において狂気はどのように捉えられ、位置づけられていたのでしょうか。

(一) 古代、中世における狂気の位置づけ

ギリシア時代には、狂気は伝染するものとされ、人々から投石されたり唾を吐きかけられる対象としてみられる側面を持っていました。しかし、狂気はこのように忌避される一方で、畏敬の対象としても捉えられました。

プラトンは狂気を、予言的狂気、密儀的狂気、詩的狂気、エロス的狂気の四つに分類しています。特に予言的狂気においては、予言者は自分の中に第二の声を持ち、その声と対話し、未来を予言しました。ギリシア時代には幻聴を持つ者は、現代のように病者として扱われるのでなく、予言者の素質を持つ者として社会から選ばれ、修練を積むことによって、ある種の知的卓越者、社会的指導者となる可能性を有したのです。ここでは狂気は、病気として憐れま

れるよりも、超自然的な力を帯びたものと見なされ、畏れられる対象として捉えられていました。また、恍惚状態において詩作する熱狂的詩人という観念が生まれ、狂気は偉大な詩を創作するために必要な条件とされました。狂気に内包される創造性を、ギリシア時代の人々は認識していたのです。

科学的・臨床的医学の創始者であるヒポクラテスは、狂気として現代でいうヒステリー、てんかん、メランコリー、症状性精神病を取り上げています。ヒポクラテスは、当時理解不能なために〝神聖な病〟として捉えられていたてんかんに、自然的原因があると主張しました。しかし、その一方で彼は、メランコリーは優れた人間を襲うという認識もまた持っていました。

ローマ時代になると、ギリシア医学を集大成し、中世から近代に至る西洋医学に影響を与え続けたガレノスが登場します。彼は、体系的に精神症状を分類し、これらが体液の変化、脳外傷、薬物中毒その他もろもろの身体因に起因すると考えていました。

しかし、ガレノス以降は、科学的医学は衰退の途をたどりました。代わって、医学はキリスト教の影響を受けて変貌を遂げたのです。中世時代には、封建社会の中に修道院が造られ、そこには俗人としての医師が住む込み、看護婦としての役割を果たした尼僧と共に病人の治療に当たりました。狂気は悪魔に憑かれたものとして捉えられ、祈祷による悪魔払いが行われました。ただし、狂気は、単に蔑まれるものではなく、悪魔の存在を体現するものとして、一種の畏怖の念さえ持たれていたことには注目する必要があります。

一方で、幻覚・妄想は宗教体験として現れ、神の救済を示す証として人々に知覚される側面も持っていました。神の声を聴き、神の姿を見ることが信心の契機となったり、救済の確信を得ることに繋がったという例は枚挙にいとまがありません。

このように、古代から中世に至るヨーロッパ社会では、狂気は忌避され嫌悪される面はあったものの、一方では社会に特別の位置づけを認められ、畏敬の対象として認知されてきたのです。そこでは、狂気が非日常の聖なる存在

（または聖の対極の存在）として、社会システムの一端を形成してきたことが見て取れるのです。

（二）魔女狩り

ところが、狂気の位置づけは、近代に入って大きく変化することになりました。その先鞭をつけたのが、近代においてほとんど全ヨーロッパ的規模で行われた魔女狩りでした。魔女狩りは、決して中世の産物ではありません。実際に魔女狩りが行われたのは、ルネサンス後期から理性の万能を主張した啓蒙時代の前半期にかけてでした。三〇万人から一〇〇万人とも言われる犠牲者を出した魔女狩りは、どのような意味を持ち、何を目的として行われたのでしょうか。

魔女とは、悪魔との契約によって様々の邪悪を行う女性、多くは老婆、希には男性でした。中世においては、人々は魔女払いの祈祷を行ったりはしましたが、魔女に対して比較的寛大でした。

しかし、一五世紀の半ばになると、魔女こそキリスト教の異端であるという議論が盛んに行われるようになりました。そして、一四九〇年、カトリックの一派であるドミニコ会の二人の僧侶が、悪名高き『魔女の槌』を執筆しました。この書には、魔女の定義から始まり、魔女が社会に与えるあらゆる害悪の数々が記され、さらには異端裁判の方法、自白のための残酷な拷問の仕方までが具体的に書かれていました。拷問による自白が有罪の決め手であったため、あらゆる人々が魔女にさせられる可能性がありました。魔女と見なされた人々は、近代への社会変革期において、中世時代を象徴する存在としてスケープゴートの対象となり、排除されたのでした。

では、中世時代を象徴するものとは何でしょうか。中世を象徴する文化的特徴は、多神教的要素を併せ持ったキリスト教の呪術的世界観です。

『モーセと一神教[1]』の中でフロイトは、「厳格な一神教となりえなかった中世のキリスト教は、迷信的、魔術的、そして神秘的な要素の侵入に対する峻拒の態度をとらなかった」と指摘しています。奇蹟を起こす超自然的な力は、神のみが有するのではなく、中世においては妖術や魔法として悪魔や魔女にも存在すると考えられていました。こうした呪術的世界観を排除する最初の試みが、魔女狩りという形で現れたのです。呪術的世界観の排除は、中世的価値観を破壊する一方で、近代における科学的思考を育むことにも繋がりました。つまり、魔女狩りは、一七世紀から一八世紀に至る自然科学の発展を裏側から支えるという側面を持っていたのです（魔女狩りには、中世の女性文化を排斥する役割もあったと考えられますが、この点については第V章で詳しく検討します）。

魔女狩りは、カトリックの異端裁判という形で始められました。それはプロテスタントにも引き継がれ、カトリックと同様な方法で魔女裁判が行われました。プロテスタントにとっても、呪術的世界観は排除しなければならないものだったのです。このことは、魔女狩りがキリスト教の教義の枠を超えて、社会、文化的な流れの中で起こっていることを示しています。

実は、魔女狩りとプロテスタントによる宗教改革は、ほぼ同時期に始められています。魔女狩りの典拠となった『魔女の槌』の初版が出版されたのが一四九八年であり、ルターが宗教改革に立ち上がったのが一五一七年でした。近代ヨーロッパの社会改革は、魔女狩りと宗教改革によって同時に推し進められたのです。そして、その後に誕生した啓蒙主義の台頭によって、呪術的世界観や、さらには神までが社会から排除され、ヨーロッパ社会は新たな時代へと突入して行くことになったのです。

一八世紀に入ると魔女狩りは事実上終焉します。啓蒙思想は自然科学だけでなく、法学、神学にも浸透しました。その結果、妖術や魔法、そして魔女の存在自体が荒唐無稽なものと見なされるようになりました。そうした荒唐無稽な基準に則って処刑が行われることを、啓蒙思想家たちが批判し始めたのです。

社会的にみれば、啓蒙思想の出現によって、ヨーロッパは中世から近代へと移行し終えていました。啓蒙主義と自然科学の確立によって中世の残滓は消え去り、中世文化を排斥する運動としての魔女狩りは、その存在意義を失ったのでした。

（三）隔離・収容政策と啓蒙思想

近代ヨーロッパの狂気を語るうえで、魔女狩りと並んで重要な位置を占めるものが、絶対王政時代に始まり、その後一世紀半以上にわたって続けられた監禁施設による隔離・収容政策です。

一六世紀末から一七世紀にかけての絶対王政下のヨーロッパ各地に、広大ないくつかの監禁施設が造られました。監禁施設は、国王の名の下に放浪者の収容と貧民の救済を目的として設立されましたが、その目的は、貧民を救済するといったもっともらしい政策の枠を越えるものでした。中央集権化が進んだ当時の社会において、同一の価値観からはみ出された人々を監禁し、閉じ込めておく必要性が生じたのです。それは、失業者たちを収容して貧困を社会から覆い隠すと共に、彼らのもたらす暴動や政治的不都合を回避する役割を果たしました。こうした政策の中で、「狂気を有する人たち」は、放浪者や貧民として、この施設の中に収容されることになったのです。

一七世紀後半になると施設には、性病患者、放蕩者、浪費家、同性愛者、涜神者、錬金術師、無宗教者といった雑多な人々が閉じ込められるようになりました。その数は膨大で、たとえばパリの一般施設院一つだけとっても六千人、当時のパリ市人口の一パーセントを収容していたといいます。

では、この時代に施設に閉じ込められた雑多な人々は、いったいどのような理由で収容されていたのでしょうか。そこには共通する一つの特徴がみられると、ミシェル・フーコー[2)]は指摘します。彼によれば、それは理性から排除されたもの、すなわち「非理性」を有するという特徴です。当時の社会から理性を持ち得ないと判断された人々が、ただそれだけの理由で社会から隔離・収容されたのです。

逆に言えば、これは理性の重要性を表明するための方策でもありました。理性と非理性を明確に区別することで、理性を純化し、際立たせる必要があったのです。社会から排除された非理性の中には、狂気が内包されていました。啓蒙主義が確固たる地位を占め、自然科学が発達すると、この非理性の中から狂気が抽出されました。一八世紀中葉には疾病分類学が登場し、精神的疾患の領域でも、リンネの植物分類学のモデルに従って精神症状の分類が試みられるようになりました（リンネ自身も精神症状の分類を行っています）。当時はまだ、精神医学という言葉すらなく、専門の精神科医も存在していませんでしたが、ここから、狂気を病気として捉える下地が作られていったのです。

一七八九年のフランス革命以降、理性の万能を唱える啓蒙主義はヨーロッパ各地に拡がりました。革命の最中に、パリのビセートル病院の院長となったピネルが、患者を鎖による拘束から解放しました。この出来事は、精神障害者に対する考え方の変化を象徴する歴史的事実として有名です。ピネルは、啓蒙思想に導かれた人権という概念をもとに、監禁された人々に対して行われていた非人間的な対応を改善させたのです。その改革は大いに賞賛されるべきものでしょう。

ただし、精神病者の「鎖からの解放」は、「隔離・収容施設からの解放」ではありませんでした。「非理性」は精神病としての地位を与えられましたが、相変わらず精神病院の中に隔離され続けました（それまで一般的に使われていた「狂疾 folie」という語を捨てて、「精神病」という語の使用を提唱したのはピネル自身です）。啓蒙主義が支配する社会からは、理性を持たないと考えられた精神病者は排除されなければならなかったのです。こうして精神病院は、社会の内部にある「外部の空間」として存在意義を持つようになり、精神病者はその中に収容され続けたのでした。

（四）自然科学の発達と精神病の位置づけ

一八世紀後半から一九世紀にかけて、ヨーロッパやアメリカでは産業革命が興りました。産業革命に伴って社会構造は、効率化、分業化が進められました。その影響を受けて患者は精神病院に集められ、男女を区別し、同一症状の患者は同室に分けられて収容されました。数千人を収容できる巨大精神病院が出現したのはこの頃です（巨大精神病院の元になったのが、前述した隔離・収容施設です）。

一方、「働かざるもの食うべからず」という勤労の精神が社会を支配し、職を持たない者は社会から排除される風潮が生まれました。この風潮が精神病の発症誘引となり、また、患者の数を膨れ上がらせる要因ともなったのです。

こうして、隔離・収容施設の一部から生まれた精神病院には、精神病という名の下に多数の患者が集められ、収容されたのです。

自然科学の発達は、医学にも大きな影響を与えました。一八世紀後半に自然科学が発展して以降、人間の身体は、神が創り給うた神秘ではなくなりました。身体は唯物論に基づいて物質として捉えられ、疾患は還元論によって臓器の異常、さらには細胞の異常として理解されました。狂気は精神の異常として捉えられ、精神疾患として身体疾患と同列に語られるようになりました。精神は脳という臓器の働きによって生じると理解されたため、精神疾患は当然「脳の病気」と考えられるようになったのです。

そのため、精神疾患の原因を探ろうとして、脳の異常を見つけ出す努力が試みられました。それが身体疾患のようにうまく進まなかったのは、脳の科学が充分に発達していないからだと考えられました。精神疾患はいずれ、科学のさらなる発達に伴って脳の異常に還元されるものと信じられたのです。そこに至る準備段階として、一九世紀には精神疾患における症状の厳密な記述、正確な疾患の分類法が研究されました。多数の患者が集められた巨大精神病院は、研究を進めるためのまさに最適な環境でした。こうした研究の結果として、一九世紀末にクレペリンによって「早発性痴呆」の概念が、そして、二〇世紀初頭にブロイラーによって「精神分裂病」の概念が提出されることになったのです。

二．精神分裂病概念の誕生

幻覚・妄想は、古代社会では忌避され嫌悪される一方で、予言やある種の創造性と関連するものとして位置づけられていました。中世のヨーロッパでは、宗教的体験として、救済の証しであったり悪魔憑きの現れとして捉えられました。

近代になると、幻覚・妄想は疾患の症状として位置づけられるようになります。そして、科学的に症状の定義と分類が進められ、その原因が究明されたのです。

（一）フランスの幻覚・妄想論

狂気が疾患として認識され、幻覚・妄想が疾患の症状として捉えられるようになると、その本質を探ろうとする試みが始められました。一九世紀に入ると、フランスで幻覚・妄想の研究が本格的に始まります。

ピネルの弟子であるエスキロールは、錯覚と幻覚を明確に区別しました（『MALADIES MENTALES』一八三八年）。彼は、錯覚とは「神経末端の感覚性が変化し、減弱し、倒錯するために生じる大脳の反応」であり、幻覚とは「五感の射程内に感覚を引き起こす外的対象が存在しないにもかかわらず、その感覚が現に生じていると内的な確信をいだく現象」と定義しました。つまり、錯覚は感覚が誤って認識されたものであるのに対し、幻覚は感覚器官を介さない、純粋に精神的な症状だと捉えられたのです。やがて、この定義が簡略化されて、幻覚とは一般に、「対象なき知覚」であると表現されるようになりました。

この定義は、現在の常識からすると当然のことを表現しているように思えます。しかし、これは幻覚に予言的内容や宗教的体験などの意味を持たせていた、それまでの捉え方とはまったく異なった視点であると言えます。「対象なき知覚」とは知覚体験の異常そのものであり、幻覚はもはや精神疾患の症状としての意義しか持ち得なくなったのです。この視点は、幻覚から神秘的、魔術的要素を排し、幻覚を科学的に究明する足がかりとなりました。

エスキロールにとって、幻覚とは感覚神経系統を介さない、まったく精神的なものでした。したがって、幻覚は精神活動の異常であり、妄想と近縁のものと考えられました。しかし、その後、幻覚における感覚的要因が再び重要視されて行きます。それは当初、薬物中毒に伴う幻覚の研究で始められ、さらに一九世紀後半からの脳生理学的実験の進歩に伴って展開されました。それによれば、幻覚は感覚化された心像であり、異常な感覚が出現する過程には何らかの大脳における機能的または器質的異常が仮定されました。つまり、幻覚は、大脳という臓器の異常によって出現すると考えられるようになったのです。

この機械論的な幻覚説では、幻覚は妄想とは近縁のものではなく、むしろ妄想は幻覚の結果として生じるのだと考えられました。そして、二〇世紀初頭までの一時期、幻覚を生じさせる大脳の器質的異常を想定する、大脳局在論が隆盛を迎えたのです（その流れは、クレランボーの精神自動症にみられる純粋器質論に行き着くことになります）。

一方、妄想についても研究が進められました。ピネルは、それまで一般的に「狂疾」と呼ばれていた状態に対して、「精神病」という医学用語を提唱しました。彼は、精神疾患にマニー、メランコリー、痴呆、白痴という分類を行いましたが、それらは異なる疾患ではなく、「精神病」という唯一の疾患が呈する臨床像であると捉えていました。

エスキロールは、ピネルの考えを発展させ、モノマニーという概念を提出しました。モノマニーとは、単一の対象に関してのみ奇異な心的態度を示し、論理的な推論は正しいにもかかわらず、部分的な妄想を呈する患者を指していました。エスキロールは、「モノマニーの患者は、かつて魔術、妖術、地獄についての妄想をもっていたが、今日では警官に威嚇され、追跡されているとの妄想をいだく」と述べ、モノマニーと文明との関係を指摘しています。エスキロールの指摘は、妄想が文明の影響を受けてその内容を変化させること、当時の人々の関心が宗教から近代の社会体制へと移行していることを示す点で興味深いものです。やがてモノマニー概念は、パラノイア（妄想症）論へと発展して行くことになります。

ピネルとエスキロールの単一精神病論に異議を唱えたのが、パリのサルペトリエール病院のファルレとその弟子たちでした。彼らは、それまで単一の疾患と考えられていた「精神病」概念を捨てて、多様な病態を示す複数の疾患が存在することを提示したのです。

ファルレは、中毒や身体疾患による急性精神病と、精神疾患である慢性精神病を、質的に異なるものであるという見方を示しました。彼の弟子であるラゼーグは、被害妄想病、ヒステリー性食欲不振症、二人組精神病、アルコール精神病を独立疾患として研究し、モレルは、精神障害の病因としての「変質」概念を提唱しました。

モレルの変質論は、キリスト教の影響を受けています。モレルは変質者が現れるのは、アダムが原罪によって堕落したため、それまでは無害であった外界のもろもろの影響を人間が受けるようになり、その結果として遺伝を免れることができなくなったためだと考えました。宗教的見地はさておき、心身の障害が遺伝するという彼の理論は、その後の研究に大きな影響を与えました。ちなみに、遺伝疾患としての精神病に、早発性痴呆 démence précoce という言葉を初めて用いたのはモレルであり、後に述べるクレペリンの早発性痴呆の概念形成にも影響を与えました。

これらの概念を受け継ぎ、一九世紀後半のフランスにおける精神疾患分類体系を築いたのが、パリのサンタンヌ病院で活躍したマニャンです。彼はモレルの変質論から宗教的見地を排し、進化論や骨相学を取り入れて変質の概念を発達させ、これを平衡喪失者と表現しました。平衡喪失者に生じる妄想は、多くは急性に発病して多形性で体系化せず、変化しやすく突然治癒すると指摘しました。これは多形性急性錯乱と呼ばれ、現在の非定型精神病に近い概念であると考えられます。

一方でマニャンは、体系的かつ進行的な経過をとる精神疾患に対して、慢性妄想病という概念を提出しました。慢性妄想病は、ラゼーグの被害妄想病を発展させた概念で、その経過は以下の四相期に分けられました。

①潜伏期・・・不安、懸念が前景に現れる一方で、持続性の被害観念が精神内界で展開される時期である。
②被害期・・・幻聴や考想化声に伴い、もろもろの出来事の組織化が生じる時期。漠然としていた組織化は次第に明確になり、まず集団的で非特定の迫害が構成され、次いで主な迫害者は特定の人物の姿をとるようになる。
③誇大観念期・・・妄想が誇大妄想に移行し、妄想は次第に常同性（同じ形で何度も繰り返される）を呈する。
④痴呆期・・・無為、無関心、自閉的となり、人格の荒廃した状態に至る。

この慢性妄想病は、今日の妄想型分裂病の先駆概念の一つになりました。このように、フランスでは独自の幻覚・妄想論が展開され、ドイツで形成されることになる精神分裂病概念に影響を与えたのです。

(二) クレペリンの早発性痴呆概念

フランスのマニャンとほぼ同時期に、ドイツではクレペリンが早発性痴呆という概念を提出しました。ここから、精神分裂病という疾患概念の原型が誕生するのです。

ドイツでは、モレルの早発性痴呆に少し遅れて、カールバウムが緊張病 Katatonie と破瓜病 Hebephrenie という概念を提出しました。彼は、それまでの単なる精神症状の記述に留まらず、症状・経過・予後を踏まえた病型を考えるべきだと主張しました。そして、緊張病について、「これは循環性に交代する経過をたどる脳疾患で、メランコリー、マニー、昏迷、錯乱、最後に痴呆という順で現れるが、その全体像から一つまたはいくつかのものが欠けることもある。また精神症状のほかに・・・けいれんの一般的特徴を持った運動神経系の過程が現れる」と述べました。これは、急性に発症して精神運動興奮と昏迷を繰り返す、今日の緊張型分裂病の原型となりました。

また、カールバウムの弟子であるヘッカーは、カールバウムが明らかにした破瓜病について詳細な記述を行い、その臨床的特徴を述べました。それによれば、「思春期のはじめに、青年男女の心の中にそれまで知られなかった感覚に触発される一連の漠然とした観念群が起こり、これがすでに存在している観念群と抗争を生ずるために異常な混乱を引き起こすのである。・・・そして、奇妙な型の精神の薄弱をもたらす」とされ、破瓜病の主症状として、不安定な気分、妄想観念、作話、無秩序で衒奇的な行動、子供っぽさ、運動興奮、言語の形式的な障害と論理的な構造の欠如、演劇じみたポーズなどを挙げました。これは、幻覚・妄想が著明でなく、無為、自閉、感情鈍麻、奇妙な行動、社会的生活の不能を呈する、破瓜型分裂病の原型となりました。

こうした研究土壌を踏まえ、クレペリンは一八九六年に出版された精神医学教科書第五版において、早発性痴呆 Dementia praecox 概念を提唱しました。彼は、それまでに提出されていた経過の異なる三つの病型、すなわち、早発性痴呆（モレル）または破瓜病（ヘッカー）、緊張病（カールバウム）、そして慢性妄想病（マニャン）を、早発性痴呆という一つの疾患単位のもとに統合したのです。

これらが一つの疾患単位であると考えられる根拠について、クレペリンは、教科書第八版で次の二つを挙げています。一つは、「多種多様な臨床像から結果的に出てくる相互にきわめて類似した痴成化の状態」についての強い印象であり、もう一つは、「この独特の痴成化が思春期と密接な関係をもつらしいという経験」です。特にクレペリンは、前者を重要視しました。

痴成化とは、ある種の「痴呆状態」に至ることです。「痴呆」といっても、老年期の痴呆（認知症）にみられるような知的能力の低下はなく、あらゆることに無関心、無感情、意欲なく無為な状態になるという独特の「人格変化」であって、そうした精神における特有の荒廃状態を意味しています。つまり、クレペリンは、異なった三つの病態がいずれもこのような荒廃状態に至ることに注目し、三つの病態は同一の疾患であると考えて、早発性痴呆という概念にまとめたのです。

早発性痴呆を診断するにあたって、クレペリンは次の点を挙げています。それは、精神的弱力化の徴候、判断力の喪失、心気的な訴えの不合理さ、医者の説得が通じないこと、感情の鈍麻、無関心さ、休息しても改善しないこと、種々の程度の命令自動症（命令、指図に対して、いかなる批判的判断もなく厳密に命令に服従する状態）や拒絶症（外部からの働きかけを理由なく拒否し、反抗する態度を示す状態）の出現などです。そして、幻覚や理解不能な衝動行為が現れたら、間違いなく早発性痴呆であると指摘しています。また、妄想については、妄想内容から躁うつ病と区別するのは困難であるとしながらも、身体的、ことに性的な被影響妄想はかなりの可能性で、思考や意志の領域での被影響妄想はほとんど確実に早発性痴呆の指標になると指摘しています。

クレペリンは早発性痴呆を、以上のような様々な症状を呈しつつ荒廃状態に至る脳疾患と捉えており、同一の身体因と解剖所見を示すものと考えていました。教科書第五版では、早発性痴呆は代謝疾患という大項目の中に、粘液水腫、クレチン病、麻痺性痴呆（進行麻痺）と並んで組み入れられています。そして、病像とその進展については、「おそらく脳の器質病変が問題であることを示している」と述べています。

クレペリンの疾患概念とその捉え方は、当時の唯物論的な時代風潮に呼応し、混迷を極めていた精神疾患の分類に新たな光明を照らし出すものとして、多くの精神科医に受け入れられることになりました。しかし、一方で、早発性痴呆は特有の荒廃状態に至る疾患として認識されるようになり、以降の治療的悲観論を形成する一因ともなったのです。

(三) ブロイラーの精神分裂病概念

クレペリンとほぼ同時代に生きたスイスのブロイラー（Bleuler, E.）は、一九一一年に精神分裂病群 Gruppe der Schizophrenien という概念を提唱しました。

ブロイラーは早発性痴呆の概念をほぼ全面的に認めつつも、すべての患者が思春期に発症するわけでも、またすべての患者が痴呆状態に至るわけでもないとし、早発性痴呆という名称が不適当であると指摘しました。そして、「様々な精神機能の分裂（Spaltung）が最も重要な特質の一つ」であるという理由で、精神分裂病という名称を提示したのです（ブロイラーは精神分裂病は単一のものではなく、おそらくかなりの数の疾患を包括するものであろうと予測し、精神分裂病群という名称を使用しました）。以降、精神医学の疾患体系に、早発性痴呆に代わって、精神分裂病 Schizophrenie, shizophrenia の名称が定着することになったのです。

ブロイラーが精神分裂病概念で目指したことは、クレペリンが経過と転帰によってまとめた早発性痴呆という概念を、発症時点での症状によって捉え、診断しようとすることでした。つまり、クレペリンは疾患を経過と転帰という縦断的な観点から、ブロイラーは疾患の症状という横断的な側面から捉えようとしたのです。

さて、ブロイラーが、精神分裂病の症状で最も重要と考えた「精神機能の分裂」とは、どのようなものを指すのでしょうか。ブロイラーは、その中でも「観念の連合（連想）の分裂」が最も特徴的な症状であると考えました。当時主流であった、人間の精神活動はすべて観念などの心的要素の結合からなるとする連合心理学の影響を受け、精神分裂病では観念連合の障害が生じ、正常の連想機能が低下して異常な連想が生じるようになると考えたのです。

ブロイラーはこれを精神分裂病の基本的障害と考え、連合弛緩と表現しました。連合弛緩が進むと、思考過程に連絡と統一が欠け、観念と観念の繋がりは乱れ、バラバラになったり、歪んだり、奇妙な形で繋がったりする滅裂思考に至ります。

さらにブロイラーは、連合弛緩から、感情の障害、両価性、自閉の三つの症状が生じると考えました。感情障害では、感情表出が体験にそぐわなくなり（たとえば、患者が迫害について語るときに、笑っていたり、自慢するような態度を取ること）、重症例では感情表出が完全に消失します。

両価性とは、相反する心的傾向、感情、態度が同時に存在する精神状態を指します。ブロイラーはこれを意志の両価性（たとえば、食事を摂ろうとすると同時に、摂るまいとすること）、情動の両価性（たとえば、夫が妻を愛しながらも憎むこと）、知的な両価性（たとえば、私はAですと言いつつ、私はAではありませんとも言い、その矛盾を認めようとしないこと）の三つに分類しました。そして、両価性が生じるのは、連合能力の衰弱のために、物事の様々な側面を一つにまとめて考えることができないからだとしました。

こうした症状の結果、「自己の抱く幻想を現実よりも上位に置き、現実から自己を隔絶する傾向」が生じることによって、「内的生活の現実離脱」である自閉が生じると考えたのです。

ブロイラーはこれらの症状（特に連合障害）が、クレペリンと同様に脳の器質的障害によって生じると考えていました。これらの症状はどの症例においても、特異的で持続的に存在する症状であるとして、精神分裂病の基本症状と呼んで重要視しました。一方、幻覚や妄想、緊張病症状などは、ときに、または症例によっては全経過にわたって欠如する場合もあるとして副次症状と呼びました。この基本症状と副次症状の様々に異なった配分によって、妄想型、緊張型、破瓜型、単純型の各亜型が形成されるのです。

ブロイラーが基本症状を重視したことによって、副次症状が認められない精神分裂病の存在がクローズアップされることになりました。ブロイラーは、「正常者とのあらゆる移行が存在すること、著明な症状の少ない軽症例ないし潜伏性分裂病が顕在性分裂病よりもずっと多いということを知っておくことが、きわめて重要である」と指摘しています。また、症状による横断的な診断は、精神分裂病と診断される範囲を拡大する結果をもたらしました（たとえば、一過性の精神病状態を呈する疾患がすべて精神分裂病と診断されました）。これらの理由から、精神分裂病の診断は早発性痴呆の診断よりもはるかに頻回に下されることになったのです。

その結果、当時の収容所的な性格を有した精神病院に入院した患者の多くが精神分裂病と判断され、社会から隔離され続けるという悲劇をもたらしました。ブロイラーは、フロイトの理論を早くから取り入れ、精神病者を理解し治療するという立場をとって、患者の精神病院からの退院を積極的に推し進めようとしたのですが、彼自身の概念が正反対の結果をもたらすという皮肉な結末を招くことになったのです。

以上で述べてきたように、クレペリンとブロイラーによって精神分裂病概念は形作られました。そして、その概念は多くの精神科医によって受け入れられて定着し、以降の精神医療に多大な影響を与え続けたのです。

（四）シュナイダーによる精神分裂病の診断

ブロイラーによる症状論的な精神分裂病の診断は、その後クルト・シュナイダーによって継承されました。彼はその代表的著作である『臨床精神病理学』において、「精神医学の診断は原則的に状態像に基づいて行われ、経過に基づいて行われるものではない」と述べています。シュナイダーの診断がブロイラーと異なるのは、彼が患者の体験（主観症状）を重要視したことです。

ブロイラーが重視した基本症状は、いずれも医師という第三者が観察することによって得られる客観症状です。しかし、客観症状といっても、数値化されたデータや異常を示すレントゲン写真などが存在するわけではなく、観察者の主観に左右される可能性がつきまといます。シュナイダーは、「（精神症状の）表出が観察者に与える印象には、あらゆる主観的な誤りの源が含まれている。・・・とにかくこのような印象だけを頼りにしていては、診断のつくことはめったにない」と考え、「(病的な）体験が確実に把握されれば、これは診断上、表出の異常（客観症状）に優先するものである」と述べて、患者の訴える病的体験に診断の拠り所を求めたのです。

シュナイダーは、精神病以外の心的異常や躁うつ病と精神分裂病を鑑別するためにとりわけ重要な症状を第一級症状と呼びました。これは、「考想化声、話しかけや応答の形の幻聴、自分の行為を批評する幻聴、身体的被影響体験、思考奪取その他の思考への影響、思考伝播、妄想知覚、それに感情や欲動（衝動）や意志の領域での他者からの作為や被影響体験のすべて」であり、「この種の体験様式が確実に存在し、しかも身体的基礎疾患が見出されない場合に、われわれは臨床的に、ごく控えめに精神分裂病だという」ことができるとしています。そして、精神分裂病診断にとって第一級症状よりもずっと重要性が少ない、「上にあげた以外の幻覚、妄想着想、当惑、抑うつと快活の気分変調、感情減退の体験その他いくつかの症状」を、第二級症状と呼びました。

シュナイダーの第一級症状と第二級症状は、いずれも精神分裂病の急性期にみられる派手な陽性症状（幻覚、妄想、滅裂思考、緊張病症状など）が主になっており、長期経過のうちにみられる目立たない陰性症状（感情鈍麻、思考貧困、意欲・自発性欠如など）はほんの一部しか含まれていません。しかし、そのことは、次のような意味を持っています。

ブロイラーが連合弛緩や自閉を重視した結果、幻覚・妄想などの異常体験を持たない単純型分裂病が精神分裂病の中核であるとされて、精神分裂病の診断も概念も曖昧なものとなっていました。これに対して、シュナイダーが誰にでも分かりやすい病的な体験に診断の根拠を求めたことは、精神分裂病概念を明確にし、より診断しやすいものとする上で重要な意義を有しました。そのため、シュナイダーの第一級症状の提唱は、わが国を含む世界各国の精神分裂病診断に対して、大きな影響を与えることになったのです。

第Ⅱ章　近代ヨーロッパに何が起こったのか

第Ⅰ章で検討したように、精神分裂病概念は近代に形成されたのであり、中世までのヨーロッパには、この概念に該当する人々は存在していませんでした。

確かに近代以前の社会にも、幻覚や妄想を呈する人々はいました。それをもって、彼らを古代・中世における、古典的な精神分裂病者と位置づけることも可能でしょう。しかし、彼らの幻覚や妄想は、忌避され嫌悪される一方で、予言やある種の創造性と関連して位置づけられました。また、宗教的体験における救済の証しとして、または悪魔憑きの現れとして捉えられていました。そのことによって、彼らは社会に特別の位置づけを認められ、畏敬の対象として認知されてきました。つまり、古代や中世の狂気は、非日常の聖なる存在（または聖の対極の存在）として、社会システムの一端を担ってきたのです。

ところが、ヨーロッパに近代化の波が押し寄せるにつれ、狂気は社会から排除され、隔離されるようになりました。それに伴い、狂気の病態自体にも大きな変化がもたらされました。幻覚や妄想は病的な世界観となり、社会規範から外れて体系化されました。また、病者には、精神運動興奮や昏迷状態といった病的な行動が出現しました。さらに、彼らは人格水準の低下や、人格の解体すら来すようになったのです。こうした症状を示す病態こそ、典型的な精神分裂病であると言えるでしょう。

では、近代における狂気の変化はなぜ生じたのでしょう。社会から排除され、隔離されたこと以外に、狂気の病態を変化させる要因はなかったのでしょうか。この問題を検討する準備として、この章では、近代ヨーロッパに起こった社会の変革を宗教・文化的な側面から分析してみたいと思います。

一・フロイトが創造したエディプス神話

フロイトが提唱したエディプス・コンプレックス論は、ヨーロッパ文化を根底から支える原理を浮き彫りにし、ヨーロッパ社会の歴史を包括的に説明できる卓越した理論でした。この理論に沿うことによって、近代ヨーロッパに起こった激動の歴史を、心理的な側面から分析し、理解することが初めて可能になるのです。それは、ヨーロッパの文化を支える神話を解き明かす試みでもありました。その試みの一端を、以下で簡略に述べてみることにしましょう。

（一）エディプス神話とは何か

文化の起源には、神話が必要です。文化という実体のない、根拠のない人工の産物を成り立たせるためには、その出発点において架空の物語を設定する必要があります。架空の物語である神話には、それが真実であったかどうかが問われないように、タブーが併存しています。神話はタブーによって触れてはならないものとなり、そのことによって絶対の真実性が賦与されます。そして、絶対の真実である神話を出発点として、文化が築かれ、その継続性、安定性が保たれるのです。これは文化を成立させるために存在する、必要不可欠な要素であると考えられます。

ヨーロッパ文化において、その出発点となる神話は『創世記』でした。創世記には、唯一の神が無から天地を創造した物語に始まり、知恵の実を食べたアダムとイヴが楽園を追放される失楽園の話や、信仰深いノア一族と一つがいのあらゆる動物だけが生き残るノアの方舟の物語、ノアの子孫たちが「天まで届くような」塔を建てたことに怒った神が、それまで同じ言葉を話していた人間の言葉を乱して全地に散らしたというバベルの塔の物語などがあります。創世記は旧約聖書に収められており、ユダヤ教文化、キリスト教文化、そしてイスラム教文化に共通した神話です。これらの文化に属する人々にとって、創世記はまぎれもない事実であり、疑う余地のない真実でした。

ところが、近代に至ってキリスト教の世界観が揺らぎ始めると、ヨーロッパ社会には新たな神話が必要になりました。唯一神の存在を否定した近代ヨーロッパは、創世記に代わる神話を創り出さねばなりませんでした。ただし、それは容易な作業ではなかったのです。なぜなら、二千年以上にわたって語り継がれてきた神話を、新しく創り直さねばならないからです。天地創造の神話は宇宙物理学に、人間創造の物語は進化論に、神との契約は法に引き継がれ、新たな神話を創造する役割が委ねられました。しかし、これらすべてを統一して説明できる神話は、なかなか完成しませんでした。

そこで、ヨーロッパ文化の起源をさらに遡り、文化の出発点となり得る原理を解き明かす必要が生じたのです。それが「エディプス神話」であることを発見したのが、フロイトでした。

フロイトの精神分析理論の中核には、エディプス・コンプレックスが置かれています。エディプス・コンプレックスとは、子どもが両親に対して抱く愛と憎しみを中心として発展する観念複合体のことで、幼児が三〜四歳の男根期に入ると生じ、六歳頃の潜伏期の始まりと共に抑圧され、思春期に再び復活して対象選択に重要な役割を演じるとされています。たとえば、男の子では、男根期になると母親に対して性的欲望を感じて父親に嫉妬して父の死を願うようになりますが、父親も愛しているために苦痛を感じたり、父親に処罰されるのではないかという去勢不安を抱くようになります。このような、異性の親に対する近親相姦の願望と同性の親に対する親殺しの願望、そしてこれらの願望に対する罪悪感が、エディプス・コンプレックスの基本的なテーマになっています。

フロイトは、このエディプス・コンプレックスを自己分析の過程で発見します。そして、精神分析治療を行う中で、エディプス・コンプレックスが患者の病状を理解するための鍵概念であるとの確信を深めました。やがてフロイトは、エディプス・コンプレックスが特定の個人だけに認められるのではなく、時代を超えた人類に普遍的な現象であると考えるようになりました。そもそもエディプス・コンプレックスという名称が用いられたのは、フロイトがこの心的な現象を、テーベ王ライウスを父とは知らずに殺害して母たる王妃ヨカーテスと結婚し、やがて真相を知って自らの両目をえぐり抜いたエディプス王の悲劇という、ギリシア時代の戯曲の中に発見したからなのです。

フロイトは、エディプス・コンプレックスをさらに別のものの中に発見します。未開社会に存在したトーテミズムと、聖書の物語の中にです。これは、『トーテムとタブー』[1]、そして『モーセと一神教』[2]の中に示されています。これらの発見によってフロイトは、未開社会の中にエディプス・コンプレックスと共通の原理が存在し、さらにその原理がヨーロッパ社会に受け継がれていることを証明しようとしました。エディプス・コンプレックス論は、こうして単なる治療理論という枠を超えて、文化と社会の成り立ちや歴史を解き明かすための、壮大な理論へと発展していったのです。

フロイトは最初に、エディプス・コンプレックスにみられる、父親を殺害し母親と性交したいという欲望を未開社会におけるトーテミズムの中に発見しました。トーテミズムの基本をなす二つの法則、すなわちトーテム動物を殺さないことと他種族の同じトーテム仲間と性交しないことというタブーの背後に、父親殺害および母親との性交に向けられた欲望を見出したのです。フロイトの仮説は、以下のように展開します。

太古の時代、原人たちは小さな群れを作って生活していましたが、いずれの群れも力の強い一人の男性原人の支配下にありました。この男は、彼の息子を含めた群れの男たちを力ずくで追放し、群れのすべての女を独占していました。フロイトは、これが人類の最初期の「社会的」組織だと考えました。

この組織を変革する次の決定的な歩みは、追放されて集まって生活していた兄弟たちが、皆で結託して父親を打ち殺し、当時の習慣に従って父親を生のままで喰い尽くしてしまったことです。兄弟たちが力を合わせて殺してしまった暴力的な父親は、兄弟の誰にとっても羨望と恐怖を伴う模範でした。だからこそ彼らは、父親と同一化しようとして、父親を食べてしまったのです。

兄弟が結託して父親を殺し、その肉を食べてしまったという現代からはおよそ考えられない立論の根拠を、フロイトは、未開社会に存続するトーテム饗宴に求めています。トーテム饗宴では、普段は禁止されているトーテム動物の殺害が容認され、生贄として殺した動物を皆で食べてしまうのです。この行為こそ、かつて行われた父親の殺害を再現しているのだとフロイトは言います。

父親殺害を成し遂げてしまった後には、敵意と憎悪の感情は解消され、愛情と尊敬の念のみが残ることになりました。すると、それはやがて、悔恨の感情が生まれることへと繋がって行くのでした。この悔恨に基づく罪の意識が、トーテム動物を殺さないというタブーが作られるための源泉となりました。取り返しのつかない行為を遂げてしまったという罪悪感に苦しんだ彼らは、もう二度と同じ過ちは繰り返さないと誓うのでした。その思いは父の代替であるトーテムに移され、トーテムを殺してはならないというタブーとなって行きました。こうして、最初のタブーである、トーテム動物を殺害しないというタブーが生まれたのです。

ところで、兄弟たちが結託して父親を殺そうとしたのは、父親が支配していた女たちに欲望を向けたからでした。つまり、女たちへの欲望を叶えるために、兄弟たちは父親を殺してしまったのです。したがって、父親殺害のタブーを強固にするためには、父親が支配していた女たちに二度と欲望を向けてはならないと考えられたのでした。こうして、もう一つのタブーである、同一トーテムに属する女との性交を禁止するタブーが生まれたのです。

この近親性交のタブーは、さらに実際的な根拠も備えていたとフロイトは指摘します。父親を倒すために兄弟たちは団結したのですが、父親がいなくなった後は、女については互いに敵同士の関係になりました。各自が父親と同じように女を独占しようと争っていては新しい組織は滅びてしまいます。そこで、兄弟たちが共同生活をしようとすれば、近親性交を禁止する掟を作るより仕方がなかったのです。この禁止によって、彼らはみな同じく、自分たちが熱望していた女たちを断念することになりました。

ここから、兄弟同盟のすべての成員に平等の権利を認め、彼らの間での暴力的な競争への傾向を阻止する新たな掟が生まれたとフロイトは言います。この掟は、父親を殺害した後に成立した新たな秩序を、長期間にわたって維持するという必要性から作られたものでした。

しかし、考えてみれば、女たちへの欲望は元来は父親が妨げていたものでした。父親によって強制的に押さえつけられていた欲望を、父親の存在がなくなってから、息子たちは自ら禁止することになったのです。こうして父親の掟は、父親が殺害されたことによって初めて、息子たちの中に生き続けることになりました。つまり、トーテミズムを支えるタブーは、父親の殺害なくしては存在し得なかったのです。

フロイトは、トーテミズムに続く次の進歩は、崇拝される存在の人間化であると述べています。トーテム動物が、人間の姿をした神に変貌を遂げるのです。そもそもトーテム動物は殺害された父親の代替として生まれたのですから、それが再び父親としての姿を取り戻したわけです。この経緯をフロイトは、凶行にまで駆り立てた父への憤怒が時の経過とともに静まって、代わりに父への憧憬が増大してきたからだと説明しています。

こうして生まれた神は、高められた父親に他なりません。したがって、神は圧倒的な力を持ち、愛情と尊敬と畏怖の念を一身に集めていたかつての父親の姿を継承しているのです。

しばらくの間は、各トーテムから生まれた神々が並存する多神教の時代が続きました。その後、種族や民族間の戦いの中で離合集散が繰り返され、社会集団はより大きな単位としてまとめられて行きます。その過程で、神々も次第にひとりの神へと統合されて行きました。そして、いかなる他の神々も並び立つことを許されぬという断固たる決定が下され、ついには唯一神に全能を委ねる一神教が誕生することになった、とフロイトは推論しています。

この唯一神こそ、未開社会成立以前に存在した、強大な力を持つ「原父」の生まれ変わりなのだとフロイトは言います。そのため唯一神は、全能の力を有する絶対の存在になりました。そして、人々は神に対して、原父に抱いたのと同じ感情、すなわち、一方では愛情と尊敬と畏敬の念を、他方では憎悪と敵愾心を向けるというアンビヴァレント（両価的）な感情を抱くことになったのです。

一神教的世界観からは、人間の万能感の神への委譲と欲動の断念、偶像崇拝の禁止にみられる精神性の重視と抽象的観念の発達が進みました。これらは万能感と願望に基づく呪術とアニミズムを排し、それはやがて、近代ヨーロッパにおいて科学的精神を育むことに繋がっていったのだとフロイトは指摘します。

唯一神成立の過程をユダヤ教を例に挙げながら説明したフロイトは、さらにキリスト教にも論を進めます。

ユダヤ教の成立によって、父親の宗教の発展が完結したわけではありませんでした。原父の復活によって、父親殺害へと息子たちを駆り立てた敵愾心が、時が経つにつれて動き出す恐れが生じました。そして、その敵愾心が、再び神を殺害することに繋がりはしないかという疑念を生みました。それは同時に、殺害した原父に抱いた罪の意識が、再び頭をもたげることに繋がったのです。

ここで、原父の殺害に対する罪の意識を取り上げ、この意識を「原罪」と名づけたのがパウロでした。パウロは原罪の内容を、最初の人間アダムが、神から禁じられていた知恵の実を食べたことだと説明しました。一方、フロイトによれば、原罪とは原父の殺害のことでした。イエスが贖罪のために死を遂げなければならなかったのは、原罪が殺人だったからに他ならないとフロイトは指摘しています。

フロイトは、この原罪をもとに「救済空想」が完成されたと述べています。原罪において、殺人行為は想起されずに、代わりに贖罪のみが空想化されました。この贖罪の空想が、救済の告知、すなわち福音の教えになったというのです。この「救済空想」によって人々は長年にわたって悩まされ続けてきた罪の意識から解放されました。なぜなら、父親殺害を行った息子——その後継者であり生まれ変わりであるイエスが、贖罪の死を遂げて殺人に対する罪を償ったからです。

こうしてパウロは、救済の理念を通して人類の罪の意識を呼び起こし、さらに罪の意識から解放することによって、イエスの教えをユダヤ教から独立させました。そして、イエスが奇蹟の復活を遂げたとするストーリーを加えることによって、イエスを神の立場に引き上げたのです。

イエスが奇蹟の復活を遂げたことによって、イエス・キリストは救世主を超えて、神の息子に変容したのでした。それは、忘却されていた神が回帰してきたことを、神の息子として人々に告げ知らせるためでした。この物語の背後には、父親殺害という歴史的真理が存在していたのだとフロイトは言います。

キリストは、神の息子であると共に、先史時代の息子たちの後継者でもありました。そのキリストが、原父を殺害するのではなく、人類の原罪を償ったうえで原父の立場に立ったのです。これこそ、先史時代に、息子たちが望んでも遂に手に入れることができなかった父親の立場を、罪を贖うことによって勝ち取った瞬間でもありました。原父殺害の罪を息子の後継者が贖罪したことこそ、キリスト教の最も重要な意義となりました。こうしてキリスト教は、父なる神を背後に退けた、息子の宗教に変貌を遂げたのです。

その結果、キリスト教は、一神教としての厳格な父性的宗教から多神教的な宗教へと変貌して行きます。偉大なる母性神格である聖母マリア信仰や、キリストから権能を授けられた一二使徒、その一人であるペテロの後継者としての教皇などが神の権威の一部を分け持つことになりました。そこには、キリストを頂点とし、神の権威の一部を有する使徒たちを含めた多神教的要素が認められます。

キリスト教は、このように息子と母親の宗教という性格を色濃くしました。その結果として、父親の宗教としての特徴が失われて行きました。フロイトは、キリスト教における多神教的傾向が、迷信的、魔術的、神秘的な要素を残し、それが二千年間にわたって精神性の進展を阻害することに繋がったと指摘しています。

以上で述べてきたように、ヨーロッパ社会の歴史を貫く一本の糸が、フロイトが発見した「エディプス神話」でした。フロイトがこの神話を発見した目的の一つは、エディプス神話が未開社会にも存在する人類共通の原理であり、そこから宗教が誕生して多神教から一神教へと進み、さらに科学的精神を有する社会が成立するという経緯を進化論的に説明して、近代ヨーロッパ文化の根拠と先進性を裏づけることにありました。そして、キリスト教が生まれた際の文化的意味と近代における無意味さを指摘することによって、キリスト教の役割を終わらせようとする目的も持っていました（『ある幻想の未来』[3]においてフロイトは、キリスト教に代わるものとして理性の教育を主張しています）。

この意味でフロイトは、近代ヨーロッパに新たな神話を創造しようとしたのだと言えるでしょう。

（二）エディプス神話の展開

フロイトが創造したエディプス神話によって、近代ヨーロッパの歴史は、心理的な側面から分析することが可能になります。ここではその全体像を掴むために、まず、おおまかな歴史の流れを述べておくことにします。

多神教的要素を併せ持っていたキリスト教は、一六世紀に至ると宗教改革によって厳格な一神教に生まれ変わります。プロテスタントの予定説に示された教義は、神の全知、全能、そして絶対性を究極に高めた内容となりました。神は世界を創造しただけでなく、世界がどのような運命をたどるのかをあらかじめすべて決定しているとされました。人々が救済を受けられるか否かについても、神はすでに決定を下しているのです。それは、人々の信仰の努力を一切認めることのない、すべての決定権を有する、かつてない全能の神が誕生したことを意味しました。キリスト教はここに、フロイトの言う原父の完全な復活を果たし、父親の宗教に回帰したのです。

ヨーロッパの近代は、この時点から始まったのだと言えます。科学や哲学、政治、経済といった社会を形作るすべてのシステムが、全知、全能の神を巡って変革されました。全能の神を後ろ盾として（王権神授説）、封建社会は絶対王政の時代へと移行しました。神の御業、神の計画を探るために近代科学は発展を遂げました。また、自らが救いの対象であることを確信するために、禁欲を伴いながらひたすら働き続けるというエートスが、資本主義を生む原動力となりました。人々にとっては、神の救済を得られることが最大の目的となり、その他の願望や欲求はことごとく禁止、抑圧されました。

やがて、あまりに絶大な神の全能性は、アンビヴァレントな感情の一方にある憎悪と敵愾心を揺り動かし、人々を神の殺害へと向かわせました。全能の神に憎悪と敵愾心を抱いた人々は、自己の中に神の本質を取り込みながら、神の概念を社会思想から排除しようとしたのです。

具体的には、まず啓蒙思想から理神論が興り、そこから理性を至上として信仰をその下位に置く考えが生まれました。次に、啓蒙思想家、特に啓蒙的世界観を集大成しようとした百科全書派の中には、唯物論と共に、遂に無神論を主張する哲学者さえ現れました。こうして、啓蒙思想が進展するにつれて、神の概念は社会から排除されていったのです。

この過程で、神は先史時代の原父と同様に殺害され、神の血肉は理性や万能感に姿を変えて人々の中に取り込まれました。神が殺害されると、「神の掟」は理性となって、社会の進むべき途に指針を与えました。また、「神の全能性」は人々の中で万能感として蘇り、社会の変革を推進する原動力になりました。近代ヨーロッパで達成された市民革命は、全能の神を後ろ盾にした王から、一般市民が権力を奪って行く過程で起こりました。つまり、人民が国家権力に参加するデモクラシー制度は、人々が神の掟と神の全能性を取り込む過程で創り上げられたのです。そして、神なき世界からは聖霊が取り除かれて物質のみが残り、唯物論の隆盛によって、自然科学はさらなる発展を遂げたのです。

さらに、産業革命を経て資本主義とデモクラシーを発達させたヨーロッパ諸国は、神から取り入れた万能感に基づいて海外に進出し、世界を分割・支配しました。神が殺害された近代ヨーロッパでは、人間はもはや神の前に跪く存在ではなくなり、進化論に裏づけられた、万物の長として地上に君臨する立場を勝ち得たのでした。

以上のように捉えると、近代ヨーロッパは、単に自然科学と資本主義とデモクラシーが発達した時代ではないことが分かります。その背景には、エディプス神話にみられるヨーロッパ社会の原理が、脈々と受け継がれていました。

すなわち、近代の始まりに社会を統括する原父が、かつてないほどの強力な力を持って復活しました。次に、「原父の掟」を探ることによって、社会全体が変革されました。そして、原父が殺害されることによって、息子たちがさらに新しい掟を作りました。つまり、エディプス神話にまつわる物語が復活し、反復されることによって、近代ヨーロッパ社会は完成をみたのです。

その結果として近代ヨーロッパ社会は神なき社会になりました。原始社会においてはトーテムが、古代・中世社会においてはトーテムに代わる神が、社会と文化の中心に存在していました。しかし、近代に至って神を殺害したヨーロッパ諸国は、かつて存在することのなかった「トーテムなき社会」に変貌したのでした。

さて、以上の分析をもとに、近代ヨーロッパ文化の特徴を要約すると以下のようになると考えられます。

①近代ヨーロッパ社会では、予定説にみられるような全知、全能、絶対の力を有した唯一神が誕生した。これは、フロイトの言う原父が回帰してきたものである。
②人々は、神の救済を得られることが最大の目的となり、その他の願望や欲求はことごとく禁止、抑圧された。
③社会は、唯一、全能の神をめぐって、自然科学、哲学、政治、経済などのすべてが統一的に変革された。
④変革の過程で、神は原父と同様に殺害され、「神の掟」は理性に姿を変えて人々の中に取り込まれた。
⑤神の掟と神の全能性は、神亡き後は人々の中に存在し続け、自然科学、資本主義、デモクラシーのさらなる発達に影響を与えた。
⑥近代化の結果、ヨーロッパ社会は人類史上初めて「トーテムなき社会」となった。

二．原父の復活と殺害

フロイトのエディプス神話に沿って近代ヨーロッパの歴史を概観してきましたが、ここでは、予定説の誕生と神の殺害が社会に与えた影響について、もう少し詳細に述べてみることにします。というのは、この二つの出来事が、精神分裂病の成立に重要な役割を果たすことになったと考えられるからです。

（一）予定説成立の背景

キリスト教は、息子の宗教だとフロイトは指摘しています。キリスト教は、父なる神を背後に退かせ、神の息子であるキリストが表に立った宗教でした。しかし、宗教改革が起こると、この立場は逆転することになります。父なる神の存在意義が大きくなり、神の全能性が究極の域に達することになるのです。それは、先史時代の原父が、いっそう強大な力を伴って復活することを意味しました。息子の宗教であったはずのキリスト教に、いったい何が起こったのでしょうか。

中世ヨーロッパは、キリスト教の原理が支配する社会でした。近代以降には「暗黒の中世」などと呼ばれ、社会や文化の発展が停滞した時代と捉えられていますが、多民族が入り混じって紛争が絶えなかったヨーロッパの精神的支柱となり、社会をまとめたのはこの時代のキリスト教でした。

ところが、中世ヨーロッパのキリスト教社会に変革の波が訪れることになりました。その原因となったのが、イスラム教社会の隆盛とその影響です。

七世紀にムハンマド（マホメット）を預言者としてイスラム教が成立すると、古来より統一国家ができなかったアラビアに、イスラム帝国というイスラム教国家が誕生しました。イスラム帝国はアラビアを中心として、東はインダス川流域から地中海側のアフリカを通って、西はスペインにまで至る大帝国となったのです。

帝国の繁栄と産業の隆盛、そして交易の発達に伴って、イスラム教は世界各地に広まりました。また、ギリシア、イラン、インドなどの当時の先進国を制服したことによって、それらの文化を融合して独創的な総合文化を創り上げました。自然科学は発達を遂げ、哲学や神学もギリシア、ローマの影響を受けて研究が進められました。『アラビアン＝ナイト』を始めとした文学や、モスクなどにみられる建築美術も隆盛を極めました。このように、中世においてイスラム世界は、産業、文化において世界の中心であり、軍事面においても他を圧倒する力を誇示していたのです。

イスラム世界の拡大によってヨーロッパ・キリスト教社会は圧迫されました。歴史上、ヨーロッパは二度にわたってイスラム世界に征服されそうになっています。一度目は八世紀前半にイスラム帝国によって、二度目は一六世紀前半にオスマン＝トルコ帝国によってです。キリスト教社会は、七三二年のツール・ポアチエの戦いと一五二九年のウィーンでの戦いによってイスラム世界の侵攻を辛うじて防いだのですが、そこから受けた精神的影響は多大であったと考えられます。

イスラム帝国の侵攻の後、ヨーロッパでは封建制度が進むと共に、教皇を中心とした教会制度が発展を遂げました。一二世紀には教皇の権威は頂点に達し、ヨーロッパ社会の精神的支柱となりました。こうした状況において、イスラム世界への十字軍の遠征が行われたのです（一〇九六－一二七〇年）。

宗教的側面からみると十字軍の遠征は、後発の一神教であるイスラム教に圧倒されていたキリスト教徒が、教皇のもとに体勢を立て直し、劣勢を逆転するために仕掛けた執拗な戦いであったと考えられます。約二〇〇年の間に七回にわたって繰り返された十字軍の遠征は、聖地を奪回することなく終わりました。遠征は当初、主唱者だった教皇の世俗的権威を大いに高めましたが、その後の相次ぐ遠征の失敗は、逆に教皇の威信を急速に低下させることに繋がりました。

さらに、優秀なイスラム文化との接触はヨーロッパ文化に影響を与え、文化の革新が推し進められました。ギリシャの科学や哲学はイスラムに保存されており、加えてアラビア数字と零《ゼロ》の発見、三角法の発達、火薬、羅針盤、印刷の実用化などがイスラム文化で興っていました。これらはやがて、ヨーロッパの近代科学の基礎となりました。聖書の研究もイスラム世界で行われていたのであり、ヨーロッパの神学におけるその後の発展に寄与することになりました。

十字軍遠征の結果、イスラム教社会の優位は動かしがたいものであることが明確になりました。文化においても軍事面においても、イスラム社会はヨーロッパを凌駕していたのです。そのことが、社会の中心を成していた宗教を問い直す気運をもたらしたのだと考えられます。当時の社会は、制度や文化が宗教と密接に結び付いていました。したがって、社会を改革するためには、キリスト教を変革することから始めなければならなかったのです。

こうして、一六世紀の初めから、ヨーロッパにおいて宗教改革が展開されることになりました。宗教改革はキリスト教の原点回帰運動でしたが、改革の本質は、キリスト教を厳格な一神教として復活させることにあったのです。

宗教改革がようやく端緒についたころ、オスマン＝トルコによる、イスラム世界のヨーロッパ侵攻が始まりました。トルコ軍はバルカン半島を侵略し、ヨーロッパ内陸部へと進軍しました。そして、一五二九年にウィーンの町は、トルコ軍の侵攻に陥落寸前にまで追い詰められました。

この事件は、同時期に進められていた宗教改革に、大きな影響を与えることになったと考えられます。地理的にみると、宗教改革の中心であったドイツとスイスに近接するオーストリアの首都ウィーンにまで、トルコ軍は迫っていたのです。宗教改革は加速の度を増し、その結果として、神の唯一、全能性が究極にまで高められた教義、すなわち予定説が誕生したのでした（カルヴァン『キリスト教綱要』一五三六年）。

このようにキリスト教の宗教改革は、イスラム教への対抗意識から生まれたという側面が認められます。そして、イスラム世界からの圧迫がなければ、後に述べるような厳格な内容には成り得なかったと思われます。『失楽園』を書いたミルトンは、「たとい地獄に堕されようと、私はこのような神をどうしても尊敬することはできない」と語りましたが、ミルトンだけでなく誰においても、人間の努力をいっさい認めずに、救済に対してすべてを一方的に決定するような神を戴くことは耐えがたいことです。

なぜ、ヨーロッパの人々は、このような神が存在する宗教を創り上げ、そして受け入れなければならなかったのでしょうか。それは、当時のヨーロッパが置かれていた状況、つまりイスラム世界から征服されそうな状況において生じた危機感が、人々の無意識の中に存在していたからに他なりません。イスラム世界に対抗するには、イスラム教を超える全能の神を戴かなければならなかったのです。

ちなみに、イスラム教の神についてマックス・ヴェーバーは、「イスラムのばあいには、（中略）宿命論的な予定説であり、したがって地上の生活の運命には関係があっても、来世での救いにはなんら関係するところがないものだった」（『プロテスタンティズムの倫理と資本主義の精神』[4]一七六頁）と述べています。つまり、イスラム教においても、地上の生活の運命については神があらかじめすべてを決定するという予定説の立場をとっています。現世の運命はすべて神によって決定されているという意味で、「宿命論的な予定説」なのです。

しかし、来世において救済されるかどうかは、コーランにしたがって善行を積み重ねるかどうかにかかっており、そこには人間の努力を認める余地が充分に残されていました。救済を受けるためには、神から与えられた宿命に対してどのように対応するかが重要なのです。この意味でイスラムの神は、人間の意思や努力を認めるという点において徹底した絶対性、全能性を有していなかったのです（しかし、その分だけイスラム教徒は、救済への自己努力に安心して励むことができました）。

予定説によってイスラム教を超える全能の神を戴くことになったヨーロッパの人々は、イスラム世界に対する劣等感を克服し、自身の誇りを取り戻す手段を獲得しました。フロイトがユダヤ教において指摘した、「この神を信じる者はある程度はこの神の偉大さを分け持っていたのであり、自身が高められたと感じても当然であった」（『モーセと一神教』一六八頁）という精神過程が、キリスト教の神とキリスト教徒の間にも起こったわけです。精神分析学的な解釈をすれば、宗教改革はヨーロッパの自尊心を取り戻すために行われたのであり、宗教改革の意義はまさにこの点に集約されるのです。

（二）予定説と原父の復活

宗教改革を推し進めたプロテスタントの国家からは、社会や経済の変革が起こり、科学の発達が促されました。この変革の背景には、厳格な一神教として生まれ変わったキリスト教の影響が認められます。

残念ながら、宗教改革以後のキリスト教にフロイトは言及していません。そこで、宗教改革後のキリスト教を検証するために、ここでは宗教社会学的見地からプロテスタンティズムと資本主義の関連を指摘した、マックス・ヴェーバーの『プロテスタンティズムの倫理と資本主義の精神』を取り上げたいと思います。

ヴェーバーは、ルターの天職概念が、人々の労働に対する価値観を大きく変えたことを指摘したうえで、宗教改革のもうひとりの旗手であるカルヴァンの思想について言及します。

カルヴァンは、聖書に基づかないすべての教義や儀式を排除し、教皇を中心とした教会制度を全面的に否定しました。そして、救いの決定権は教皇にはなく、神のみが定めるところであり（予定説）、信者は聖書に従って勤勉で道徳的な生活を守るべきだと説きました。職業を重視し、勤倹による富を肯定する倫理は、ネーデルランド、イギリス、南フランスなどの商工業の盛んな地域の新興市民層に普及して行きました。

このカルヴァンの予定説こそ、資本主義の精神が育まれるための最も重要な教義となりました。そして、それは同時に、キリスト教を厳格な一神教へと回帰させた教義でもあったのです。

では、予定説とはどのような教義なのでしょうか。

ヴェーバーは権威のある典拠として、一六四七年の『ウェストミンスター信仰告白』を引用しています。予定説はそもそも、カルヴァンが著した『キリスト教綱要』（一五四三年）に展開されたのですが、さらにそれが中心的な位置を占めるに至ったのは、彼の死後に起こった大規模な文化闘争の決着をつけるために開かれた、ウェストミンスター宗教会議に拠っているからです。

予定説はまず、人間の原罪についての問題を提示します。キリストは万人の罪を一身に引き受けて処刑に殉じ、人類の原罪を償いました。しかし、予定説では、人間は相変わらず原罪を背負っており、決して自らの力では悔い改めることができないと強調されます。

次に、キリストが果たした役割についても変化が認められます。キリストが原罪を償ったのは万人のためではなく、神が選んだ人々のためだとされます。しかも、キリストの贖罪の死さえ、神があらかじめ予定していたことに過ぎないとされるのです。つまり、そのことによって、キリストの役割が小さくなり、逆に神の全能性が強調されることになりました。キリストの贖罪の死も、誰を救い誰を断罪するかも、すべては神の意思によって決定されています。神があらかじめすべてを決定している、これこそが予定説の教義なのです。

神は自らの決断によって、人々の行く末をあらかじめ決定しました。しかも、決定される内容とは、永遠の生命と永遠の死滅の二者択一です。それは、仏教の輪廻転生思想のように、何度もやり直しがきく決定ではありません。一度、永遠の死滅が決定されたものは、二度と救われることはないのです。

では、永遠の死滅に至らないためには、人々はどのように振る舞えばいいのでしょうか。ここが、他の一神教にもみられない予定説の特徴であり、全能の神の全能たる所以を際立たせているところです。

人々が救われるか否かは、すべて神がその自由な意思によって決定します。人々が心をこめて信仰を貫いても、救われるかどうかは分かりません。善き行いをしたから救われるとは限らないのです。また、神の栄光を称えるための被造物を造ったとしても、救われるための条件にはなりません。逆に、何をしなくても、たとえ悪事を働いたとしても救われるかも知れません。すべては神が決めることなのです。善悪の判断などは、しょせん人間が作ったものです。人間の是非善悪の基準で、神の意思を推し量ることなどできません。人間が想像し得る範囲で定めた条件などで神の救済を規定するなど、神の栄光を冒涜する行いに他ならないのです。

つまり、予定説では、誰が救済されるかはあらかじめすべて神が決定しており、人間の行いによってその決定が変えられることはありません。予定説で表された神とは、これほどまでに決定的な力を持った全能の神なのです。では、救済がすでに決定されてしまっているとするならば、自分は救済されているのかいないのか。プロテスタントの興味は、次にはその一点に集中されることになるでしょう。果たして、それを知る術はあるのでしょうか。

予定説は、救済を約束されている人々は柔軟な心をもって神の意思に従い、神が定めた善きことを行うようになるのであり、救済されない人々は頑なな心で信仰を拒み、自らの欲望とサタンの誘惑に従って罪を犯すようになると説きます。これは、信仰を重んじて善行をなした者が救済され、信仰を軽んじて悪行を重ねた者が救われないということを意味するのではありません。両者は一見同じことを言っているようにみえますが、原因と結果がまったく逆になっています。

つまり、予定説では、神があらかじめ救済を予定した人は、どんなに信仰を拒否しようとしても、本人の意思とは無関係にキリスト教を信仰して善行を行うように決定されているのです。一方、頑なに信仰を拒絶する人は、神の救済が予定されていないために、いくら善行を積もうと努力してもできないのです。

したがって、救済とは、人間の努力を神に判断してもらうことでは決してありません。ここでも神はあらかじめ、すべてを決定しているのです。そして、救済されているか否かは、神の意思に従って必然的に信仰にいそしみ、善行を重ねているという自らの行いをもって事後的に確かめるしかないのです。

その結果として、人々は無意識のうちに進んで信仰を重んじ、善行を重ねるようになったのでした。自分の意思でキリスト教を信仰し、努力して善行を重ねても、それは救済の証にはなりません。救われる人々の信仰や善行は、神の意思によって導かれているはずです。救いの確証を得るためには、本当は自らの意思で行っていることを神によって行わされているのだと信じ込まなければなりません。そのためには、信仰したいという意思や、努力して善行を行おうとする気持ちを否認し、意識の外部に追いやらねばなりません。そうすることによって初めて、自らの意思と関係なく、神によって導かれていると信じることができるのです。

しかし、否認した意思や感情は、完全に消え去ってしまうわけではありません。本当は自分の意思で信仰しているのではないか、神の意思に従って行動していないのではないかという疑念は、折に触れて頭をもたげてくることになります。そこで人々は、こうした疑念を打ち消そうとして、さらに脇目もふらず信仰と善行に励んだのです。

ところで、彼らにとっての善行とは何でしょうか。それが世俗内の職業であるのは、カルヴァン派でも同様でした。カルヴァン派信徒においては、「神の栄光を増すため」に与えられた職業を全うすることが善行とされました。したがって、彼らは自分が救われていることを確証するために、善行を重ねるかのごとく働き続けました。

こうして予定説の神を戴く人々は、自らの救済が予定されていることを確信したいがために、神に与えられた職業労働にひたすら邁進することになったのでした。

以上で述べてきたように、宗教改革によって、キリスト教は厳格な一神教としての側面を復活させました。予定説は、神の全能性を究極に高めた教義でした。そのことによってキリスト教は原父の完全な復活を果たし、父の宗教へと回帰したのです。

（三）復活した原父の殺害

宗教改革によって、キリスト教は息子の宗教から父親の宗教へと変貌を遂げました。しかも、その発端がイスラム世界からの圧迫であったため、イスラム教の全能の神を超えようとして、キリスト教には究極の全能の神が誕生してしまったのです。それは予定説に示された、人間のあらゆる努力の一切を認めず、世界のすべてをあらかじめ決定してしまう神でした。

フロイトが指摘するように、キリスト教は元来、先史時代の息子たちの後継者であるキリストが、原父殺害の罪を贖い、人々の無意識にある罪の意識を解消させて成立した宗教でした。しかし、今や神はその姿を変貌させてしまったのです。愛の教えを説くキリストや、寛容と慈愛の精神で人々を包み込むマリアの姿は背後に退き、その自由な意思と全能の力で意のままに世界の行く末を決定し、人々に永遠の生命か永遠の死を与える父なる神が現れたのでした。

この後、安定していた中世のヨーロッパ・キリスト教世界は、激動の時代を迎えます。あまりに強大な力を持つ原父を戴いた息子たちは、先史時代と同様に、父親の殺害という行為を反復することになったのです。

人々は当初、唯一神として生まれ変わった全能の神を、愛情と尊敬と畏怖の念をもって迎えたでしょう。そうした感情に導かれて、人々は神の存在と神の意思を懸命に探り、そして神と一体化しようと試みました。しかし、時がたつにつれて、その一方的な全能性ゆえに、人々は神を憎み神への敵愾心を募らせるようになりました。原父に対して抱いていたもう一方の感情が、頭をもたげ始めたのです。

それは、どれだけ信仰しても、または善行を重ねたとしても、神は救済を約束してくれるとは限らないからです。生まれ変わった神は、永遠の死をもたらすかも知れません。しかも、その不安を和らげてくれる聖母マリアや罪を償う秘蹟は存在せず、懺悔をして許しを請うことも叶わなくなりました。

ここから、原父を排除するために同盟を組んだ息子たちの戦いが再現されることになりました。息子たちは、一方で尊敬と畏怖の念を持って原父の掟を自身の中に取り入れながら、他方では憎悪と敵愾心を持って原父を殺害しました。原父の生まれ変わりである神に対して、人々は同様の行為を反復しました。ここに、原始社会の原父が再現された唯一神を戴く宗教、すなわちユダヤ教、キリスト教、イスラム教と続く一神教の系譜において、初めて原父の殺害が繰り返されるという事件が起こったのです。

蘇った原父である神が殺害された直接の要因は、これまでに述べたように、予定説によって神の全能性があまりにも高められてしまったからです。人間の努力に対して救済を約束してくれない神の存在は、人々の不安を異常にかきたて、さらに人々を追い詰める結果をもたらしました。人間が無意識のうちに持ち続けてきた神に対する憎悪や敵愾心が、再び燃え上がる機運が作られたのです。

ところで、神に対する憎悪や敵愾心を語る際に、キリスト教では以下のような補足が必要になるでしょう。キリスト教は、パウロが異民族に布教したことに始まります。異民族にとっては、キリストも父なる神も、ユダヤ民族という他の民族によって育まれた神でした。いわばキリストも父なる神も、実父ではなく継父に他ならないのでした。全能の力を有する継父に対して、人々が敵視し憎む感情を抱くのは当然の帰結だったでしょう。ローマ帝国でキリスト教が迫害を受けたのは、こうした理由に拠っていると思われます。それでもローマ帝国の人々は、帝国を維持するために、最終的には自らの意思でキリスト教を選び取りました。

しかし、その後にキリスト教が広められたゲルマン人やケルト人は、元来土着の多神教を奉じていました。彼らが、キリスト教という継父の神を戴くには、相当の抵抗が生じたと思われます。この抵抗を軽減させるために、キリストの愛の教えや、慈愛と寛容と聖なる母性を持つ聖母マリアの存在が不可欠だったのです（キリスト教の伝道師たちは、各地域に元来存在していた母神への崇拝をマリア信仰に置き換えることによって、キリスト教をヨーロッパに広めました）。

継父の神を戴くことになったヨーロッパの人々は、神に対する敵愾心《てきがいしん》を抱き続けることになりました。彼らには、キリスト教文化に対する敵意が燻《くすぶ》り続けました。その神がさらなる全能、絶対の姿で復活したとき、人々の憎悪や敵愾心は、容易に表面化したと思われます。

この憎悪や敵愾心が、神に向けられました。それが神の殺害として実現してしまったのには、キリスト教が内包する教義的な理由がありました。

キリスト教では、三位一体説によって父（神）と子（キリスト）と聖霊（万物に内在する神の働き）は、位格は異なるがその神性は同一の存在として捉えられました。しかも、キリストは完全な人間であり、また完全な神であるとも規定されていました（両性説）。これらの教義から、キリスト教の神を容易に否定することができます。それは「イエス・キリストの復活を信じない」と宣言さえすればよいのです。奇蹟の復活を否定すればイエスは人間に過ぎないことになり、イエスがただの人間であれば、イエス・キリストと同一の存在である神もまた存在しないことになるからです。

キリスト教の教義によれば、万能の神を直接否定するというような畏れ多い行為を採らなくても、イエスをただの人間として捉えるだけで、神の存在を否定することが可能になってしまうのです。

こうして、キリスト教誕生の際に行われたキリストの殺害が、近代ヨーロッパにおいて、宗教的な意味における殺害として再び繰り返されました。そして、それは結果として、父なる神を殺害することを意味したのでした。

（四）社会からの神の消失

以上で述べたような心理的な過程は、実際には啓蒙主義の台頭によって現実のものとなりました。啓蒙主義は、一七世紀のイギリスに始まり、一八世紀のフランスで最も華々しく展開し、さらにドイツにも普及しました。これらの国々は宗教改革が推し進められた地域であり、プロテスタント（イギリスではピューリタン、フランスではユグノーと呼ばれました）が活躍した舞台でした。そこでは、神は予定説に表されるような唯一、全能の神でした。全能の神に憎悪と敵愾心を抱いた人々は、自己の中に神の本質を取り込みながら、神の概念を社会思想から排除しようとしたのです。

それは、イギリスで興った理神論に始まります。理神論では、創造主としての神は認めるものの、奇蹟や啓示を否定し、宗教を理性によって基礎づけようとする立場を採ります。ここから、理性を至上として信仰をその下位に置く考え方が生まれ、やがてカトリック教会に対して厳しい批判が加えられるようになりました。

次に、啓蒙思想家、特に啓蒙的世界観を集大成しようとした百科全書派の中には、唯物論と共に無神論を主張する者も現れるようになりました。ここに至って、神の概念は完全に排除されることになったのです。

啓蒙思想で尊重された理性とは、個々の人間に取り入れられた全知、全能の神でした。ただし、厳密に言うと理性は神そのものではなく、人間に取り入れられた「神の掟」でした。これは、原始社会の成立時にフロイトが指摘した、原父が殺害されることによって初めて「原父の掟」が人々に取り込まれたことと同様の機序で生じたと考えられます。人々は「神の掟」を理性として概念化することによって、世界の規範を理解し、自らがどのように生きていくかの拠り所としたのです。

そして、「神の掟」が理性として取り入れられたことによって、「神の全能性」もまた人間に取り入れられることになりました。そもそも神の全能性は、人間の万能感が譲り渡されて成立したものですから、神の概念が排除されることによって、人間は万能感を神から取り戻すことになったのです。

哲学的な思想背景をもとに、自然科学の分野でも大きな展開がみられることになりました。一七世紀の自然科学は、「神の御業、神の計画とは何か」を知るという目的において発展しました。ところが、一八世紀後半になると、科学者の大半がその思想・研究において、神を仮定することを必要としなくなったのです。その背景に、啓蒙主義思想が存在したのは言うまでもありません。神を仮定する必要がなくなったのは、神の代わりに理性がその役割を果たすようになったからです。

村上陽一郎は、この変革を「聖俗革命」と呼び、近代科学の発展に一つの不連続面が認められることを強調しています。村上は「聖俗革命」について、「『全知の存在者の心の中に』ある真理という考え方から、『人間の心の中に』ある真理という考え方への転換であり、『信仰』から『理性』へ、『教会』から『実験室』への転換である」（『近代科学と聖俗革命』[5]二一‐二二頁）と述べています。

科学への視点が、聖から俗へ、つまり神から人間へ移されることによって、科学思想に大きな変革がもたらされました。近代の科学思想は、聖俗革命を経ることによって、初めて宗教的側面を脱することになりました。そして、世界からは神と聖霊が排除されて物質のみが残り、唯物論に基づいて自然を合理的に捉える現代の自然科学が誕生したのです。

一八世紀後半から一九世紀にわたって興った啓蒙思想の浸透は、神の排除をいっそう強力に推し進めました。科学者や哲学者だけでなく、一般の人々までが神の存在に疑いの目を向けるようになったのです。それは、社会全体として神の存在意義が薄れていったことを意味しています。

こうした時期に登場したのが、ダーウィンの進化論でした。ラマルクから始まりダーウィンに至る進化論は、元来は生物の多様性を説明するために提出された理論でした。

しかし、そうした意図とは異なり、生物の「進化」という側面がクローズアップされ、人間や人間が作る社会の存在論的根拠を与える理論として捉えられることになりました。特に、自然選択による生物の進化を唱えるダーウィンの進化論は社会思想や哲学に大きな影響を与え、当時のヨーロッパやアメリカ社会の有り様に思想的な根拠を与えました。ダーウィンが唱えた「自然選択による生物の進化」は、社会進化論者（ソーシャル・ダーウィニスト）によって「自由競争による適者生存」と読み替えられました。そして、資本主義が確立して海外市場獲得のために自由競争が強調された当時の社会から、熱烈に支持されたのです。

それは、より進んだ適者としての社会が、「後進社会」を征服するための正当な根拠として進化論が利用されたことを意味しています。適者が残り、不適者が駆逐され淘汰されることは、社会間の関係においても正当だと見なされる必要がありました。こうした社会的要請のために、ダーウィンの進化論は、科学的検証が充分になされないまま受け入れられ、生物科学の根本原理の一つとして位置づけられるようになったのです。

　さらに、ダーウィンの進化論は、他の生物に対する人間の優越性を示す根拠にもなりました。人間が神によって創られた存在ではなく、「猿」から進化した存在であると考える進化論は、一見人間の価値を貶める理論であるように思えます。しかし、キリスト教によれば、他の動物もまた神によって創られた存在です。したがって、絶対の神と対比すれば、人間も動物も神の僕であり、共に取るに足らない存在でしかありません。

　一方、進化論では、神の存在は必要とされなくなりました。人間は神に創られたのではなく、自然の淘汰を勝ち抜いてきた適者なのです。しかも、科学を発達させ、文明社会を築き上げてきたのは人間だけです。すると、適者として現在ある生物の中でも、人間は最も進化した存在として捉える見方が生まれます。

　こうして、自然選択説は、人間が他の生物とは一線を画したより優れた存在であることを「科学的」に証明する根拠となりました。人間は、他の動物だけでなく植物も含めたすべての生物の頂点として位置づけられ、地球上において最も優れた存在であると認識されるようになったのです。この思想は、人間の万能感を大いに満足させると共に、人間の生物支配、さらには自然の管理や自然破壊を容認することに繋がって行きました。

　多種にわたる生物が存在する理由を自然選択によって説明する進化論は、万物は神が創造したとするキリスト教の教義と根本から対立することになりました。そして、一九世紀後半には、科学と神学との間の激しい論争をまき起こす端緒となったのです。

　この論争は、科学の側の勝利に終わりました。すでに時代は、社会から神を排除するという方向に向かって流れていました。進化論によって、人間は幾多の困難を克服してきた最高の適者としてその存在根拠が与えられました。神によって創られた僕としての地位に甘んじることは、もはや人間には必要なくなったのです。その結果、神は人々の内面を支えるという役目を終えて、社会の表舞台から退場したのでした。

この時代の流れを敏感に感じ取り、自身の人生において体現したのがニーチェでした。彼は「超人」となって神と対峙し、「神は死んだ」と宣告しました。そして、その後の時代を象徴するかのように、狂気の世界へと旅立ったのです。

第Ⅲ章　宗教・文化的側面からみた、精神分裂病の基本的病理

近代ヨーロッパにおいて、神は社会の表舞台から退場しました。代わりに、人々は理性に導かれて生きるようになり、世界は科学によって理解されるようになりました。人々はそれを、人類の進歩だと捉えました。しかし、人類の進歩の陰には、負の側面が隠されていました。その一つが、精神分裂病という病の顕在化でした。精神分裂病は、近代化という輝かしい発展の陰で、必然的に生まれざるを得なかった徒花だったのです。

この章では、近代ヨーロッパ文化がいかにして精神分裂病という病を生み、どのようにしてその症状を生じさせたのかという問題を、宗教・文化的側面から検討したいと思います。

一・潜伏期の精神病理

精神分裂病は、その症状が顕在化する以前に、持続性の被害観念が精神内界で展開される時期が存在します。これをマニャンは、潜伏期と呼びました。精神分裂病の病態を検討するに当たって、まず、この潜伏期の病理から検討を始めることにしましょう。

(一) 潜伏期における精神状態

潜伏期の精神状態について、マニャン自身は次のように記述しています[1]。

「この時期には、患者は自分でも説明のつかない不快感や不満感にとりつかれる。彼らは心配性で不安で疑い深くなり、

周囲の者や他人の仕草が変化したことに気がつく。不眠、食欲不振、仕事への興味消失が起こる。この時期をまた心気症期ということもできよう。だんだんと、他人が患者を観察しているようにみえ、遠くからじろじろみられたり、他人が自分を嫌っていたりばかにしているようにみえてくる。患者は疑惑し躊躇し、種々の観念の間を右往左往する。まず一つの考えを受け入れたと思うとすぐそれを追い払い、しだいにまたそれを受け入れ、ついには妄想性解釈へ席をゆずる」

この描写には、妄想が生じる前の病者の精神状態がよく表れています。病者は周囲の者や他人との違和感を感じ、不眠、食欲不振と相俟って、周囲への疑惑を募らせて懐疑的、被害的になって行きます。そして、ついには周囲の状況の変化を、妄想的に解釈するに至るのです。

この経緯を、さらに詳細に分析したのがドイツのコンラートです。彼は、その著書である『分裂病のはじまり[2)]』（一九五八年）の中で、精神分裂病の発症経過を、トレマ期（戦慄期）、アポフェニー期（異常意味顕現期）、アポカリプス期（異常意味啓示期）の三段階に分けて検討しました。このうち、トレマ期が発病までの準備状態に相当します。トレマ期の状態を要約すれば、以下のようになります。

トレマ Trema とは戦慄を意味するドイツ語で、トレマ期は緊張状態が異常なまでに亢進する時期です。具体的には、緊張増大に伴う場違いな行為や、罪業感を伴う抑うつ感（時に多幸感）などから始まります。こうした症状の背景には、所属感の喪失や自己確実性の破壊が存在しています。

これらはやがて、周囲への疑惑へと繋がります。疑惑の対象は直接的な他者の言動ではなく、「人々が言ってないこと、われわれの背後でこっそりしていること、人々がやろうと思っていること、人々が陰でたくらんでいること、われわれがいないあいだに人々が話し合っていること」に対して向けられるのです。

この「何かが起こっている」という「ただならぬ気配」は、妄想気分と呼ばれるものです。これはまさに、「自己の存在を根底から疑問視させる」出来事が起こり、「周囲はすでにその不幸を知っていながら彼をわからないままに放置している」という事態です。彼らは周囲に様々な障壁が立てられ、生きる幅が狭まり、他の人々とのコミュニケーションができなくなり、深い溝が他者と自分とを隔て始めていると感じています。彼らは、自分にしか属さない世界に投げこまれ、この場を乗り越えてその向こうに出ることはもはやできないと感じるようになります。そして彼らを囲む場は、「有罪を宣告された人間をみるような冷たく敵意に満ちた眼差し」で彼らを見るようになるのです。

妄想が生じる前の精神状態を、コンラートはこのように描いています。この描写からは、周囲の者や他人との違和感が、その背後でうごめく何ものかへの疑惑を生み、それが自己存在を根底から揺るがす事態へと発展して行く様子を見て取ることができるでしょう。

しかし、周囲や他者との違和感を感じることは、われわれが生きて行くうえで、頻繁ではないにしても時には起こり得ることです。それがなぜ精神分裂病の場合には、自己存在を根底から揺るがす事態にまで発展してしまうのでしょうか。そこには、病者における何らかの危うさ、脆弱ともいえる精神構造が存在していることが窺われるのです。

(二) 一神教的世界観と社会の不安定要因

病者が脆弱な精神構造を形成する重要な要因の一つが、近代ヨーロッパ文化による影響であると考えられます。近代のヨーロッパ社会は、復活した唯一神を巡って社会が統一的に変革されました。その過程で、個人の精神状態を安定させるためのいくつかの安全装置が、取り払われてしまった可能性があるのです。社会変革に沿って、それを順にみて行くことにしましょう。

近代ヨーロッパは、宗教改革によって始まりました。宗教改革では、信仰の根拠を聖書にのみ置くことが主張され、教皇を始めとした教会制度の権威が否定されました。そして、救いの決定権は教皇にはなく、神のみが定めるところであるとされました。その結果、キリスト教は多神教的な要素を排し、厳格な一神教としての側面を復活させました。世界はただひとりの神の手に握られ、神を巡ってすべてが動いているという世界観が提出されたのです。

一方、教皇を始めとした教会制度の権威が否定されたことによって、神との間を仲介する制度、神との関係を取りもつ階層の存在意義が乏しくなりました（プロテスタントにおいても教会や牧師は存在しましたが、救済に対しては重要な意義を持ちませんでした）。それは、神と個々の人間が直接結びつけられることを意味したのです。

こうした変化は、神と人との関係を重要視する一方で、人と人との関係を希薄にさせました。

マックス・ヴェーバーは、「ピューリタニズムの諸著者がしばしば、人間の援助や人間の友情に一切信頼をおかないように訓戒している顕著な事実」を挙げ、これは「神への信頼の示す排他性のもっとも極端な形態」としての生活態度と人生観に由来していると指摘しています。「神への信頼の示す排他性」とは、神だけが信頼できる存在である、という意味です。つまり、人間は信頼に足る存在ではないのです。こうして、信徒たちと神との交わりは、深い内面的孤立化の中で行われました。西欧の個人主義は、ここに端を発しているのです（以上『プロテスタンティズムの倫理と資本主義の精神』[3] 一五八頁）。

そして、このことは次の重大な事実を導き出しました。それは、人々は唯一の神に直接救いを求めることしかできなくなったことです。

唯一の神に直接救いを求めること、それは、ある意味で非常に危険な賭けであると言えるでしょう。唯一の神に選ばれたと確信できる人間は、これ以上ない救いを得られます。しかし、その救いから漏れてしまったら、そこには絶望しか残りません。他に縋《すが》る神は存在せず、罪を償う秘蹟の制度、懺悔をして許しを請うための聖職者の意義は失われ、人間の援助や友情に頼ることすらできないのです。

さらに、人々を不安にさせたのが予定説でした。予定説によれば、神は誰を救いの対象にするかという決定をすでに下してしまっています。救いの対象とされない人は、どのような努力をしても、救済を得ることは叶わないのです。こうして、宗教改革を経た後に、キリスト教を奉じた人々は、異常な不安と緊張にさいなまれることになったのでした（この不安と緊張が、後の社会改革を推し進める原動力ともなりました）。

このときの信徒の心情を最もよく汲みとることができる文献が、ピューリタンであったバニヤンの『天路歴程』です。その中に次のような一節があります。

「滅亡の町」に住んでいることに気づき、一刻も躊躇せずに天国への巡礼に旅立たねばならぬとの招命を聞いたクリスチャンがとった態度は、このようであった。「妻子は彼にとり縋ろうとする——が、彼は指で耳をふさぎ、『生命を、永遠の生命を！』と叫びながら野原を駆け去っていく」（『プロテスタンティズムの倫理と資本主義の精神』一五九頁）

信徒たちは、救済を得られないことを極端に畏れました。そして、根本において自分自身を問題とし、ただ自分の救いのみを考えたのでした。

ちなみに、宗教的にみたヨーロッパの社会的状況は、非常に特異なものであったと言えるでしょう。一般的な社会では、個人は身近な集団に属し、その集団がいくつか集まってより大きな社会集団を構成するという多層構造を成しており、神などの超越的な存在が最終的にそれらを支えるという仕組みが形作られています。しかも、神は複数存在し、絶対的な力も有していないことが通常です。したがって、個人がある集団から阻害されたとしても、別の集団に属することができる可能性が残されており、また、ある神に疎まれても別の神にすがることができるのです。唯一神に直接支えられるという社会構造は、絶対か救済か絶対の絶望かという二者択一の価値観を提示する、非常に不安定な仕組みであると考えられるのです。

さて、宗教改革後のヨーロッパ社会は、急激な勢いで変革を遂げました。生まれ変わった神をめぐって、自然科学、哲学、政治、経済などのすべてが統一的に変革されました。ここで重要なことは、唯一、絶対である神の存在を基本にして、社会が再編されたことです。唯一、絶対の基準が、社会の根幹に存在したのです。

近代化の過程で、やがて神は社会の表舞台から排除され、「神の掟」は理性となって人々の中に取り込まれることになりました。この過程で唯一、絶対の神は消失しましたが、唯一、絶対の概念は、理性または理性に導かれた新たな概念に姿を変えて、やはり社会の根幹に存在しました。このような経過を端的に言えば、近代化とは、唯一、絶対の概念をもとにして、社会が再編されることなのです。こうして、宗教改革によって誕生したところの、絶対的な一つの概念によって直接個人の精神が支えられるという構造は、近代化の過程を通して保持され続けました。そして、この特異な構造は、プロテスタントの社会だけでなく、近代化を達成したヨーロッパ社会全体に定着したのです。

近代化の途中でなされた神の排除は、宗教改革当時における人々の不安と緊張の異常な高まりを、一時的に軽減させる役割を担ったでしょう。しかし、神の排除は、人々に対して新たな感情を引き起こしました。それは、一つには神を排除してしまったことに対する悔恨と罪の意識であり、もう一つは神を失ってしまったことに対する新たな不安の増大でした。

そこで、彼らは理性を代わりの拠り所としましたが、理性は個人の精神に内在するに過ぎず、社会のシンボルとして普遍化するには困難がありました。理性は個々人において、多かれ少なかれ違ったものとなり、神のように万人に共有される存在とはなりがたかったのです。そのため、理性を拠り所にする社会は、統一性と安定性を欠くことになりました。また、個人においても理性を拠り所にできる人間とできない人間とが生じました。崇高で厳格な概念を、神として外在化させることはできても、人間の規範として内在化させるには無理があったからです。神なき社会において、理性を拠り所にできない人間は、精神の安定性を失うことになりました。そこで、理性を持てなかった人々に対する対処法の一つとして、大規模な隔離・収容施設が造られたのです。

このように、近代化の変革によって、社会はいくつかの不安定要因を抱え込むことになりました。それは、一つの絶対的な概念によって直接個人の精神が支えられるという構造です。さらに、その概念が、神なき後は理性の万能を謳う啓蒙主義になったために、社会においてはその概念が共有されにくいという問題を、個人においてはその概念が受け入れられにくいという問題を持っていました。

これらの不安定要因は、理論的には、絶対の価値観を有する唯一の概念が社会全体で共有され、個人がその概念を完全に受け入れた場合にのみ解消することができました。そこで近代社会においては、理性に基づいて作られた共産主義、全体主義、自由主義などの社会概念が新たに提唱され、一つの概念のもとに社会を統一する試みが繰り返されました。現実的には、こうした試みのいくつかは限られた社会の範囲において、限られた期間にしか完全には達成されませんでした。しかし、もし達成された場合には、その概念は唯一、絶対でなければならないという宿命を負うために、統一された価値観を持つ各社会間の対立（それも相手を完全に否定しなければならないほどの対立）を生むという新たな問題を引き起こしました。

その結果として大規模な戦争が行われ、敗れた社会はそれまでの価値観を捨て去らなければなりませんでした。唯一、絶対の価値観を共有する社会は、世界を一つにまとめ上げるまでは安定し得ないという構造的欠陥を持っていたのです。

(三)　潜伏期の精神病理

このような社会構造的な不安定要因の影響を、最も純粋に被ったのが分裂病者の精神構造であったと考えられます。その特徴を挙げると、次の三つになります。

①彼らの精神を支える概念は、身近な集団に依拠せずに直接社会と繋がっている。
②その概念は相対的ではなく、唯一、絶対の概念でなければならない。
③しかし、その概念の本質が何であるのかは、彼らにとっては曖昧なままである。

まず、①の特徴から検討してみましょう。

通常の社会では、個人と社会の間には家族や友人が存在し、身近な生活集団や職業集団が存在し、また、間接的に生活に影響を受ける地域集団や多神教的な宗教集団などが存在しています。それぞれの集団にはそれぞれの価値観があり、人々はどこに重きを置くかは別として、各集団の価値観に相対的に支えられています。近代ヨーロッパが一つの価値体系に向かって再編されていたとはいえ、現実にはいくつかの所属集団が存在し、社会の価値観が完全に統一されることは希だったのですから、多くの人々にとって相対的な価値観を持つことは不可能ではありませんでした（たとえば、神は存在しないという思想が社会の主流を占めても、教会制度やキリスト教信者は相変わらず存在しましたし、個人主義が広まっても、家族愛や友情、他人への援助に頼ることは実生活においては可能でした）。

ところが分裂病者では、身近な集団との繋がりは希薄で、彼らの価値観は社会を根底で支える概念と直接繋がっています。それは、宗教改革におけるプロテスタントの教義を突き詰めれば、人間は全能の神と直接向かい合わなければならないのであり、したがって、宗教改革から派生した近代社会においても、人間が社会の根底を形成する概念と直接結びつけられるという構造は受け継がれたからです。

この影響を最も強く受け、そして、社会基準と端的に結びついた価値観を持つことになったのが分裂病者でした。彼らが社会の動向に常に敏感であり、それとは対照的に、非社交的でもの静かであり、ときには周囲から孤立して偏屈であると見なされることが多いのは、このことに一因があると考えられます。

次に、②の特徴は、やはり近代社会が唯一、絶対の神を原型として構成されたことに拠っています。彼らの精神を支える概念は、社会の中核を成す概念と直接結びついているのですから、彼らの精神は必然的に社会構造と相似型を成します。その結果、彼らの精神を支える概念は、社会を支える概念と同様に、「唯一、絶対でなければならない」という特徴を有しているのです。

最後の③の特徴は、最も重要なものです。

彼らが身近な集団から孤立していても、また、自らの精神を支えるために唯一、絶対の概念を必要とするにしても、その概念が社会の中心概念と共通しており、彼ら自身が社会概念をしっかりと取り入れていれば問題はなくなります。たとえば、身近な集団から疎外されるような状況に陥ったとしても、理性を絶対的な拠り所にできたり、共産主義、全体主義、自由主義などの熱狂的な信奉者になることができれば、彼らは発病を食い止めることが可能になるでしょう。

しかし、精神分裂病を発症する人たちは、自らを支えるはずの唯一、絶対の概念の本質が何であるのかが、実は曖昧なままなのです。これは、社会の中心に神という絶対的な概念が存在しているときには起こらない現象でした。近代化が進む過程で神が排除されたことによって、社会を支えるはずの絶対的な概念は、曖昧な存在となっていたのです。

したがって、社会の影響を最も純粋に受けた分裂病者においても、自らの精神を支えるはずの絶対的な概念は、同様に曖昧なままでした。彼らは身近な集団から疎外感を感じさせられたとき、自らの拠り所をどこに求めればいいのでしょうか。今は亡き神か、神の理念を引き継いだ社会概念か、それとも自分の中に存在するはずの理性なのか。それらの拠り所を持ち得なければ、他の所属集団や別の価値基準を持たない彼らにとって、身近な集団からの疎外感は、一気に社会全体からの疎外感へと繋がってしまうのです（つけ加えると、社会からの疎外感には神を排除してしまったことに対する悔恨と罪の意識も影響を与えています。近代の人々に存在した悔恨と罪の意識――これはキリスト教の原罪が反復、強化されたものです――は、自らが社会から疎外されるべき存在であるという感覚を生じさせることに繋がったと考えられます）。

これまでの検討から、発病の準備段階にまで至る分裂病者の精神状態は、次のように理解されます。彼らが発病の危機を迎えるのは、社会と自らの関係を確認しなければならないときです。その多くが、子どもから大人に移行して社会に参加する時期、つまり、青年期に起こります。青年期に彼らは、社会における自らの位置づけを確立しなければなりません。しかし、それは容易な作業ではないのです。彼らにとって社会とは、身近な帰属集団ではなく社会そのものであり、社会は唯一、絶対の概念で形成されているはずであり、しかも、その概念の中身は彼らにとって曖昧で理解できないものだからです。

発病の準備段階に至る直接の契機は、周囲の者との対人関係上の問題であることが多いと考えられます。この問題自体は、誰にでも起こり得ることです。しかし、分裂病者が対人関係に行き詰まったとき、その問題は現実の他者との関係だけに留まらなくなります。それは、彼らが周囲の者との関係や身近な帰属集団に支えられておらず、彼らの精神が直接社会に結びついているからです。つまり、彼らにとって他者との問題は、社会全体との問題に取って代わられる可能性を持つのです。そして、周囲の者との関係が容易に改善されないとき、さらに、こうした状況が長期間にわたって続いたときに、他の安定した人間関係や身近な帰属集団を持たない彼らは、精神の危機的状況を迎えることになるのです。

以上のような理由によって、周囲の者や他人との間で感じられた違和感は、直接対象へと向かうことなく、「われわれの背後」で、「人々が陰でたくらんでいること」として受け取られることになります。われわれの背後で人々を動かしているものの正体とは、かつては世界を創造し、世界の運命を決定していた唯一、絶対の神でした。しかし、その神はすでに消失し、神に代わる唯一、絶対の概念が社会の中に存在していました。その概念は神のように明確でなく、疎外感を解消し、精神を安定させるに足るものとは限りませんでした。

自らの精神を支える唯一、絶対の概念を持たない分裂病者は、周囲の者や他人から受けた疎外感を、「人々が陰でたくらんでいること」として、背後でうごめく何ものかへの疑惑として感じ取ることになります。背後でうごめくものが一体何であるのかは彼らには理解することができず、「周囲はすでにその不幸を知っていながら彼をわからないままに放置している」という事態へと進みます。そして、彼らの生きる幅は狭まり、他の人々とのコミュニケーションができなくなり、深い溝が他者と自分とを隔て始めていると感じるようになって行きます。

こうして、社会は彼らを「有罪を宣告された人間をみるような冷たく敵意に満ちた眼差し」で見るようになり、彼らは自己存在を根底から揺るがす事態へ至ったと悟ることになるのです。

二・妄想体系はなぜ生じるのか

潜伏期を経て発病した精神分裂病は、その後の症状と経過から、妄想型、緊張型、破瓜型に類別されます。それぞれの病型は、どのような病理を有しているのでしょうか。そして、精神分裂病はなぜ、このような病型に分かれるのでしょうか。

まず、妄想型分裂病に主に認められる、妄想体系の検討から始めることにしましょう。

（一）妄想形成の初期段階における精神状態

社会から疎外されているという感覚は、やがて自らを疎外しているものの正体が何であるのかを探求するという段階に進みます。その対象探しが自己の外部に向けられたときに、妄想体系が形成されます。この経過を、コンラートの『分裂病のはじまり』を参考にしながらたどってみましょう。

コンラートは、精神分裂病において幻覚・妄想が形成される時期をアポフェニー期と呼んでいます。アポフェニーは、〝明らかになる〟ことを意味するギリシャ語 apophainein に由来し、異常意味顕現と訳されます。アポフェニーとは、今までにない（異常な）新たな意味が、「まさに一種の顕現、啓示という形」で、「無媒介的に拒みがたく」生じてくる事態を指しています。

この時期になると、分裂病者の周囲の世界は、以前とはまったく質の変わったものとして映るようになります。すべてのものが、異常な意味を持って彼らの前に現れるのです。

「事物はもはや前と『同じ』ものではなく、なるほど外見は同じようであっても、やはり変化をこうむっているであろう。事物は今までとは違った意味関連において現われ、それとともに事物の持つ性格が変わり、その中立性は失われ、事物は背景から前景へと押しやられてくるであろう。すべてが『何か』を意味してはいるのだが、当面その『何か』は不明のままであるだろう」（『分裂病のはじまり』一〇三頁）

彼らの周りの事物は、同じ外見をしていても、その存在意味がまったく異なってしまっています。たとえば、普段であればよくある何気ない景色であっても、彼らにとっては、「自分がそれに気がつくかどうかを試すためにだけに置かれていたもの」として存在しているように感じられます。それは単なる景色ではなく、それまでの捉え方では到底理解できない何らかの意味を備えているはずであり、その意味を理解させるためにわざわざそこに存在させられているものとなっているのです。

しかし、この段階では、その意味が何であるのかは分かりません。しかも、意味の変容は、彼らの周囲の人間にも及んでいます。

「どこに彼の眼差しが向かおうとも、そこで眼差しと出会うものは彼自身と何らかの関係があるように見えた。彼の『世界』は変容して、ただ一つの、彼を試す場というものに変わり、そこでは、考えうる限りのあらゆるものが『こしらえ』られ、『つくりあげ』られ、『仕組まれ』ていて、彼の『目に入り』彼が『気づく』かどうかを試すために、妙な芝居の書き割りよろしく、かねがね『準備』されていたというわけである。（中略）人間はみな『指示』を受けており、『申し合わせ』がなされており、彼のために『派遣』されている。通行人までがこの網に組み込まれている」（『分裂病のはじまり』一〇九頁）

彼らの眼差しに出会うものは、事物だけでなく、人間の存在、人々の行動や立ち居振る舞いまでもが準備され、仕組まれていると感じられます。つまり、彼らを巡る世界すべてが何らかの目的のために作り上げられ、彼らを中心に動き出しており、それは彼らに何らかの意味を気づかせるために存在するようになるのです。そうなると、彼らの周囲にいる人間の一挙手一投足に今までと違った意味があるように見え、何かを仕組んでいるように感じられます。それは周囲の人間だけでなく、側を通り過ぎる通行人や行く先々で出会う人すべてに及ぶのです。

彼らの周りの事物や人を、すべて変えさせる目的は何なのか。その目的の意味はいったい何であるのか。そして、その意味を彼らに気づかせようとしている者の正体とは誰であるのか。これらの追求が、妄想体系を生む原動力となるのです。

「患者は自分が不気味に変化した世界のただ中にいるという体験をしている。そこでは、あらゆるものが舞台の書き割りのようにつくられ、彼を試しあざむくためにわざわざそなえられている。また既知のものが初見に、初見のものが既知と判断される。しかも彼自身はこれらすべてに対してまったく受け身 Passivität であるべしという審判を下されている。この芝居に責任を持っている全能に近いプロデューサー、神のごとき演出家がいるということが、わざわざ考えずとも無条件に前提とされて疑われることがない。この強大な共演者はしばしば匿名の『誰か』の背後に隠れている。つまり、誰かがそのようにしつらえ、誰かが私を監視し、誰かが私から何かを得ようとし・・・誰かがそう考えている・・・。そんなことができるのはいったい誰なのかと問い詰めてみても、肩をすくめるだけで、答えは返ってこない」（『分裂病のはじまり』一五〇 - 一五一頁）

彼らは、自分の周りの世界が不気味に変化したと感じています。その変化は、事物や人のすべてが何かを仕組んでいるように準備され、しつらえられているのであり、それを彼らに気づかせるために芝居のように演じられています。彼らはこの変化に対し、まったく無力で受け身であらねばなりません。世界の変化を演出する「全能に近いプロデューサー、神のごとき演出家」が存在することは無条件に前提とされているのですが、彼らにはそれが一体誰なのか見当もつかないのです。

このような状況に一人置かれた彼らは、世界から疎外され、圧倒され、息をもつけぬ不安と緊張に苛まれて、いよいよ自己存続の危機に追いつめられたと感じることになるのです。

(二)「トーテムなき社会」における妄想体系の形成

コンラートが指摘するような精神状態は、なぜ生じるのでしょうか。

その検討を行う前提として、まず挙げておかなければならないのは、世界の変容は分裂病者自身の精神状態が変化することで起こっているという視点です。現実の世界は何ら変わりがないのに、それが「有罪を宣告された人間をみるような冷たく敵意に満ちた眼差し」で迫ってくるように感じられるのは、彼らの精神自体が差し迫った危機的状態に陥っているからに他ならないのです。

そもそも、世界をどのように捉えるのかは、われわれにとって極めて個人的な現象であると言えるでしょう。世界とは、あくまで個人の精神に存在している「世界」に過ぎません。自らの精神に内在している「世界」、それをわれわれは外界に存在している世界として認識しているのです。**外界に実在する世界と区別するために、個人の精神に内在している世界を、今後［世界］と表記します。また、今後［］で表記するものはすべて、個人の精神内界に存在するものを指すことにします。**

私が［世界］と呼んでいるものは、あなたにとっての［世界］や彼にとっての［世界］とは、まったく別のものを指しているのかも知れません。この事情は、感覚についても同様です。私が［赤］として感じている色は、他者が感じている［赤］という色と同じ映像感覚であるとは限らないのです。

それらがどうやら同じものを指しているらしいと思えるのは、［世界］という概念や［赤］という映像感覚を、言語という人工物にいったん置き換え、言語を通して他者とのコミュニケーションを図っているからです。言語によって組み立てられた世界を共有することによって、初めてわれわれは他者と近似の世界観を作り上げることができるのです。

このことは、次のことを意味します。すなわち、他者とのコミュニケーションをまったく失えば、概念や感覚を始めとした精神の諸要素は他者と共有されない個人的なものに変容し得るのであり、それが言語を共有している者たちからは「異常」として判断される可能性を持つことです。

このような変容は、個人の自我において特に著しく現れると考えられます。それは、自我が個人の精神を統括している中心であり、その自我自体は本当は何の根拠もない人工物に過ぎないからです。**ここでいう自我とは、私とはこのような存在であると認識し、意識している主体を指します。つまり、自我の当初の原語であるIch（私）の意味です。今後これを［私］と表記することにします。［私］も［世界］と同様に、個人の精神内界に存在しています。**

人間には身体という肉体が存在します。肉体は確かに存在する実体です。しかし、［私］という存在は、肉体から自然に派生してくるものではありません。［私］は、社会的要請によって親から名づけられ、親の欲望によって方向づけられることでその原型が形成されます。この時点で親に必要とされなければ、［私］の存在根拠は希薄なものとなりますし、そもそも名づけられることがなければ、［私］自体が存在しないのです（その場合は、別の他者によって異なった［私］として出発することになります）。そして、その後にも、親以外の他者との偶然とも言える関わりを重ね、彼らの欲望にも影響を受けながら［私］は形づくられます。もちろん、［私］は他者によって一方的に規定されるわけではなく、自らの性質や欲望によっても形成されます。

このように［私］は、自己の欲望と他者の欲望がせめぎ合う中で、自己の性質が他者からの影響を受けることによって作り上げられています。したがって、どのような環境の中で人生を送ろうと必ず同じ［私］になるということはあり得ないことであり、逆に言えば、現在の［私］が必然的にこうなるはずだという根拠は、実は存在していないのです。

別の言い方で譬《たと》えると、自我とは、「私はこのような存在である」というテーマで生涯を綴った「物語」です。物語のストーリーは多様な可能性を含んでいますが、テーマである私の存在理由については架空の前提を出発点としています。

一般に青年期において、「私とは何者であるのか」という自我の出発点を追求し始めることは、精神の危機的状況を招く可能性を孕んでいます。なぜなら、自我の出発点において、［私］の存在根拠を与えてくれる絶対的な確証は存在しないからです。上述したように、［私］は社会（または社会の構成要素としての家族）の要請によって、他者から名づけられた存在として出発しています。つまり、［私］の存在理由は他者にあるのです。しかも、他者による存在理由も確固としたものではありません。その他者自体も、別の他者から名づけられた存在に過ぎないからです。

こうして他者による存在理由を遡って行くと、それは社会全体の存在理由に行き着くことになります。しかし、その社会とて絶対的な存在ではありません。社会もまた人工の産物であり、だからこそ、社会や文化の起源には触れてはならない神話が必要になるのです。

社会における［私］の位置づけを問われるとき、分裂病者における［私］の存在根拠は非常に希薄です。それは、これまでに述べてきたように、分裂病者における［私］は家族も含めた身近な他者や所属集団に支えられておらず、社会を支える概念と直接繋がっているからです。［私］の存在理由は他者にはなく、社会にあるのです。ある集団の中でなくてはならない存在であるとか、由緒正しい一族の末裔であるとか、家族の絶対の愛に支えられているといった身近な拠り所に、自らの存在根拠を求めることができないのです（これらの拠り所は、それを正当化してもらえる他者が身近に存在するという点では有利ですが、やはり絶対的な根拠などではなく、その起源を遡れば血統神話、母性神話などの非現実的な物語に支えられています）。

しかも、彼らにとって、直接支えられるべき社会の存在根拠は曖昧なままなのです。こうして、自らの起源を遡ることによって、分裂病者にとって［私］という存在は揺らぎ、変容し、消滅の危機を迎えることになります。

こうして［私］という存在は変容し、それは［世界］の変容として体験されることになります。［私］の周りの事物や人は不気味に変化し、［私］に何かを気づかせるために、仕組まれ、作り上げられていると感じられます。しかし、本当に変化しているのは、周囲の事物や人ではなく、病者の精神内界に存在する［私］と［世界］のほうなのです。［私］と［世界］は、病者の精神内界において不可分に結びついています。［私］の存在根拠は、すなわち［世界］の存在根拠に直結しています。［私］の存在根拠が揺らぐと、［世界］の存在根拠が揺らぎ始めます。そのとき、［世界］が不気味に変化しているように病者には感じられます。本当は、［私］の存在こそ変化し、消滅の危機に瀕しているのです。しかし、それを［私］の側からみると、［世界］が疎外し、消滅を迫ってくるかのように映るのです。このようにして、［私］は［世界］の変容を、現実世界の変容として捉えることになります。

病者にとっての［世界］とは、唯一、絶対の概念を巡って統一的に構成されています。しかも、その概念の本質が何であるのかは、彼らにとっては曖昧なままです。［世界］の変容に対して、彼らは「まったく受け身であるべしという審判」を下されています。そして、［世界］の変容を統括する「全能に近いプロデューサー、神のごとき演出家がいる」ということが、「わざわざ考えずとも無条件に前提とされて疑われることがない」のです。神が排除される前の時代ならば、［世界］の中心には唯一、全能の神が存在していることは自明だったでしょう。しかし、神は殺害され、神を巡って構成されていた［世界］は形骸化した存在となっていました。本来、神の果たしていた役割を取って代わる者は存在せず、「そんなことができるのはいったい誰なのかと問い詰めても、肩をすくめるだけで答えは返ってこない」のです。

しかし、病者にとって、［世界］の変容をそのまま放置しておくことはできません。なぜなら、［世界］が変容しているのは、［私］が消滅の危機に瀕しているからです。［私］が消滅してしまえば、分裂病者は社会的存在として生きて行くことはできなくなります。したがって、［私］の消滅の危機を回避するためには、［私］の存在根拠である［世界］の存在根拠を確立しなければなりません。変容した［私］を立て直すためには、変容した［世界］を立て直さなければならないのです。

そこで、病者は変容してしまった［世界］の再構築を試み始めます。まず、［世界］の変容の意味が、次に［世界］の変容を演出し、統括している何者かの存在が追求されます。この過程で、［世界］の変容の意味と、［世界］を統括している何者かが特定されます。変容の意味内容に気づき、統括する他者が誰であるのかに気づくことを、精神医学では妄想着想と呼んでいます。これらの「気づき」は、極めて個人的で、他者からは理解されないものとなります。それは、この段階に至ると、病者は他者とのコミュニケーションを失っており、彼らの［世界］は言語で結ばれた他者の［世界］とは隔絶しているからです。

したがって、［世界］の変容の意味や、［世界］を統括している他者が何者なのかは、分裂病者の間でも多種多様に表現されることになります。ただ、共通しているのは、［世界］が病者を迫害する形で変容していることと、［世界］の変容の中心にはある一人の人物が存在しているという、妄想の基本的な枠組みだけです。

やがて、病者の「気づき」は、［世界］の再構成へと進みます。具体的には、この経過はマニャンの指摘するように、まず集団的で非特定の迫害が構成され、次いで主な迫害者は特定の人物の姿をとるようになって行きます。特定の人物とは、病者の身の回りの人間のこともあれば、社会的に有名な人物であったり、病者が個人的に理解するところの神として表現されることもあります。様々に表現されるこれらの人物に共通する特徴は、唯一神としての性質、言い換えれば「原父」としての性質を備えていることです。それは病者にとって、社会と文化を統括し、その掟を定めることができる可能性を持つと感じられる者です。そして、一人の人物を中心として［世界］が再構築され、その［世界］が存在する意味が分裂病者に理解されたとき、妄想体系が完成するのです。

妄想体系の完成に伴い、分裂病者の精神内界に存在する［世界］には根拠が与えられ、同時に［私］は存在根拠を得て一応の安定を獲得します。この過程は、神が排除されて不安定になっていた世界を、個人の精神内界の中で再構築する作業に譬えられます。個人においてこの作業が必要となるのは、近代のヨーロッパ社会において唯一の神が排除されたこと、つまり、近代ヨーロッパが、「トーテムなき社会」になったからであると考えられます。

(三)「シュレーバー症例」の妄想体系

この節の最後に、以上のような経過を経て完成されたと考えられる、妄想体系の一例を挙げておきます。これは、患者本人が自身の体験を一冊の本にまとめて出版したことで有名な「シュレーバー症例」の妄想体系です。

「患者の妄想体系は、自分が世界を救済し、人類に失われた幸福を、再び取り戻すべき使命を帯びていると信ずる時に絶頂に達する。

彼の主張によれば、ちょうど預言者から教えられるように、神から直接与えられる霊感によって自分はこの使命を課せられたのであった。長年にわたって自分がそうであったように、特別に興奮しやすい神経の持ち主は、とりわけ神に働きかける特性をもっているが、ただしその際に問題となるのは、人間の言葉によっては全く表現できないか、あるいはできても非常に難しい事柄である。なぜならば、その事柄は人間の経験の範囲を超えていて、自分にしか啓示され得ないことだからである、というのである。

彼の救済事業の最も本質的な点は、何よりもまず、彼自身の女性への転換が行われなければならないという点である。要点は、彼が女性になりたいということでなく、むしろその転換が世界秩序に基づく〈必然〉《ねばならぬ》によるものであって、たとえ彼自身から見れば今の栄誉ある男性的地位にとどまった方がむしろ好ましいことだとしても、どうしてもその〈必然〉を脱れることはできない。しかし今や彼自身および人類全体は、ことによると数年あるいは数十年後に彼の上に起こるかもしれない神の奇蹟による女性への転換によって、初めて来世の幸福を回復することができる。

さらに自分にとってこれは確実なことだと言うのであるが、神の奇蹟が行われる唯一の対象は、現在までに地上に生を享けた人間のうちで最も記念すべき人間、すなわち彼であり、彼は数年来毎時毎分この奇蹟を自分の身体で体験しており、彼と語り合うもろもろの声によっても証明されるように、明らかに彼はその奇蹟を体現している。彼は発病当初の数年間に、彼の身体の各器官の障害、すなわち他の人間がかかったらきっととっくに死んでしまっていたはずのもろもろの障害を受け、長い間、胃も、腸も、肺さえほとんどなしに、ただぶつぶつに切れた食道だけで生きてきた、膀胱もなく、肋骨はばらばらで、時には自分の喉頭さえも部分的に食べてしまうようなことがあった、等々。

しかし神の奇蹟（『光線』）が、破壊された肉体をそのたびごとに造り直してくれた。それゆえ彼は、男性である間は不死身である。あの恐ろしい現象はとうの昔に消えたが、その代り彼の〈女性的特質〉が前面に現れてきた。その場合問題の発展過程は、その完成に多分数百年とはゆかなくても、数十年は要するであろうから、今生きている人々がその終末を体験するのは難しいだろう。すでに多量の〈女性的神経〉が自分の身体中に移されており、自分は神と直接に結びつくことによって受胎し、その神経から新しい人間が生まれるであろう。おそらくその時初めて自分は自然の死を死ぬことができ、またあらゆる他の人間と同じように、再び幸福を獲得するであろう。そしてその間に、太陽ばかりでなく、〈過去の人間の魂の不思議な名残〉のようなものであるところの木々や小鳥が人間の声をかりて彼に語りかけ、彼をめぐって至るところに奇蹟が起こるであろう」（『自伝的に記述されたパラノイア（妄想性痴呆）の一症例に関する精神分析的考察[4]』フロイト著作集九巻　二八八 - 二八九頁）

以上は、フロイトの論文に紹介されている、シュレーバーが入院していた精神病院の院長であったヴェーバー博士の報告書から引用したものです。「シュレーバー症例」についての詳細は第Ⅳ章に譲りますが、ここでは特に次のことを指摘しておきたいと思います。

シュレーバーの妄想体系は、［世界］と［私］との関係を、そして、［私］の存在根拠を理解し、表明するために構築されています。彼が「世界秩序に基づく〈必然《ねばならぬ》〉」によって、好むと好まざるとに関わらず女性に転換されるのは、自分が直接神と結びつくことによって受胎し、新たな人類を生み出すためです。彼は、人類に失われた幸福を再び取り戻すための使命を帯びているのであり、それこそが、彼がこの世界に存在する根拠なのです。この妄想体系が完成されることによって、初めて混沌とした［世界］は秩序を取り戻し、彼の自己存続の危機は回避され、彼は失われた幸福を獲得することが可能になったのです。

このように妄想体系の構築は、社会から疎外され、圧倒されると感じている病者が、自分自身を立て直し、自身の誇りを取り戻すために行う、極めて孤独な試みとして捉えることができるでしょう。完成した妄想体系は、一つの成果であり、しかし同時に、社会との隔絶を一層強調する結末をもたらすことにもなるのです。

三．幻覚はなぜ生じるのか

妄想と並んで、精神分裂病の特徴的な症状に幻覚があります。精神分裂病の幻覚は、多くは幻聴の形をとり、発病の初期においては患者を非難したり、命令したりする内容を含んでいます。ここでは、このような性質を持つ幻覚が、病者の精神内界に生じる理由を考えてみたいと思います。

（一） 精神分裂病にみられる幻覚の特徴

コンラートは、アポフェニー（異常意味顕現）が外空間だけでなく、内空間にも生じるとして、これを表象のアポフェニー（内空間のアポフェニー）と呼んでいます。異常な意味が、まさに一種の顕現、啓示という形で、無媒介的に拒みがたく生じてくることは、外界だけでなく、精神内界でも起こっているというのです。

内空間のアポフェニーの例として、コンラートは、最初に啓示体験を挙げて説明しています。

「入眠前の疲労感の中で思考の関連が弛み、（誰でも入眠期に起こるのと同じように）次々と『思いつき（着想）』が自由に湧き上がってくる。これがある晩突然『異常意味性』を持つようになる。それは今までとまったく違った光の下に現われ、他の意味関連の中に入り、独特な深さを持つようになる。この体験は彼を圧倒する。この事態をありありと思い浮かべるには比喩を使わねばならない。いわば今までは何でも二次元の平面の広がりでしか見ていなかったのに、突然第三の次元を得て、空間的な深みを持つようになる。（中略）啓示体験もこの異様な光を放つ深みに持ち込まれる。このような考えを考えついたのは自分ではない。だから、彼に『啓示されたもの』、天から彼へと降りてきたもの、（後になって彼はそのように合理化したのであるが）神さまからの『使書』として伝えられたものということになる。こういうことで一種の『使命意識』が生じてくるのである」（『分裂病のはじまり』一八三 - 一八四頁）

啓示体験の特徴は、病者の精神内界に異常な意味が湧き上がり、この体験が病者を圧倒し、それまでの意味関連をまったく変えてしまうことです。今まで「二次元」にしか見ていなかったものが、「第三の次元」にまで広がり、空間的な深みを持つようになります。たとえば、自明なことに見えていた思いつきや文が、突然予期しなかった深さを持つように見えてきます。そこで病者は、月並みな考えや文章に「とてつもない深み」を感じ、これを荷託を受けた真理として受け取るのです。

このような圧倒的な力を及ぼす意味の出現は、自分の思考で考えついたものではなく、外の世界から、精神内界に突然入り込んでくるように感じられます。そこで病者は、天から彼へと降りてきたもの、「啓示されたもの」として理解するのです。このように、コンラートは、入眠前の疲労状態や一時の閃きの際にだけ出現する異常な意味を「啓示」と呼んで、病的体験として説明しています。ただし、近代以前の時代ならば、これは本物の啓示として扱われていたでしょう。

これに対して、一般的に精神分裂病における異常な意味の出現は、あらゆる状態において現れ、日常の思考全般に影響を与えることになります。それが、思考吹入やさせられ体験と呼ばれる現象です。

思考吹入とは、考えが外から吹き込まれて自分の頭の中に入ってくることを、させられ体験とは、他の力によって自分が操られる体験のことを指します。他者からの圧倒的な力により、自分の意志や思考、行為などが影響を受け、変えられてしまうのです。

　啓示体験では、「上から降りてきた」、「たまたま自分の中に入ってきた」と体験されていたものが、思考吹入においては、「考えが吹き込まれた」、「押しつけられた」、「頭の中に押し入ってきた」ものとして体験されます。さらに、「吹き込まれた」、「押しつけられた」ことによって自分の意志や思考、行為が変えられてしまうと、させられ体験となるのです。

　コンラートは、「思考吹入体験がついには命令や脅迫的内容を語りかける『声』になる跡を辿ることができる」と指摘しています。コンラートが挙げている症例をもとに、この軌跡をたどってみましょう。

「誰でも私に思考を転送することができるのです。私は苦しいので何度もそれから身を守ろうとしました。すると皆は圧力を掛けて、私の考えを消そうとします。それで、私自身の考えと他の人の考えがごちゃまぜになります。他者からの圧力が強くなると、私は屈服せざるを得なくなり、他者の考えが優勢になります。この『頭言葉』は常に存在していますが、これは他の戦友たちから来ているのです。思考には、政治的なものもあり、日常的なものもあります。性的なものもたくさんあります。この思考は耳で聞くのではなく、脳で受け取っているのです」（『分裂病のはじまり』一九七‐一九八頁）

　この症例の訴えは、思考はまだ「聞こえる」という段階には達していないものの、「脳で受け取っている」と述べられているように、すでに感覚的に受け取られています。

　次の症例になると、吹き込まれた思考が声として捉えられています。

「私が手紙を書いていた時、あいつ（ある特定の患者）が私に一語一語読んで聞かせてきます。すべて文章として聞こえます。あいつは文章構成までも決めてしまうのです。直接声を出して聞かせるのではなくて、囁くような調子です。しかし、書いているものを覗き見ることのできる装置なんてあるはずがありません。それは思考を通してやってくるに違いないのです。（中略）私は婚約者に手紙を書きました。四行目までは正しく書いたが、五行目にわざと間違いを入れました。ganz と書くところを kannst と書いたのです。それで文の構成は訳がわからなくなりました。すると周りの人たちが『間違っているぞ、ちゃんと直せ』と言う声が聞こえました。彼らは外のベランダに座っていたので、私の書いたものを見ることはできないはずです。だから、一緒に考えることしかできません。婚約者のことを考えた時もすべてが操られていたのです」（『分裂病のはじまり』一九八 - 一九九頁）

この症例の訴えでは、「あいつ」や「周りの人たち」の考えが、「思考を通して」自分の中に吹き込まれ、それが「声」として受け取られています。

さらに、思考を吹き込む他者が当初は特定されずに、まず「声」の出現から始まる例もあります。

「彼は絶えず声を聴いていた。彼が何かをすると、たとえば煙草をすったり、食事をしたりすると、『ほら煙草を吸っているぞ』とか『飯を食っているぞ』とか、『今煙草に火を着けたぞ』とか言うのだった。そして、このコメントは彼が今いる部屋ではなく、隣の部屋から発せられるのだった。そこで、彼は自分がやろうと思っていたこととまったく逆を何回もやってみた。たとえば、今火を着けようとしたシガレットを箱に戻してみた。するとただちに次のように聞こえた。『ほら箱に戻したぞ、自分がやりたいことの反対をしたぞ』と。いったい何が演じられているのか、彼にはまったくわからなかった。自分の考えが操られているのではないかという感じがずっとあった」（『分裂病のはじまり』一九九 - 二〇〇頁）

この症例では、常に「自分の考えが操られているのではないか」という感覚を持つものの、自分の考えを操る他者が誰であるのか、誰が「声」を吹き込んでくるのかは、この段階では特定されていません。そこでは、とりもなおさず、最初に「声」の出現をみていることが特徴です。

以上のように、病者の精神内界に生じる異常な意味の出現は、他者から「考え」を吹き込まれたと理解されるものから、その「考え」が「声」に変化するもの、さらに、他者が特定されずに「声」として現れるものまで連続して存在しています。

コンラートは、これらの症例を分析した結果、「このような様式の『幻覚』が発生的には直接に思考から生じてきたということ、それはある種の感覚性を帯びた思考にほかならないこと、しかし同時に自己本来の思考内容の奇妙な異化であること」が幻覚体験の本質であると述べています。

(二) 病的体験が精神内界に出現する意味

以上で述べたように、精神分裂病の病的体験には、幻聴を中心とした幻覚や思考吹入、させられ体験などが認められます。こうした非現実的な体験が病者の意識の中に生じ、主観症状と訴えられる理由を、ここではフロイトが提唱する「原父殺害の物語」を出発点として検討したいと思います。

近代ヨーロッパにおいて、復活した唯一、全能の神はやがて殺害される運命をたどりました。原始社会において、息子たちが原父を殺害する事件が起こったとするフロイトの仮説に従えば、近代ヨーロッパにおける神の殺害は、原父殺害の再現であり、反復であると言えるでしょう。フロイトは、原父殺害の後に「原父の掟」が取り入れられ、そして原父の血肉が食べられたとも指摘しています。それは原始社会において、父を殺害した悔恨と罪の意識から、息子たちは初めて原父の掟を進んで自らに課すようになったのであり、また、原父の血肉が食べられたのは、息子たちが父と一体化してその強大な力を取り込もうとしたからでした。

したがって、原父殺害の再現である神の殺害においても同様の機序が働いたと考えられます。近代ヨーロッパにおいても、人間は「神の掟」を進んで自らに科すようになり、「神の全能の力」を自らに取り込もうとしたのです。

その結果、近代ヨーロッパにおいて、神の掟は理性の一部となって概念化されることになりました。理性は神の掟を引き継ぎ、人々に規範を与え、生きる指針を示すための核となりました。ところが、理性を神の掟の代わりとするには問題がありました。社会的には、理性は個人の精神に内在するに過ぎず、神のように社会の共通概念として普遍化することは困難でした。また、個人においては、神の掟のような崇高で厳格な概念を、理性として個人が取り込むことに無理が生じました。これらの理由から理性は、社会的にも個人的にも、神の掟の完全な代わりとはならなかったのです。そのために敬うべき神を失い、さらには取り入れた神の掟を、理性として拠り所にできない人々が生じることになりました。

一方、人々に取り込まれた神の全能の力も、その所属性を失って行き場を失う事態が起こりました。唯一の神を殺害した人々は、神の力を取り入れ、譲り渡していた万能感を取り戻そうとしました。これによって近代ヨーロッパ社会には個人主義が生まれ、何ものにも依存しない崇高な人格を形成することが目指されました。しかし、神の掟を理性として概念化できなかった者は、神の力を概念化して自らのものだと認識することができませんでした。彼らは、神の代替者の一人として振る舞うことができなかったのであり、その結果として、神の力を所有する権利を得られなかったのです。

こうして、人々に取り込まれた神の掟や神の全能の力は、一部の者にとっては概念化されず、言語化されませんでした。言語化されないものは、その本質的な意味における一般性、共通性を失い、意識化されることもなかったのです（**社会的に概念化され、認知されている神の掟や神の全能の力と区別するために、個人の精神に内在している神の掟や神の全能の力を、今後［神の掟］、［神の全能の力］と表記します**）。

言語化されず概念化されないものを、われわれは認識することも理解することもできません。そして、言語化されなかったものは、意識から排除されて無意識の中に留まり続けます。したがって、言語化されず、概念化されなかった［神の掟］と［神の全能の力］の記憶もまた、意識から排除されて無意識の中に存在することになったのです（これらの概念が言語化されず、無意識の中に排除される機序については、第Ⅴ章で詳しく検討します）。

しかし、無意識の中の［神の掟］と［神の全能の力］の記憶は、そこに留まり続けるのではありません。入眠前の疲労感の中で思考の関連が弛んだときや一時の閃きの際に、「思いつき（着想）」として無意識の中から湧き上がってくるのです。この体験が、コンラートの言う啓示体験です。

原始社会の成立に原父の掟が必要であったように、一神教文化の成立には唯一、全能の神の掟が必要不可欠でした。神は全能の力で世界のすべてを創造し、世界の原理を定め、人間の社会を作り、そして人々が従うべき規範を与えました。このような性質を引き継いだ無意識の中の［神の掟］と［神の全能の力］の記憶が、間隙を縫うようにして意識の中に現れてきます。そのことによって、それまでの意味関連は根底から影響を受けることになります。「今までは何でも二次元の平面の広がりでしか見ていなかったのに、突然第三の次元を得て、空間的な深みを持つようになる」という事態が生じ、それまで自明なことであった思いつきや文が突然予期しなかった深さを持つようになって、これを荷託を受けた真理として受け取るようになるのです。

彼らが、「このような考えを考えついたのは自分ではない」と感じ、「啓示されたもの」、「天から降りてきたもの」、「神さまからの『使書』として伝えられたもの」と捉えるのは無理もないでしょう。なぜなら、それは無意識の中の［神の掟］と［神の全能の力］の記憶が、意識の中に現れる事態によってもたらされるからです。コンラートの指摘する分裂病者の啓示体験は、このようにして起こるのだと考えられます（一方、預言者における啓示体験も、基本的には同じ原理によって生じると考えられます。しかし、両者の違いは、分裂病者の啓示体験では、神の掟と神の全能の力が一部しか取り入れられておらず、他者の共感を得るほどに言語化されないのに対し、預言者においては、神の掟――この場合は原父の掟と言ったほうが正確か――と全能の力が豊富に取り入れられており、掟が言語化され、系統立てられることによって共同体の無意識を正確に表現し、人々を惹きつけることにあるのでしょう）。

ただし、精神分裂病において、病的体験の出現が啓示体験だけに留まる場合は希です。多くの症例では、無意識の［神の掟］と［神の全能の力］の記憶が意識の中に現れるのは、入眠前の疲労状態や一時の閃きの際だけに留まりません。それは、意識が清明なときにも現れるのです。逆に言えば、意識清明時に無意識の中から［神の掟］と［神の全能の力］の記憶が現れてくることこそ、精神分裂病に特徴的な事態だと言えるのかも知れません。なぜ、精神分裂病においてはこのような事態が起こるのでしょうか。

発病潜伏期において、病者は、世界から疎外され、圧倒され、息をもつけぬ不安と緊張感に苛まれて、いよいよ自己存続の危機に追いつめられたと感じています。この状況を回避しようとして彼らは自らの起源を遡り、そして［私］の存在根拠が曖昧なままであることを発見します。そのことによって却って、病者にとっての［私］という存在は揺らぎ、変容し、消滅の危機を迎えることになります。ここで［私］の存在根拠を［世界］の存在根拠に求め、［世界］を再構築することによって［私］を立て直す試みが、妄想体系の形成でした。

この試みが、啓示体験（または無意識から湧き上がってきた「思いつき（着想）」）だけで成立した場合には、病者には妄想という症状しか現れません。この病態は、妄想症 paranoia と呼ばれます。妄想症を精神分裂病の一病態と捉えるか、独立した疾患単位として捉えるかは、意見の分かれるところです。

しかし、一般的にはそれだけで［世界］の存在根拠は理解されません。それは、多くの病者にとって、［世界］を支える唯一、絶対の概念の本質が何であるのかが、簡単には理解されないほど曖昧で混沌としているからです。別の言い方をすれば、多くの病者では、［世界］を支えるはずの［神の掟］や［神の全能の力］がほとんど意識から排除され、多くが無意識の中に存在しています。つまり、無意識にある［神の掟］と［神の全能の力］の記憶が啓示や思いつきで意識の中に現れる程度では、病者が［世界］を立て直すための充分な材料とはならないのです。

その結果、病者の［私］および［世界］は解体を始めます。［私］の解体は痴呆化に、［世界］の解体は、世界が崩壊し、滅亡したと確信する「世界没落体験」に繋がります。これらの事態の進行を回避するためには、無意識の中に存在している［神の掟］と［神の全能の力］の記憶の助けを借りなければなりません。病者は、無意識に眠る［神の掟］と［神の全能の力］の記憶がなければ、［世界］の存在根拠を説明することができないのです。

こうして、無意識にある［神の掟］と［神の全能の力］の記憶は、意識の中に白昼堂々と入り込んでくることになります。これらが意識の中に昇ってくること、それは今までになかった新たな意味の出現です。これが、コンラートの言うアポフェニー（異常意味顕現）です。そして、無意識にある［神の掟］と［神の全能の力］の記憶を足がかりにしてようやく［世界］は再構築され、［私］の存在根拠も確立されます。

前述した「シュレーバー症例」において、シュレーバーが妄想体系を構築するためには、「神から直接与えられる霊感」や「彼と語り合う声によって証明される神の奇蹟」を体現することが必要でした。これらは、意識の中に現れた［神の掟］と［神の全能の力］の記憶を、彼なりに表現したものであると考えられます。また、それらの体験は、「人間の言葉によっては全く表現できないか、あるいはできても非常に難しい事柄」であり、「その事柄は人間の経験の範囲を超えていて、自分にしか啓示され得ないこと」だと表現されているように、［神の掟］と［神の全能の力］の記憶は人間の日常の経験を超えるものであり、しかも言葉によって表現できないもの、つまり言語化されていない状態で存在することを意味しています。そして、神からの霊感や奇蹟が自分にしか啓示され得ないことは、無意識にある［神の掟］と［神の全能の力］の記憶が、まさに自らを救済するために意識の中に入り込んできたことを示しているのです。

このように、消滅しかかった［私］と［世界］は、無意識の中にあった［神の掟］と［神の全能の力］の記憶によってようやく立て直されます。したがって、精神内界から新たな意味が出現すること、つまり［神の掟］と［神の全能の力］の記憶が無意識から意識へと現れる事態は、［私］と［世界］の解体を防ぐために起こるのであり、そのための緊急避難的な手段であると考えられるのです。

（三）神の掟の宗教・文化的特徴

これまでに、妄想体系の形成には、個人の無意識の中にある［神の掟］と［神の全能の力］の記憶が重要な役割を果たすことを指摘してきました。そして、これらの記憶が無意識から意識へと出現する事態が、幻覚やさせられ体験といった病的体験を引き起こすのだと考えられました。そこで、精神分裂病に特異的に生じるこれらの症状を理解するためには、個人の無意識にある［神の掟］と［神の全能の力］の記憶がどのような特徴を備えているのかを検討する必要があります。ここではまず、社会的に概念化されている神の掟を中心に、宗教・文化的な観点からその特徴を述べておきたいと思います。

神の掟の目的とは、過去における世界の成り立ちを説明し、現在における世界の法則を定め、未来における世界の行く末を明示することにあります。一神教においては、唯一の神によって掟が創り上げられ、世界はこの掟によって規範をもたらされ、未来を決定されます。特に、プロテスタントの予定説においては、神はあらかじめ世界のすべてを決定しているとされました。人々は、すでに定められた神の掟に従って、未来の救済を求めて生きて行くしか道は残されていませんでした。このように、神の掟とは、神という超越的な存在が、過去・現在・未来にわたって世界にどのような影響を及ぼすかを示した規範でした。その規範によって社会や文化が成立し、人間の生きる意味や人生の目的が生まれるのです。

キリスト教的世界観が排され、科学的世界観の時代が訪れても、神の掟に代わって作られた概念を中心に据えて、世界が認識されるという社会の構造自体は変わりませんでした。この構造自体が変わってしまえば、近代のヨーロッパ社会はその継続性を保てなかったでしょう。そのため、近代化によって消失した神の掟の代わりに、哲学や科学によって、世界の中心となる新たな概念の創出が模索されることになりました。しかも、それらの概念や理論は、いくつも考え出されては否定され、また新しく考え出されました。概念や理論が次々と作り替えられたのは、世界の規範である神の掟を、神を抜きにして説明しなければならなくなったからです。世界の掟は誰が創造し、その掟はどのような目的を持っているのか。このような根源的な問いは、神という概念を用いなければ説明することが困難なのです。

こうして、神の掟に代わる世界の中心概念は、現在においても試行錯誤を繰り返しながら、新しく作り続けられています。それは唯物論的宇宙観や進化論的世界観であったり、共産主義・全体主義・自由主義的社会観などでした。しかし、神の掟がどのような概念や理論によって代替されようとも、一神教的世界観を持つ社会では、一つの概念や理論を中心に世界の成り立ちと行く末を説明しようとする基本的な姿勢には、変わりがなかったのです。

では、このような特徴を持った神の掟は、人々にどのように伝えられ、記憶されるのでしょうか。宗教改革によって、プロテスタントは基本的に偶像崇拝を禁止しました（同じ一神教であるユダヤ教やイスラム教では、もともと偶像崇拝は禁止されていました）。姿のない神は、視覚によってその存在を感じ取ることを不可能にしました。そのため、人々は、神の存在をより観念的に捉える必要に迫られました。姿のない存在を理解するためには、具象的でない、抽象的な思考が必要になるからです。

その結果、偶像崇拝の禁止は、抽象的な観念の重視とその発達をもたらしました（このことが科学的世界観の発達に重要な役割を果たしたことを、フロイトはユダヤ教を例に挙げて指摘しています）。このように、偶像崇拝が禁止された神は、見ることも、触ることもできない存在になりました。そこで神の掟は、一部の者が預言者として神の声を聴き、掟の内容を言葉で伝えることによって人々に示されました。つまり、神が示す掟は、言葉によって人々に聴覚的に伝えられたのです。

近代以降に神が排除されてからも、神の掟に代わる概念は、同様の方法で人々に伝えられました。世界の中心を成す存在が曖昧になったことによって、世界の規範となる概念は、ますます抽象的な観念によって構成されることになりました。上述したように、神の掟に代わる概念は、次々と作り替えられました。神の掟が別の概念や理論で置き換えられるとき、それを説明するために新たな抽象的観念が必要になります。そして、数多くの概念や理論が作り替えられることによって、膨大な数の抽象的観念が生み出されることになりました。こうして、科学的な世界観を構築するために、無数とも言える数の抽象的な観念を駆使しなければならないという事態が生じることになったのです（われわれは、この事態を一側面からみて、「文明の発達」として捉えているのです）。

抽象的な観念を伝えるためには、何よりもまず言語を使って説明しなければなりません。つまり、神の掟に代わる概念もまた、会話、つまり声によって人から人へと伝達されるのです。以上のように、神の掟（やその代替概念）は、声、それも抽象的観念を伝える声として伝えられ、聴覚による記憶という形で人々に残されたのでした。

もっとも、キリスト教における神の掟を考えるうえでは、次のような補足が必要となるでしょう。カトリックでは偶像崇拝が禁止されておらず（ただし偶像は神そのものではなく、キリストやマリア、一二使徒などですが）、また、宗教改革後のプロテスタントでも、神と一体とされたキリストの姿は存在しました（この場合も、十字架から張り付けにされたキリストの姿がなくなるなど、偶像に繋がるものは極力排除されました）。このように、キリスト教では、偶像崇拝の要素が多少なりとも残されています。

そして、科学的世界観が中心になってからも、抽象的な観念を伝える方法は、抽象的観念を理解しやすくするために、文章にしたり、観念を具象化するなどの視覚を使った伝達方法も使われます（文章を読む場合は視覚だけでなく、聴覚情報としても記憶されます）。つまり、神の掟には偶像崇拝の要素が多少とも残存し、それは視覚による記憶となって残される可能性があります。また、抽象的な観念を記憶する場合にも、聴覚による伝達を補う形で視覚情報が一定の役割を果たしています。したがって、聴覚による記憶ほど重要ではありませんが、視覚による記憶も、神の掟を形成する要素の一つになる点は付け加えておかねばなりません。

また、神の全能の力については次項で検討しますが、ここでも簡単に触れておきましょう。聖書に記されている神は、天地を無から創造した万能の存在です。そして、神は、掟を破ったアダムとイヴを楽園から追放し、堕落した人間を大洪水を起こして死滅させ、天まで届く塔を建てようとした人間を世界各地に散らしました。このように神は、その自由な意思によって世界と人類を創り、その運命を意のままに決定できる全能の力を有しているのです。

分裂病者においては、神の掟と全能の力のこうした特徴が、社会と共通の意味を賦与されないまま無意識の中に存在しているのです。したがって、病者の無意識にある［神の掟］と［神の全能の力］は、神の掟と全能の力の特徴が、概念としてまとめられずに、バラバラの状態で記憶されているものだと考えられます。

(四)［神の掟］の出現と精神分裂病の病的体験

精神分裂病では、無意識にある［神の掟］と［神の全能の力］の記憶が、言語化されずにそのままの状態で意識の中に現れます。ここでは、［神の掟］の出現が、どのような病的体験を生じさせるのかを中心に検討してみましょう。個人の無意識にある［神の掟］とは、言語化、概念化がなされていない状態の、神の掟に関する情報や記憶の集まりです。つまり、無意識の中の［神の掟］には、神の掟に関する抽象的観念を伝える声や、神の掟に関する抽象的観念を具象化する映像が、共通の意味を持たされないまま存在しているのです。

精神分裂病の病態が進行すると、意識の中に入り込んでくる抽象的観念の意味づけが始まります。抽象的観念に意味が賦与されると、それが何らかの意味を持つ「考え」になります。一般的にはそれは「思考が吹き込まれる」事態として病者に理解されます。無意識から意識へと出現した抽象的観念が、外界に存在する誰かから自己へと吹き込まれる思考として感じられるのです。これは思考吹入と呼ばれ、先に取り上げたコンラートの一番目の症例では、「誰でも私に思考を転送することができる」と表現されています。また、分裂病者によっては、観念が外界から現れるのではなく、自己の中から出現してくると捉えられる場合もあります。この場合は、考えが次から次へとひとりでに浮かび上がってくると体験され、自生思考と呼ばれる症状になります。

ところで、コンラートが挙げている二番目の症例では、「思考を通して」自分の中に吹き込まれたものが、「声」として聞こえてくると表現されています。この症例をもう一度振り返ってみましょう。

「私が手紙を書いていた時、あいつ（ある特定の患者）が私に一語一語読んで聞かせてきます。すべて文章として聞こえます。あいつは文章構成までも決めてしまうのです。直接声を出して聞かせるのではなくて、囁くような調子です。しかし、書いているものを覗き見ることのできる装置なんてあるはずがありません。それは思考を通してやってくるに違いないのです」（『分裂病のはじまり』一九八頁）

このように、病者が思考と声とを同質のものとして表現するのは、意識の中に現れてきた観念が、そもそも思考とも声とも区別されない状態で記憶されているからではないでしょうか。個人の無意識にある「神の掟」には、神の掟に関する「抽象的観念を表す声の記憶」が、雑多なままバラバラの状態で存在しています。その記憶は、観念の記憶であり、声の記憶でもあるのです。コンラートは、「幻覚はある種の感覚性を帯びた思考にほかならない」と述べていますが、「神の掟」の記憶は、「聴覚性を帯びた観念の記憶」にほかならないのです。

意識の中に入り込んでくる記憶が、聴覚性が優位である場合には、病者には「声」として認識されることになります。コンラートの三番目の症例が、これに該当するでしょう。抽象的観念を伝える声の記憶は、言語による意味づけがなされていない状態で意識に出現するため、当初は「ぶつぶつ」というただの音に感じられたり、「何を話しているのか分からない」とか、「低くささやくようなざわめき」と表現されることもあります。やがて、観念を伝える声の記憶に意味が賦与されると、自らに語りかけてくる声として認識されるのです。

先に取り上げたシュレーバーは、『ある神経病者の回想録』[5]の中で、自らに絶え間なく話しかけてくる声を「神経の言葉（内なる声）」と呼び、その性質を次のように説明しています。

「普通の人間の言葉以外に、なお、健康な人間が通常は決して意識することのない一種の神経の言葉なるものが存在する。私の考えによれば、人がある語を一定の順序で彼の記憶に刻み込もうとする過程、つまり例を挙げると、学童が学校で起立暗誦すべき詩を、あるいは、牧師が教会で行おうとする説教を暗記するような過程をまざまざと思い描くならば、神経の言葉についての最も適切な観念が得られるであろう。当該の語は、このとき、沈黙のうちに暗誦される（ちょうど、説教壇から命じられた教会員の黙祷と同様に）。（中略）

このような神経の言葉の使用は、正常な（世界秩序にふさわしい）状況のもとでは、もちろん、その神経に関わる当人の意志にのみ依存する。（中略）しかし私の場合、先に述べた私の神経病の危機的転回以来、私の神経が外からそしてしかも全く絶え間なく活動状態に置かれ続けているという事態が起こってしまっているのである」（『ある神経病者の回想録』四三頁）

このように、「神経の言葉」は、「学童が学校で起立暗誦するように、または「牧師が教会で行おうとする説教を暗記する」ように記憶に刻み込まれたものであり、「通常は決して意識することのない」性質のものです。それが精神分裂病の発症によって、「神経が外からそしてしかも全く絶え間なく活動状態に置かれ続けているという事態」に陥ったことによって、「沈黙のうちに暗誦される」ように「内なる声」として意識の中に出現してくるのです。シュレーバーの指摘は、幻聴の起源と成り立ちを解明するための、重要な示唆を含んでいると言えるでしょう。

さらに、「神経の言葉（内なる声）」の出現は、シュレーバーを次のような状態へと導きました。

「私の神経は、話された言葉の鳴り響く感覚を免れることができず、それとともに、それらが問いや不完全な思考である場合、さらなる思考を強制する私の神経の興奮が自動的に生じてしまう。少なくとも最初の数年間、さらなる思考、立てられた問いへの答え、話し出された決まり文句の文法上の充填などの必要性は、私の神経にとって全く拒み難いものであった」（『ある神経病者の回想録』一八二頁）

シュレーバーはこれを「思考強迫」と呼びました。幻聴に伴う「思考強迫」は、絶え間のない思考を強制することによって、精神的回復、思考活動の休息を妨害し続け、彼に安静の時間を確保することを不可能にしたのです。これは、幻聴を伴ったさせられ体験であると考えられます。

シュレーバーは次のように続けます。

「思考強迫が、わけてもここに述べられたような激烈さで年余にわたって、いかなる精神的緊張と消耗を私に課したことか、そしてそれによっていかなる精神的苦悶が私に惹き起こされたことか、想像することすら困難であろう」（『ある神経病者の回想録』一八一頁）

このように「思考強迫」は、何年にもわたって激烈に、シュレーバーの精神に緊張と消耗を強いたのでした。

しかし、一方でシュレーバーは、「思考強迫が私に与えてくれた、精神的に活気づける作用を忘れてはいない」（同一八八頁）とも述べて、「思考強迫」によってもたらされる成果についても言及しています。

「私の神経の中へと語り入れられた『はてさて、どうして』とか『なぜ、なぜならば』を聴くと、私はそれによって、当のその現象の理由あるいは目的について熟慮するように強制される、あるいは、少なくとも他の人間の場合とは比較にならないほど強く熟慮へと誘われるのである」（『ある神経病者の回想録』一八八‐一八九頁）

「とりわけ、書物や新聞を読むことによって常に新たな考えが惹起される。この同時的に発生してくる強制、あらゆる出来事、あらゆる感覚そしてあらゆる思考表象についての因果関連を私の意識にもたらさんとする強制は、徐々に、ほとんどすべての自然現象に関して、ほとんどすべての、芸術、科学などにおける人間の活動の表出に関して、ものごとの本

質への洞察へと私を導いた」（『ある神経病者の回想録』一八九頁）

こうして、「神経の言葉（内なる声）」と表現された幻聴の出現とそれに伴う「思考強迫」によって、シュレーバーは厖大な内容を伴う妄想体系を構築して行くことになったのです。

また、「神の掟」を表す抽象的観念の一部は、映像によって記憶されていることを先に指摘しました。シュレーバーも、常に持続する「声」と共に、「神の光線」を知覚していたと述べています。彼はこれを、「精神の眼でもって、光線を見る」（同二五七頁）と表現しています。臨床上も、幻聴に伴って幻視を有する症例が散見されます。

このように幻覚とは、覚醒時における、観念を表す声や映像の記憶の出現であると考えられます。通常の感覚は、感覚器から感覚刺激がもたらされ、それが感覚記憶と照合されて音声や映像の情報として認識されます。さらに、その情報に言語的な意味づけがされて初めて、「聴こえ」たり「見え」たりするようになるのです。

幻覚の場合は、感覚刺激を欠いた状態で、感覚の記憶のみが出現します。しかもその感覚の記憶は、無意識に存在してきた「神の掟」に関する記憶であり、「私」と「世界」の解体を防ぐために無意識から出現するのです。つまり、無意識にある「神の掟」に関する感覚記憶は、自己崩壊の危機的状況で出現するのであり、その意味づけが「私」と「世界」の解体を防ぐためには不可欠なのです。

こうして「神の掟」にまつわる感覚の記憶は、感覚刺激のない状態で言語的に意味づけされます。そして、外界の音声や映像を欠いたままで、聴覚や視覚として認識されるようになるのです。「対象なき知覚」である幻覚は、このようにして出現するものと考えられます。

ところで、声の記憶が伝える観念とは、神の掟から派生した観念です。そのため、声の記憶に賦与される意味は、神の掟が意味するもの、つまり世界にはある一つの存在によって規範が創られていることを示す意味となります。そして、「神の掟」は「神の全能の力」と共に出現するために、圧倒的な力を伴って、人々をその掟の下に従わせるように働くのです。そのため、声は誰かによって指図されたり、操作されたりする内容に収斂されて行き、自らをある一つの規範に従わせようとする作用を及ぼすことになります。

こうして幻聴は、神の掟を構成する声の記憶として意識の中に現れ、圧倒的な存在感を持って分裂病者を支配し、妄想の構築に関与するのです。

世界にはかつて、唯一、全能、絶対の神が存在していました。神は人々によって殺害されましたが、人々の無意識の中にその痕跡を残していました。神の痕跡が意識の中で復活するとき、人々は神の声を聴き、神の力を感じることになりました。そして、内なる神の再臨を前に、人々は神の声に従い、神の力にすべてを委ねることしかできなくなるのです。

四. 精神運動興奮と昏迷はなぜ生じるのか

緊張型分裂病は、多くは二〇歳前後に急激に発症し、緊張病性の興奮と昏迷を繰り返します。両者の交代はきわめて唐突であり、周囲の状況に依拠しない場合もあります。今日では、こうした症状を呈する緊張型分裂病がみられることは、少なくなっていると言われています。

ここでは、緊張型分裂病に特徴的に認められる精神運動興奮と昏迷が、どのような機序によって生じるのかを、宗教・文化的な側面から検討してみたいと思います。

(一) 精神運動興奮と昏迷の臨床症状

精神運動興奮と昏迷とは、どのような症状でしょうか。コンラートが『分裂病のはじまり』の中で挙げている、緊張型分裂病の症例を引用してみましょう。

「患者はギリシャ駐屯軍の兵士である。周囲からきわめて自閉的な人物と見られていた。隊付き軍医の報告では、彼と接触を保つためにあらゆる試みをしたが、うまくいかなかったという。何か重荷がのしかかっているが、彼は言葉にできなかった。つらい家庭の事情があるのだろうと思われていた。戦友たちはあらゆる手段を使って遊びに誘おうとしたが、彼を笑わせることはできなかった。

一九四一年一〇月一九日の夕方、彼が『まとまらない話』をしだしたので、戦友たちは異常に気づいた。『路面電車がまっすぐ走らずに右側に曲がっていった。これはギリシャ人の嫌がらせだ』というのである。彼は国防軍の車に停車を命じたが、運転している下士官が『変な目で見たし』またドイツ語を理解しなかったからだといった。夜中に彼は突然起き上がって、銃を取り、衛兵所へ駆け込み、弾薬をむりやり奪い、銃に込め、道を歩いていたギリシャ人に二発発射した。一瞬の出来事で、衛兵は止める暇がなかった。幸い命中しなかったが、彼は抑えつけられて、銃を奪い返された。国防軍病院へ連れていかれる途中で、路上でトラックの前に飛び込もうとしたり、岸壁から海に飛び込もうとしたりした。ついに彼は手錠を掛けられた。（中略）

全体の印象は次のごとくであった。増悪しつつある重症の恍惚様不安、激しい困惑、大きく見開かれた不動の眼、汗ばんだ皮膚、強い内的緊張、観念奔逸の徴候、突然の攻撃性と助けを求めるまとわりつきとの交代。数日後にはカタレプシー（硬直症）、昏迷など完全な緊張病像が現れた。（中略）

発病から五ヶ月たって、私のいた国防軍病院に入院となった。態度はまとまっていたが、病気の時期のことは何も話せなかったし、発病前の不機嫌についても覚えていなかった。砂嚢をいくつも担がなければならなかったし、夜は暑くて蚊が多くて、そのせいでおかしくなったんですと言った。衛兵所にいたこと、ギリシャ人が二人来たことはぼんやり覚えていた。そのギリシャ人は何かを偵察に来たのだと思った。二発撃ったことも覚えていた。それから下士官に連れていかれたのだという。しかし、当時のカルテからいくつかの出来事を取り出して話したが、彼は信じず、間違いでしょうと言った」（『分裂病のはじまり』二二〇‐二二二頁）

この症例にみられる特徴的な症状が、精神運動興奮と昏迷です。

上述の症例では、日常の何気ない出来事を「ギリシャ人の嫌がらせ」と知覚した患者が極度の興奮状態を示し、「夜中に突然起き上がって、銃を取り、衛兵所へ駆け込み、弾薬をむりやり奪い、銃に込め、道を歩いていたギリシャ人に二発発射した」行為が精神運動興奮に当たります。症例は、妄想的な知覚から突発的な行動に至った理由を、後に「ギリシャ人は何かを偵察しに来たのだと思った」としか語れていません。妄想的な知覚から突発的な行動に至る間のこの不可解な乖離の溝は、なぜ生じたのでしょう。それは、妄想的な知覚の裏に、圧倒的な力によって他者から攻撃され、自らが消滅させられると感じるほどの強度のさせられ体験が存在していたからではないでしょうか。だからこそ彼は、他者からの攻撃に反撃するために、または消滅させられる危険から逃れるために、極度の興奮を伴って突発的に発砲するという行為に及んだのだと考えられます。

このように、させられ体験が急激に激しい勢いで出現することで、病者は自らが変えられると感じるだけに留まらず、攻撃され、傷つけられ、時には消滅させられるかのように感じることになります。病者が示す極度の興奮は、こうして生じる強度の被害感覚に対する反応であると考えられます。そして、圧倒的な力の起源である他者（それが誰であるのか、病者には明確には分からないのですが）に対して、突発的な行動を起こして反撃するのです（その結果に絶望して、自己を破壊しようとすることも起こります）。これが、緊張型分裂病の精神運動興奮と呼ばれる状態です。また、圧倒的な力の出現が続くと、病者はこの力にまったく抵抗できなくなります。そのため、一切の意志表出や自発的行動が力によって禁止され、話しかけや外部からの刺激に反応しない状態となります。または、圧倒的な力に逆らうことによって、世界が崩壊してしまうかのように感じられて身動きが取れなくなるのです。これが昏迷と呼ばれる状態です。

上述の症例でも、精神運動興奮の数日後には、昏迷状態が出現しています。昏迷状態になると病者は、意志表出や自発的行動ができなくなるだけでなく、終日不自然な姿勢のまま動かなかったり（常同姿勢）、外部から一定の姿勢をとらされると長時間そのままの姿でいる（カタレプシー）という症状を示すようになります。これらの症状は、圧倒的な力に対し、一方的に従うことによって生じているのだと考えられます。

以上のように捉えると、緊張型分裂病の精神運動興奮と昏迷は、急激に出現する圧倒的な力に対する「反撃」と「盲従」として理解することができます。両者は力の出現に対する、病者の両極端な反応です。一つの同じ原因に対する異なった反応なのですから、両者は突然交代し、相互に移行するのです。

（二）させられ体験の起源

では、緊張型分裂病にみられる「急激に出現する圧倒的な力」とは何でしょうか。その起源は、病者の無意識の中に存在する「ある体験の記憶」に求めることができます。そして、その記憶とは、人が言語的世界に接する以前の乳幼児期に体験された記憶です。この体験の記憶が、無意識の中にある［神の全能の力］の記憶なのです。その検討を行うために、まず、社会的に概念化されている神の全能性の特徴を、宗教・文化的な観点から述べてみたいと思います。

一神教における神の力とは、多神教的世界観を持つ者からは想像もできないほど強大です。それは、同じ西洋文化である、ギリシア時代の宗教観と比較してみれば明らかでしょう。

ギリシア時代の宗教は、オリンポスの神々を中心として戴く多神教でした。これらの神々は、不老不死である以外は人間と変わらぬ姿と喜怒哀楽の感情を持っていました。人々は神を自由に描くことができ、宗教が重苦しく人間の全生活にのしかかることはありませんでした。たとえば、オリンポス一二神の最高神であるゼウスは、天空を支配し、オリンポスの神々と人類の守護神・支配神であり、神々と人間の父と考えられていました。しかし、ゼウスは世界の創造主ではなく、最初に生まれた女神ガイアの子孫として位置づけられています。また、ゼウスは、神や人間の女性に次々と手を出して子孫を増やす好色な神でもありました。彼は、オリンポス一二神の一人である嫉妬深い妻のヘラを恐れて、その不貞を知られまいとあらゆる手段を講じています。このように、ギリシア神話の中で全能の神と讃えられているゼウスでさえ、他の神々と権能を分け持ち、人間と変わらぬ感情と行動を示す側面を持っていたのです。

これに対して、聖書に記されている神は、根本的に次元の異なる全能性を有しています。唯一、全能の神は、天地を無から創造し、地上と海と空に生き物を棲まわせ、最後に神をかたどって人間を創りました。最初の人間であるアダムとイヴは、食べることを禁じられていた知恵の実を口にし、楽園から追放されました。アダムとイヴの子孫は数を増やし、やがて地上は堕落に満ちるようになります（ここで堕落とは、神の教えに従わないことを指しています）。そこで神は、信仰深いノアとその家族に箱船を作らせ、そこに一つがいのあらゆる動物を乗せ、大洪水を起こしてその他の生き物を死滅させたのです。ところがノアの子孫たちは、文明を発達させ、都市を造り、そして「有名になり、全土に散らされないために」天まで届く塔を建てようとしました。これに怒った神は、それまで同じ言葉を話していた人間の言葉を乱して全地に散らしました。そのため、人類には言語の異なった民族が生まれることになったのです。

以上は、旧約聖書に収められている『創世記』の概略です。この神話では、神の教え、または神の掟に従わない人間は、神の力によって罰を受け、運命を変えられ、死滅させられています。このように神は、その自由な意思によって世界と人類を創り、その運命を意のままに決定できる全能の力を有しているのです。

予定説によって説明される神は、その全能性をさらに強大なものにしました。キリスト教では、アダムとイヴが知恵の実を食べたことによって、人間は原罪を背負うことになったと説かれています。そして、人類の原罪は、キリストが処刑を受けることによって贖罪されたとされます。しかし、予定説では、人間は相変わらず原罪を背負っていることが強調されます。しかも、キリストが原罪を償ったのは万人のためではなく、神が選んだ人々のためだとされるのです。さらに、キリストの贖罪の死さえも、神があらかじめ予定していたことだと理解されます。つまり、ここではキリストの役割が小さくなり、逆に神の全能性が強調されることになりました。キリストの贖罪の死も、誰を救い誰を断罪するかも、すべては神の意思によって予定されています。神があらかじめすべてを決定している、これこそが予定説の教義なのです。

そこでは、人間の努力は一切認められていません。ある人間がキリスト教に入信し、信仰に励んで神に救われるのも、別の人間がキリスト教を信ぜず、悪事に手を染めるのも本人の意思のなせる業ではありません。それらも、すべて神によって予定されているのです。このように、予定説では、神は世界とあらゆる生命を創造しただけでなく、世界とすべての生き物、そして人間の行く末まであらかじめ決定してしまっています。人間は、神の定める運命にただ従って生きて行くしか術はありません。神はその全能、絶対の力で、世界の全てを支配しているのです。

こうした神と人間の関係は、近代に至って神が消失した後は、親と子の関係に引き継がれることになりました。その例証の一つが、モートン・シャッツマンが『魂の殺害者』[6]の中で指摘する、「シュレーバー症例」ことダニエル・パウル・シュレーバーとその父親との関係です。

シュレーバーの父親は、ドイツの医学および教育界に絶大な影響力を持って指導的役割を果たした、高名な医師兼教育思想家でした。彼の活躍した一九世紀半ばは、唯一、絶対の神の存在が揺らぎ始めていた時代でした。神への信仰が薄れつつある中で、人々は、生きる指針を教育に求めました。そこでは、神の威光は特定の人間に移され、権威主義的、家父長制的原理が用いられました。フロイトは唯一神の原点を未開社会成立以前に強大な力で群れを支配した原父に求めていますが、その考えに従えば、神に代わる存在として父親がその役割を担うことは自然な流れであったでしょう。つまり、父親が神の代理として権威を有し、家庭の中で子どもを服従させ生きる指針を教育することが、社会の要請として求められるようになったのです。

この社会の要請を最も純粋な形で先鋭化して表現してみせたのが、シュレーバーの父親、ダニエル・ゴットリープ・モーリッツ・シュレーバーその人でした。当時の社会から評価され、賞賛を受けたのは、その時代が彼を必要としていたからです。

彼は、「魂の真の上品さ」を身につけた「美しい子ども」を育て上げるために、生後五ヶ月か六ヶ月の時期から子どもに徹底したしつけを施すことを推奨しました。彼は、「癖になっては困るようなことはすべて、子どもに禁じ、子どもから遠ざけよ。そして、身につけなければならないようなことはすべて、子どもに辛抱強くたたき込め」と訴えています。そして、「目標を達成するためのもっとも一般的に必要な条件は子どもの無条件の服従である」と述べ、「もっとも重要なことは、必要なら体罰を使ってでも、子どもがふたたび完全に屈服するまで不服従を押しつぶすことである」と指摘しています。さらに彼は、子どもに正しい姿勢を身につけさせるという目的で、「体を自由に動かせない器具」まで考案しているのです。

彼の教育法は、近代における父親（またはその代替者）と子どもの関係を、やや誇張した形であるにせよ典型的に表したものでしょう。シュレーバーの父親はドイツで活躍しましたが、家父長的原理が高まった社会では、同様の教育が行われていた可能性が高いと考えられます。

こうして、神の掟と神の全能性は、近代以降には父親を神の代わりとして、教育によって子どもに伝えられました。それは、親が子どもに対して絶対的な力を有している時期、つまり乳幼児期から始められます。乳幼児期における教育は、主に育児による身体接触を通して子どもに伝えられます。それによって、子どもは、親の絶対的な力とそれに伴う掟（規範）を、主に身体的な感覚として記憶することになるのです（この記憶が無意識の中に留まり続けたものが、「神の全能の力」であると考えられます）。

その後に、言語的なコミュニケーションが可能になる時期に至っても、全能性は親から子どもに伝えられ続けます。それは、乳幼児期に伝えられた絶対的な力の記憶をもとにして、言語によって全能の存在を裏づける作業です。「神（または親）はどんなことでもできる」、「親の命令は絶対である」ことを示す言葉が繰り返し伝えられることによって、神や親の全能性が確実なものとなるように教え込まれるのです（この記憶が無意識の中に留まり続けたものが、「神の掟」であると考えられます）。

これらの記憶が意識の中に出現してくる事態が、させられ体験の起源であると考えられるのです。

ます。

(三) [神の全能の力] の出現と緊張病症状

前項で取り上げたシュレーバー症例にも、その経過の中で緊張型分裂病と同様の精神運動興奮や昏迷が出現しています。

「彼は、他の一切の印象を受けつけずに、何時間も完全に凝固したように無動状態のまま腰掛け続け（幻覚性昏迷）、他方その霊感は、彼がひたすらおのれの死を乞い願い、浴室で何度も溺死せんと試み、『彼のために定められた青酸カリ』を切望するほどまでに彼を苦しめた」（『ある神経病者の回想録』司法医官の鑑定、三一四頁）

「幻覚に対する反応はますます騒々しく激しいものとなり、患者は庭園で長時間無動状態のまま一箇所に立ち続け、太陽を正面から凝視し、さらに非常に奇妙な仕方で眉間にしわを寄せ、もの凄く大きな声で、しばしばまさしく咆哮するように、威嚇的な罵りの言葉でもって太陽に叫ぶことが常であった。（中略）あるいはまた彼は彼の居間の中で夢中になって荒れ狂い、暫くの間『魂の殺害者』フレヒジヒについて熱弁をふるい、最初の語をひどく強調して『チビのフレヒジヒ』と際限もなく繰り返した。あるいは、しかも夜間に、彼の部屋の窓から外に向かって罵詈雑言ないしそれに近い叫び声を発し、町の人々が集まりその騒がしさに関する苦情が公然と知れわたるほどの迫力をもって叫んだのである」（『ある神経病者の回想録』司法医官の鑑定、三一六頁）

シュレーバーの幼少時における体験の記憶は、強烈なものであったでしょう。シュレーバーの父親の教育法が、それを如実に物語っています。彼は先に述べたような教育思想を社会に啓蒙するだけでなく、その教育法をわが子たちにも実践していました。彼は、乳幼児期以降にも「身体を自由にさせない器具」を使って子どもを服従させる教育を提唱し、シュレーバー自身にもこの器具を使用していたのです。

このような教育思想とその実践によって、シュレーバーには、何らかの規範を伴う強烈で圧倒的な力の記憶が残されたでしょう。その記憶が無意識の中から意識へと蘇るとき、彼はその記憶に対して「反撃」と「盲従」を繰り返しました。

威嚇的な罵りの言葉や罵詈雑言を浴びせかけた対象は、当初「太陽」や「フレヒジヒ教授」でしたが、それは彼がこの時点で圧倒的な力の起源である他者を特定できなかったためでしょう。「太陽」や「フレヒジヒ教授」の代わりに父親を当てはめてみれば、彼が父親の教育によっていかに脅威にさらされ、それに対して反撃しなければならなかったかが理解できます。一方でシュレーバーは、圧倒的な力に対する「無条件の服従」によって、身体を自由に動かせない昏迷状態にも追い込まれたのです。

シュレーバーが緊張型分裂病の病型をとらなかったのは、彼にはこのような幼少期の強烈な体験の記憶（［神の全能の力］の記憶）だけでなく、言語的世界に接してから記憶された規範を示す記憶（［神の掟］の記憶）も豊富に存在していたからです。彼はこの記憶によって、最終的には、後に述べるような膨大な妄想体系を構築して行きました。

ところで、無意識にある［神の全能の力］とは、言語的世界に接する以前の時期に、かつての神の全能性に基づく親の絶対的な力とそれに伴う掟（規範）が、主に身体的な感覚として記憶されたものでした。緊張型分裂病では他の亜型に比して、この［神の全能の力］が強烈に、より圧倒的な力として記憶されていると考えられます。そのため、緊張型分裂病の臨床症状には、以下のような特徴が認められるのです。

コンラートは、『分裂病のはじまり』の中で次のように指摘しています。

「本質的な要素としては、なお、自己の身体性から発する体験がある。これは体験全体の中でも優位を占めるものであることはまちがいない。すでに見たとおり、自己身体に関する体験がアポフェニー期においてすでに大きな変化をこうむっている。身体の動き、圧覚たとえば敷布の表面から受ける圧力、性的感覚などがいずれも『電流』すなわちまさに『作られたもの（作為的なもの）』と体験される。病者においては、自己の思考がもはや自己に所属しなくなっているのと同じように、自己の身体感覚も自己に所属しなくなる」（『分裂病のはじまり』二二七 - 二二八頁）

身体感覚が自己に所属しなくなり、さらに身体感覚が作為的なものとして体験されるのは、身体を通して他者から押しつけられた力の記憶が蘇ることによって、これらの症状が生じているからだと考えられます。そして、この体験が乳幼児期に、主に身体感覚を通して体験されていることから、身体の異常感覚は、緊張型分裂病における体験全体の中でも優位を占めることになるのです。

さらに、コンラートは次のように続けます。

「以前はたんに体験の背景にしかすぎず、意識された『感覚』としてまれにごく一部しか浮かび上がらなかったものが、今や持続的に反省的注意を要求し、記銘せざるをえなくなる。（中略）もう一段階進めば解体である。自己身体の連続性が失われ、身体のいくつかの断片が体験され、他の部分は一過性にだが、ないのと同じになって、身体の寸断体験、分裂体験が現れる。あるいは脳が背骨にめり込んだとか、自分は糸で操られるマリオネットだとかという感覚である。緊張病性の姿勢および運動の異常の多くは、身体性の、このようなアポカリプス的変容からおのずと説明できる」（『分裂病のはじまり』二二八頁）

かつて身体を通して伝えられた圧倒的な力は、反省的注意を促し、何らかの規範を示すためのものでした。しかもその圧倒的な力は、身体を寸断し、断片化するほどのパワーを有するものとして体験されました。その記憶が被害的に蘇るとき、「脳が背骨にめり込んだとか、自分は糸で操られるマリオネットだとかという感覚」として感じられることになるのです。そして、緊張型分裂病にカタレプシーやろう屈症といった症状が現れるのは、自己を断片化し、なくしてしまうほどの力によって、身体を動かすことを禁じられるためです。つまり、こうした姿勢や運動の異常は、身体を通して伝えられた体験の記憶が、突如として意識の中に蘇ることによって生じるのです。

以上のように考えると、緊張型分裂病とは、病者の無意識の中に「神の掟」の記憶が乏しく、かつ強烈な「神の全能の力」の記憶が存在している病態であると位置づけることができるでしょう（コンラートは、精神分裂病の病態が進行して対象が現実的な意味関連をまったく持たなくなり、啓示的イメージとも言える「本質特性」が出現する時期または段階を、「アポカリプス期」または「アポカリプス段階」と命名しています。そして、緊張型分裂病は妄想型分裂病と同じレベルの亜種として並列されるべきではなく、緊張型は妄想型のさらに一歩進んだ段階にあり、必ず妄想型を経過して緊張型に到達するのだと指摘しています。なお、「アポカリプス」は「異常意味啓示」と訳されています）。

五．無為・自閉はなぜ生じるのか

破瓜型分裂病は、他の病型にみられるような派手な陽性症状、たとえば幻覚、妄想、精神運動興奮などはほとんど目立たないか、急性期ないし再燃期に表面化するだけで、感情鈍麻、意欲・自発性の欠如、無為・自閉などの陰性症状が主に出現します。この陰性症状は、どのような機序によって現れるのでしょうか。

（一）無為・自閉の臨床症状

ミンコフスキーは、『精神分裂病』[7]の中で、自閉の概念を「豊かな自閉」と「貧しい自閉」に分けて検討しています。それは、彼の師であるブロイラーの自閉概念には、病者が埋没している空想の世界や、さらには内省、夢、夢想などの想像的世界も含まれているからです。すると、病者は、外界とは鎧をまとうように隔絶しているものの、その内面には豊かな精神世界を存在させていることになります。ブロイラーが提唱している自閉概念は、主にこのような「豊かな自閉」を意味しているのです。

ミンコフスキーは、精神分裂病にこのような自閉が存在することを認めたうえで、それは「病的人格にいまだ残存する正常な生命あるものを指し示す」のであり、精神分裂病を理解するために真に重要なのは、「貧しい自閉」のほうであると主張しました。

では、「貧しい自閉」とはどのようなものなのでしょうか。ミンコフスキーは、次のような症例を挙げています。

「彼は幻覚も妄想も示さなかったが、同時にまたなんらの心的活動性の徴候をも見せなかった。それは完全なる無関心のおそるべき典型であった。彼は椅子に腰かけたり、またあちこち歩いたりして、一日中部屋の中で暮す。彼は何物にも興味を感ぜず、新聞も読まないし、自発的に他人に話しかけることもしない。われわれはたといそれがいくぶん病的なものであっても、なんらかの活動の徴候を発見したいと思ったが無駄であった。われわれはこの砂漠のごとき不毛の中にわれわれと共通するもの、彼の魂と共鳴し得べきなにものをも見いだし得ない。われわれの眼前にあるのはまったくの空虚でしかない。彼は絶対になにもしない。そしておそらくは、彼の精神もなにも考えていないのだと結論できる」(『精神分裂病』一三七頁)

この症例が、外界に対して何も関心を示さず、何も考えず、何もせずに自らの精神世界に閉じこもっていること、つまり無為・自閉状態にいることを、ミンコフスキーはクレッチマーの言葉を借りて、次のように説明しています。

「かくしてわれわれがいま述べたようなおそるべき絶対的虚無の状態が結果する。この状態の背後にはなにが存在するであろうか。(中略)クレッチマーは分裂性性格者は表面と深層とを有するといった。彼は分裂性性格者のあるものを『焼けつく太陽をさえぎる鎧戸で閉されているがその内部では盛んな祭りと酒宴の行われているローマの別荘』に比較した。

しかし彼はこの『沈黙せる鎧戸』の背後には『廃墟と塵埃』、単調な空虚、感情荒廃の冷たい息吹しか存在しない場合もあると述べている。われわれが本節でとくに注目したいのは、この後の場合である」(『精神分裂病』一三八‐一三九頁)

ミンコフスキーは「貧しい自閉」を、病者の精神世界に「『廃墟と塵埃』、単調な空虚、感情荒廃の冷たい息吹しか存在しない」ことだと考えました。そして、その根本的な原因は、精神分裂病の基本的障害に「現実との生ける接触の喪失」があるからだと結論しています。

では、ミンコフスキーの言う「現実との生ける接触の喪失」とは何でしょうか。

彼はまず、この概念は生理学とは何の関係もなく、「盲人も聾唖者も四肢麻痺患者も、すでにわれわれが述べたごとく、現実との接触を失っていない。逆に分裂病者は知覚や運動機能にはなんらの障碍はなくして、しかもこの接触を失っている。両者は全然別物である」と述べています。

そして、「現実との生ける接触」という概念を次のように説明します。われわれが生きるために欠くことのできない環境は、われわれを取り巻きながら大きく流転しています。この流動する環境の中から、われわれの人格の最深部を揺り動かす出来事が起こります。すると、人格はこれを取り入れ、共鳴し、自己の内に浸透させます。そして、取り入れられた出来事に対して、自己の内奥の生の一部分が、行為と感情、笑いと涙をもって反応します。この行為や感情は環境の流動に加わり、流動における一滴の水のごとくとなり、さらにはそれが環境そのものとなります。こうして、われわれと現実との間には生き生きとした相互の交流が生まれるのです。

ミンコフスキーは、われわれにはこのような現実との生ける相互交流が存在しており、精神分裂病の場合には、現実との生ける接触が喪失していると考えたのです。

ミンコフスキーはこの現象を、次のような症例によって描いています。

「『私の周囲にあるものはすべて不動である。物は皆それぞれに離れていて、私の心を動かさない。当然懐かしい追憶を呼び起こし、かずかずの思いの機縁となるはずの物を見ても、私にはなんの感興も起こってこない。私はそれを理解することはできるが、体験することができない。ひとびとは私の周りで無言劇を演じているようだ。しかも私はその外にあって、それに参加していない。私には判断力はあるが、生命の本能がない。私はもはや活発に活動することができない。普通の人のように低音調から高音調に移って行くことができない。私はあらゆるものと接触を失ってしまった。価値の観念、困難という観念が消失した。私と外界との間には、流れが途絶えてしまった。私はもう外界の中に入って身を任すことができない。絶対的固定が私を取り巻いている。私にとっては現在も過去も動かないが、未来はなおさら動かない。私の中には一種の慣例《ルーチン》があって、未来を見ることは許されない。私はまったく創造の力を失ってしまった。私の見る未来は、ただ過去の繰り返しに過ぎない。』

これは決して小説の一節ではない。終日まったく無為に臥床している一女患者の言葉である。彼女の離床するときの姿は、まるで自働人形のようである。この患者には幻聴と化身妄想がある。また彼女は看護婦の目を盗んで、自分の着物に火を着けたことがある。こうすれば自分から失われたいきいきとした感覚がふたたび感じられるだろうと思ってしたのだと彼女はいった」（『精神分裂病』八五 - 八六頁）

「私はあらゆるものと接触を失ってしまった」と語っているように、この症例には現実との生ける接触が失われています。彼女と外界との間には、交流を許さない隔絶があります。彼女は、「生命の本能」をもって外界の中に入って行くことができません。外界は彼女にとって流動しないものとなり、物はそれぞれに離れていてすべて不動の存在になりました。人々は彼女の周りで無言劇を演じているようであり、彼女はそれに参加していません。彼女の周囲には、絶対的に固定された外界が存在しているだけなのです。

ここで述べられている現実との生ける接触の喪失から、精神分裂病に認められるいくつかの症状が派生します。彼女を取り巻く人や物は、隔絶した世界に存在するがゆえに、彼女の心に感動や興奮を呼び起こさなくなりました。感情の細やかな動きが減少し、周囲との人間的交流が失われることを意味する感情鈍麻は、ここを出発点としています。感情鈍麻が進行すると喜怒哀楽の表現もできず、ついには周囲の出来事に対してまったくの無関心になり、空腹感、痛覚などの身体感覚も消失します。彼女が自分の着物に火を着けたのは、感情鈍麻によって失われた感情や感覚を取り戻そうとしたからです。それに失敗した彼女は、感情や感覚を失って外界の出来事に対してまったく無関心となり、終日無為に臥床しているようになったのです。

また、外界との交流を失うことによって、彼女には時間の概念が消失しました。彼女が、「私にとっては現在も過去も動かないが、未来はなおさら動かない。私の中には一種の慣例《ルーチン》があって、未来を見ることは許されない。私はまったく創造の力を失ってしまった。私の見る未来は、ただ過去の繰り返しに過ぎない」と語っていることがそれを表しています。

時間の概念は、刻々と流動して行く外界と自己との関係性の中から生じます。過去は、外界との関係を残した記憶であり、未来は、その記憶から予測される外界との関係です。そして、過去や未来は、現在の自己と外界との関係によって様々に変装させられます。たとえば、外界と自己との関係が現在において悲惨なものであれば、過去の記憶は悲惨さの犯人探しのために作り替えられ、そして未来は悲観的に彩られます。

外界との生ける接触を失った彼女には、時間は現在も過去もその時点で止まって動かなくなりました。現在は意味を喪失し、彼女にとって無いに等しい存在となりました。過去は現在からの影響を受けなくなり、その時点で固定されたものとなりました。そして、過去が固定され、現在が意味を喪失したために、そこから未来を予測し、自らの意志で未来を創り上げることはできなくなりました。未来はもはや動かなくなり、固定された過去がただ単調に繰り返されるだけの存在となったのです。

ここから、個々の行動、身振り、姿勢、言語などが同じ形で何度も繰り返される常同症と呼ばれる症状が生じます。

ミンコフスキーが記述しているユングの症例が、この症状の本質をよく表しています。

「ユングによって記載された最初の症例の一つが私の記憶に残っている。それはすでに長年月の間精神病院に入院している『痴呆』の老婆であって、彼女はその精神病院の院長、助手、看護人らのすべてより先輩であり、誰も彼女について詳しいことを知らなかった。面会にくる人も一人もいなかった。彼女自身もその過去の生活についてなにも語り得なかった。彼女の示す唯一の外的な表現は常同的にたえず両手をこする動作だけだった。そのため、手掌の皮膚は革のように硬く厚くなっていた。彼女の動作は昔もいまも少しも変化がなく、したがってひとびとは、いつも同じ場所で自動人形のような手の動きを繰り返す病人にはほとんどなんの注意も払わなかった。しかしある古い看護人は、この病人の動作が以前はもっと複雑であり、靴屋の仕事の真似のように見えたので、その頃看護人たちは彼女を『靴作りの病人』と仇名していたと述べた。病人はある日死亡し、一人の従兄弟が葬式にやってきた。ユングは彼に、病人がどうして病気になったかを訊ねた。老人は昔の記憶を探りながら答えた。『そうそう、彼女はある心の痛手で病気になったのです。彼女は恋人に捨てられたのです。』『その恋人はなにをしていた人か。』『靴屋でした。』

私達は病人の従兄弟のように、失恋がただちに彼女の病気の原因であったとは信じない。しかし病人の動作に一定の意味があることはいまや否定できない。病人の活動力の最後の名残りははるかな過去の感動的なでき事と深い関係がある。この過去のでき事は、長い年月の間の進行性の人格解体にもかかわらず生命を保ち、わずかに残る彼女の記憶を活気づけていたのであった」(『精神分裂病』一一四‐一一五頁)

この症例にとって、時間は発病したときに止まっています。それは彼女が、この時点で現実との生ける接触を喪失しているからです。発病した時点で、時間は現実と切り離されました。彼女にとっては過去だけが存在し、現在は感じられなくなり、未来は過去の単調な繰り返しに過ぎなくなりました。今目の前で起こっていること、今後起こるであろうことは何の意味も持たず、それらはすべて形骸化して彼女の心を動かさなくなりました。捨てられた恋人との関係だけが、彼女の内界における「現実」のすべてになったのです。

彼女の内界においては、恋人との記憶が、出現しては消え、また出現しては消えました。やがて、恋人との関係を象徴的に意味する「靴作り」の動作だけが、未来に向かって延々と繰り返されることになったのです。最初には意味を持つものが、次第にその意味が薄れて外面だけが自動化してしまう常同症は、このようにして生じるのです。

さて、以上で述べてきた無為・自閉、感情鈍麻、常同症といった症状が、病者の生活の大半を占めるようになった状態が、いわゆる精神分裂病性の「痴呆」状態です。痴呆といっても、老人性の痴呆（認知症）や脳が障害される器質性疾患の痴呆（認知症）とは本質的に異なります。精神分裂病の痴呆は、先の症例が「私には判断力はあるが、生命の本能がない。私はもはや活発に活動することができない」と語っているように、他の痴呆（認知症）でみられる知能や知識の障害が存在するわけではありません。それはむしろ、感情、意欲、社会性の障害であり、あらゆることに無関心、無感情、意欲なく無為な状態になるという独特の「人格変化」を意味しているのです。ここで挙げた最後の二症例は、その典型例であると言えるでしょう。

（二）「現実との生ける接触の喪失」は、なぜ起こるのか

ミンコフスキーが精神分裂病の中心概念として提唱した「現実との生ける接触の喪失」がなぜ起こるのかを、ここでは宗教・文化的な観点から検討してみましょう。

結論の一部を先に述べると、現実との生ける接触の喪失は、実は精神分裂病に特有の現象ではありません。現実との生ける接触の喪失は、厳密に言えばわれわれすべてに起こっているのです。それは、われわれが言語と文化を持って精神内界に人工的な［世界］を作り上げ、その［世界］を通して現実と関わっているからです。

われわれは外界に存在するものに対して、文化による意味づけを行い、さらに名称をつけて自己の精神内界の中に

取り入れています。外界に存在するものにはすべて名称がつけられ、われわれの精神内界に取り入れられます。ここで重要なことは、外界に存在するものが言葉に置き換えられた時点で、そのものはすでに「現実とは違ったもの」になっていることです。

われわれは名づけられることによって初めて、そのものを認識することが可能になります。たとえば、食物としての意味づけがされて、初めてその「物体」を食べることが可能になるのです。食物として意味づけられていないものは得体の知れないただの「物体」であり、そのような「物体」をわれわれは、はなから食物として認識できません。その「物体」が、たとえ栄養学的には生命の維持に役立つものであったとしてもです。つまり、外界に存在する「物体」と、食物という概念は名づけられる前は別の存在であり、それが文化によって意味づけられて初めて、両者が同一のものとして認識されるのです。

したがって、文化による意味づけが異なれば、当然食物という概念も異なったものを指すことになります。ヨーロッパ文化では牛は食料として重要な家畜ですが、江戸時代の日本では牛の肉は不浄のものであり、明治維新後のいわゆる「文明開化」まで一般的には食用とされることはありませんでした。ヒンズー教文化では今でも牛は聖なる動物として扱われ、食用とされることはありません。つまり、同じ「牛」という存在が、それぞれの文化に属する者にとって、まったく異なったものとして認識されるのです。

ちなみに、イスラム教文化圏では、豚、肉食動物、爬虫類、昆虫、酒類は飲食してはならないものであり、食べてもよい動物でも、イスラム教で定められた作法に従って処理された肉でなければ食べることはできません。また、ユダヤ教では、家畜ではラクダや豚が、水に棲む動物ではひれと鱗を持たぬもの（イカやタコ、貝類など）が、空飛ぶものでは鳶とすべての猛禽、カラス、ダチョウ、フクロウ、カモメ、白鳥、ペリカン、鵜、コウノトリが、四つの足で地を歩きつつ羽を持つ生物ではイナゴを除いたすべてのものが、それぞれ食べてはならないものとして規定されています。これらの生物は、それぞれの文化に属する人々にとって、食物としては認識されないのです。

また、われわれは、「食べる」という行為に様々な意味を付与しています。キリスト教のミサで拝領するパンとぶどう酒は、キリストの肉と血を取り入れることを意味しています。われわれがレストランでご馳走を食べるのは、何かを祝うためであったり、非日常的な時間を味わうためであったり、高価なものを食べられるという満足感を得るためであったりします。家族が共に食事を摂るのは、家族の団欒を楽しむためであり、コミュニケーションを図るためであり、家族の絆を確かめるためです。また、食べることは食欲を満たす目的とは別に、ストレスを解消したり、精神的な空虚感を埋めるために行われることもあります（「気晴らし喰い」や「過食」は、こうした目的のために行われます）。

このように、人間において食べるという行為は、栄養を摂取するという現実的な目的を離れて、多様な目的が付与されています。そのために、食べるという行為が原因で身体的な病気になったり（生活習慣病の多くが、偏食や食物の過剰摂取によって引き起こされます）、不食や過食症状を呈する摂食障害という精神疾患が生じることが起こるのです。

性行為においては、この傾向はいっそう顕著に認められます。動物は自らの子孫を残すために、ときには命がけで性行為に及びます。動物にとって性行為は、まさに子孫を残すという目的のために行われる行為です。しかし、人間の場合は、性行為のほとんどを子孫を残すという目的以外のために費やし、避妊という方法すら作り出してきました。そして、性行為の対象や方法も様々に作り出されてきました。性倒錯と呼ばれる行為が多岐にわたっていることが、それを物語っているでしょう。

G．R．テイラーの『歴史におけるエロス』[8]によれば、ギリシア人は同性愛を心から受け入れており、人間の性的本質は、同性愛的要素と異性愛的要素を共に含んでいると認めていました。旧約聖書時代のユダヤ人の場合は、男は妻の数に制限がなかったうえに情婦を貯えてもよかったし、女の子は一二歳半になると、父親にとくに禁止されない限り自由にセックスに耽ってよいとされていました。また、男色は、バビロンの幽囚以前の時代には罪ではなかったといいます。

一方、中世のヨーロッパでは、キリスト教教会が、性行為は疫病のように避けなければならないという信念に取り憑かれていました。種族保存のために行った場合にさえ性行為は必要悪でした。その目的は性行為そのものにはなく、そこから引き出される快楽にありました。子どもをつくる目的で性行為を行ったときでさえ、この快楽は呪うべきものでした。こうした極端な性道徳のために、性衝動は本来の満足を得ることができなくなり、性行為とは別の形となって表現されました。中世における宗教上の神秘的体験は性的色彩に彩られ、性的衝動の表現としてのヒステリー症状や、マゾヒスティックな苦行を生むことになったとテイラーは指摘しています。

宗教改革以降のキリスト教は、修道院を中心としていた性道徳を世俗一般に広める役割を果たしました。そのため、近代ヨーロッパ社会全般において性欲は極端に抑圧され、イギリスのヴィクトリア時代に代表されるような、高貴で品位を持った道徳的で礼儀正しい人格が目指されました。女性は定義上、セックス抜きの存在となりました。女性の腰から下は二つに分かれていないことになり、二股のある下着は常に折りたたんで展示されました。貴婦人にチキンの脚を食べさせるのは失礼な行為となり、チキンの胸の部分を出す伝統が作られました。ピアノの脚は女性の足を連想させるため、クリノリン（婦人のスカートを広げるために用いたペチコートの一種）で覆われました。一方、こうした禁欲の反動として、ヴィクトリア時代人は未曾有のおびただしい数のポルノグラフィーを作り出し、ロンドンには七千人の売春婦が存在したといいます。

性的な事柄が禁止されればされるほど、逆に人々は性に取り憑かれるようになりました。そして、抑圧された性衝動は、姿を変えて様々な神経症症状となって現れることになったのです。フロイトがこの時代に、精神症状の背後に性衝動を発見し、自らの理論の中心に性欲を置いていたのは、時代が極端な禁欲を人々に強いていたという社会背景が存在したためでした。

極端な禁欲は、結果として性倒錯と呼ばれる多様な行為を生み出す原動力ともなりました。極端な禁欲が性衝動を消失させることに繋がらなかっただけでなく、性衝動が通常の性行為に結びつく過程を阻害し、性行為の個別化、多様化を招いたのです。こうして、近代以前にみられた同性愛だけでなく、サディズム、マゾヒズム、フェティシズム、窃視症、露出症、ペドフィリア（小児愛）、スカトフィリア（糞尿愛）、ネクロフィリア（死体愛）・・・などの多様な性倒錯が、近代以降に出現するようになったのです。

さて、これまでの検討をもとに、ミンコフスキーの言う現実との生ける接触が、われわれに可能であるのかを考えてみましょう。ミンコフスキーによれば、われわれと現実との接触は次のようにして起きるとされます。

われわれが生きるために欠くことのできない環境は、われわれを取り巻きながら大きく流転しています。この流動する環境の中から、われわれの人格の最深部を揺り動かす出来事が起こります。すると、人格はこれを取り入れ、共鳴し、自己の内に浸透させます。そして、取り入れられた出来事に対して、自己の内奥の生の一部分が、行為と感情、笑いと涙をもって反応します。この行為や感情は環境の流動に加わり、流動における一滴の水のごとくとなり、さらにはそれが環境そのものとなります。こうして、われわれと現実との間には、生き生きとした相互の交流が生まれるというのです。

しかし、現実との生ける接触は、言語と文化によって妨げられています。われわれは、言語と文化によって作られた［世界］を通してしか、現実と関わることができません。われわれを取り巻く環境は、言語によって分断され、細分化され、意味を賦与されて精神内界に取り入れられます。われわれが取り入れているものは、「生のままの環境」ではなく、言語に置き換えられた「人工の環境」です。そして、言語は文化によって異なった意味を賦与されるため、取り入れられた「人工の環境」は文化によって異なった意味を持つものとして理解されます。環境の中に存在するものが、そして環境の中で起こる出来事が、異なった文化に属する人にとっては、異なった意味を持つものとして認識されるのです。

したがって、環境の中で起こった出来事に対して、「行為と感情、笑いと涙をもって反応する仕方」も、文化によって異なります。先に述べたように、食物という人間の生命維持にとって最も基本的な概念でさえ文化によって異なった規定がなされています。

ヒンズー教文化に属する人々にとって、聖なる動物である牛を食べることは考えられない行為です。そして、スペインでは歓喜と興奮をもたらす闘牛は、ヒンズー教文化圏では恐怖と怒りをもたらす蛮行としてしか映らないでしょう。同様に、イスラム教文化圏であるインドネシアにおいて、化学調味料の製造過程に豚の肉から抽出した成分が含まれていることが発覚して日本企業が非難された事件は、日本では驚きをもって報道されました。また、日本の漁師が漁の妨げになるイルカを殺す場面が報道され、欧米社会から非難が湧き起こったり、イルカを救うための募金が集められたこともありました（これは、長崎県壱岐町でのイルカ漁が一九七九年にナショナル・ジオグラフィック誌で公開されて起こった騒動ですが、二〇〇九年にも、和歌山県太地町で行われているイルカの追い込み漁が『The COVE』というドキュメンタリー映画で批判的に描かれました）。こうした出来事が起こるのは、文化によって異なった世界観が存在しているからです。そして、われわれが文化に基づいた［世界］に照らして出来事を認識し、その認識から生まれる感情によって行動を起こすからです。

われわれと現実とは直接繋がっていません。われわれと現実との間には言語と文化が存在し、言語と文化によって作られる［世界］が横たわっています。われわれの行為は現実に即したものではなく、文化によって大きく歪められているのです。先述したように、食行為によって新たな病気が生まれたり、性行為が避妊や性倒錯を伴って行われたり、さらには性衝動の抑圧が様々な精神症状を生み出したりするのは、人間の行為が文化によって歪められているからです。こうした現象を概観してみると、ミンコフスキーの言う現実との生ける接触は、文化によって歪められ、妨げられていることが理解されるでしょう。

それでもわれわれが、環境の中で生き延びることができるのは、文化の中に現実に対応できる部分が残されているからです。現実の環境に対応できない文化は、長い歴史の中で消滅する運命をたどったことでしょう。生き残ったわれわれの文化は、曲がりなりにも現実の環境の中で生存するための術を見出し、何とか絶滅する危機を免れてきたのです（多くの文化は、現実に適さない部分を、文化の他の部分で補うというような複雑な仕組みを持っています。たとえば、文化の歪みによって生じる疾患を、医学という手段によって治療するというように）。

では、われわれにとって現実との生ける接触が歪められ、妨げられていることと、分裂病者にとって現実との生ける接触が喪失していることの違いはあるのでしょうか。基本的には両者に違いはありません。厳密に言えば、われわれにとっても現実との生ける接触は喪失しているのです。

われわれにとって現実は、言語と文化によって乖離させられています。しかし同時に、現実は言語と文化によって繋ぎとめられています。たとえば、食行為や性行為は、生命維持や子孫を残すという現実的な目的から乖離して多様な目的を含むことになりました。しかし、そうした非現実的な目的を果たすことによって、結果的には生命は維持され、子孫は残される仕組みが作られています。このようにして現実との生ける接触の喪失は、現実との生ける接触の歪みにまで修正されます。分裂病者の場合は、この現実との乖離が修正できないほどに大きくなっています。それは、質的な問題でなく量的な問題です。そのために、現実との生ける接触の喪失が顕わになっているに過ぎないのです。

（三）近代化と「現実との生ける接触の喪失」

では、精神分裂病において、現実との乖離が修正できないほど大きくなり、現実との生ける接触の喪失が顕在化するのはどうしてでしょうか。

近代ヨーロッパで神が社会の表舞台から退場してから、われわれを取りまく世界は、二つの意味で変貌を遂げることになりました。一つは文化における世界観の変化であり、もう一つは、われわれが実際に生活する空間自体の変化です。

神が存在していた時代の世界の範囲は限られていました。中世において、神が創った世界は、主にヨーロッパ周辺地域を意味していました。大航海時代に至っても、世界とは地球を意味するに留まっていました。太陽や星の存在は認識されていたものの、コペルニクスが地動説を唱える前の時代では、せいぜい天空に存在する付属物にすぎませんでした。ガリレオが地動説を主張したとき、ローマ・カトリック教会がそれを強行に封じ込めたのは、神の威厳を損なわせるという理由からでした。しかし、神の概念が消失してからというもの、世界の範囲は科学によって格段に拡張されることになりました。

地球は太陽系の一惑星にすぎなくなり、太陽すら銀河に存在する二千億個の恒星の一つにすぎなくなりました。さらに、われわれの所属する天の川銀河さえ、宇宙に数千億個存在すると言われる銀河の一つにすぎなくなったのです。宇宙は一三七億年前にミクロの存在として生まれ、一三七億年膨張を続けて現在の姿になりました。そして、宇宙の広がりは光が一年に届く距離で測られるようになり、少なくとも四〇〇億光年を超える広がりを持っていると考えられています。こうして宇宙は、一〇〇年にも満たない時間しか生きられない人間の想像をはるかに超えた存在になりました。

無限の広がりを持つようになった世界観を、はたしてわれわれは現実的な感覚で認識することができるでしょうか。古代の人々の世界観は生活に密着していました。地球が平面だと認識されていた時代、水平線の向こうに海は存在せず、海水は滝となって流れ落ちていると考えられました。海の果てから落ちることを畏れたため、人々の生活の範囲はおのずと限られることになりました。こうした世界観を、現代人は無知で非科学的だと笑うでしょう。しかし、当時の人々の世界観はその生活範囲が限られているがゆえに実生活と密接に結びついており、常に現実的な感覚を伴って彼らに認識されていたはずです。そのような文化の知恵を、われわれは決して軽視すべきではありません。

これに対して近代以降の世界観は、あまりにも壮大になり過ぎました。世界の果てにある宇宙は、抽象的に空想することは可能であっても、具体的に認識することが困難になりました。たとえば、早発性痴呆という概念が確立された一九世紀後半には、銀河系が広大な無限空間にほぼ一様に分布するという「無限宇宙論」ができあがっていました。

また、精神分裂病という名称が提唱された一九一一年前後には、アインシュタインによって相対性理論（「特殊相対性理論」一九〇五年、「一般相対性理論」一九一五年）が発表され、さらに、宇宙が膨張しているという観測的証拠が、ハッブルによって一九二九年に発見されています。科学的宇宙観は、現代でこそある程度系統立てられ、多少とも理解されやすくなりつつありますが、当時の宇宙観は、一般の人々にとっては抽象的で想像すらできないもの、または荒唐無稽なものに感じられたのではないでしょうか。

そのため、近代の世界観は現実の生活からかけ離れ、現実感を伴わない存在となったのです。それは、文化の世界観をもとに作られる、個人の［世界］にも影響を与えました。［世界］もまた、現実の生活からかけ離れ、実感を伴わないまま精神内界に構築される可能性が高められました。こうして、現実との生ける接触の喪失が、一部の人々にとって顕在化される要因の一つが作られることになったのです。

また、神の概念が消失したことは、世界に対する人々の姿勢にも変化をもたらしました。全能の神が存在していた時代には、世界は神によって創られ、神の意思によって動かされていました。人間は神が創った世界に畏敬の念を抱き、世界に対してはあくまでも謙虚でした。しかし、神が存在しなくなった世界に、人間は畏れを抱かなくなりました。さらに、人間は神に譲り渡していた万能感を獲得し、再び自己の内面に取り入れました。そのために人々は世界を自らの意思のままに支配し、コントロールできると考え始めたのです。その結果、幾多の自然が破壊され、多くの生物が殺されて絶滅しました。地球環境は、人間の都合のいいように造り変えられ始めました。それが最も顕著に表現されたものが、都市という人工の空間です。

産業革命が進展した一九世紀のヨーロッパやアメリカでは、有史以来希にしか存在してこなかった一〇〇万人を超える人口を抱えた大都市が、多数出現しました。産業化の進行に伴い、農村部の人口が流入した都市は膨張を続けました。たとえば、ロンドンの人口は一七五〇年には六八万人でしたが、一八〇〇年には一一〇万人となり、さらに一八五〇年には二三二万人、一八七五年には四二四万人、一九〇〇年には六四八万人と加速度的に増加しました。また、パリの人口も一七五〇年には五六万人でしたが、一八五〇年には一三一万人、一八七五年には二二五万人、一九〇〇年には三三三万人と急増しました。ヨーロッパの都市人口は、一世紀の間に六倍にも増大したのです。同様に、産業化が進行したアメリカでも、ニューヨーク、フィラデルフィア、シカゴ、ボストンなどの都市が、急激に成長して行きました。

近代において、人々がこれほど都市に集まり、都市の人口が急激に膨れあがったのはどうしてでしょうか。都市には魅力的な新しい文化とあらゆる可能性が存在しました。都市は製造品だけでなく、新しい芸術、宗教、科学、政治、教育、医療など様々なものを生み出す劇場でした。さらに、都市には非日常的な時間や場所が存在し、サブ・カルチャー（下位文化）を生み出す実験場としての性格も有していました。人々は、都市の中で刺激的な生活を営み、農村部とは違った時間を生きることが可能になりました。こうした都市の魅力が、人々を都市に向かわせた要因であったと考えられます。

しかし、これは近代の都市が急激に膨張した要因の全てではありません。というのは、都市とは、そもそも古来から非日常的な空間を有し、新しい文化を生み出す役割を担う場所だったからです。近代の都市がそれまでにない変貌を遂げた理由を探るには、近代の都市が持つようになった特有の現象に焦点を当てる必要があります。それは、近代の都市では個人が独自に非日常的な時間を持つようになったことと、都市が人々の万能感を昂揚させる空間として機能し始めたことにあったと考えられます。

近代の都市が誕生する際の最大の出来事は、ヨーロッパ社会から全能の神が排除されていったことです。神が社会の中心に存在した時代には、世界は神が創ったものと信じられていました。都市は神の偉大さを讃える場所であり、神に近づくための場所でもありました。都市は神の意思によって創られ、人々は神の教えに従って日々の生活を営んでいました。しかし、神が社会から排除されるにつれ、人間は神に譲り渡していた万能感を獲得し、理性（とその陰に隠されていた欲望）に従って行動するようになったのです。

神という重しがなくなった文化は、当初は神の掟の代わりである理性によって形づくられました。しかし、理性の陰に隠れた欲望が、文化の中で次第に頭をもたげるようになりました。人々の欲望は、文化の表層には現れませんでしたが、文化の深層でサブ・カルチャーを形成しました。農村では非難の対象にしかならない人々の行動様式が、都市では新たな文化を生む可能性を持つものとして捉えられました。

芸術は、サブ・カルチャーによって生み出される欲望を、新しい文化に変装させるための重要な手段となりました。一九世紀の芸術は、理性万能の啓蒙思想に反対し、人間の主観や強い情緒・感情の中に真実を見出そうとするロマン主義、事実をありのまま客観視し、社会的不安や社会問題をありのままにえぐり出そうとした現実主義、さらには形式が無視され、既成の価値観を転倒させる退廃的な世紀末思想などによって支えられました。こうした思想を背景に、抑圧されていた欲望は、芸術という姿をとりつつ、規範の網の目から逃れ始めたのです。

さらに、神に支配されなくなった都市の日常は、非日常と交錯するようになりました。非日常的な行事は、それまで神の掟をもとに、共同体全体で時間と場所を決めて行われていました。しかし、神の掟に縛られなくなりつつあった近代の都市では、個人が日常生活の中で非日常的な行為をし始めるようになりました（同様に、社会の一部に共同化されていた狂気は、個人の狂気として現れるようになりました）。産業革命以降の都市では、貧しい労働者たちのために、アルコールを始め、アヘン、大麻などが広く流通するようになりました（アルコール依存症という疾患が社会問題化するのは、この頃からです）。売春や倒錯的な性愛が、都市の裏側では暗躍しました。こうして都市では、日常の中に非日常が存在するようになり、個人が欲望を解き放つ条件が整えられ始めました。そして、それは、人間の欲望が表舞台に登場する二〇世紀の都市文化へと繋がって行くのです。

一方、人々が万能感を獲得することを現実面で支えたのが、当時興った産業革命でした。一八世紀後半から一九世紀半ばまでに欧米各国で興った産業革命は、蒸気機関の発明によって生産方法を根本的に変え、交通・運輸に大きな変革をもたらしました。この蒸気機関による動力の革命は、第一次産業革命とも呼ばれます。一九世紀後半には、石油と電力を動力にした鉄鋼業・化学工業・電機工業が興り、さらなる技術革新がもたらされました。これは、第二次産業革命と呼ばれています。この時代には、都市生活の基礎を形づくる、鉄鋼（一八五六年）、発電機（一八六六年）、電話（一八七六年）、蓄音機（一八七七年）、白熱電燈（一八七九年）、電車（一八八一年）、自動車（一八八三年）、ダイナマイト（一八九四年）、無線電信（一八九六年）、飛行機（一九〇三年）などが次々と発明されたのです。

産業革命は、経済や社会構造を一変させる技術革新であったと同時に、人類が自ら動力を作り出し、自在にエネルギーを操る手段を初めて獲得した革命でもありました。人々は新たに獲得したこの力をもとに、都市空間を人為的に造り替えて行きました。パリでは一八五二年から一八七〇年までの第二帝政期の間に、ナポレオン三世とセーヌ県知事オスマンによって都市改造事業が行われ、幹線道路、運河、鉄道駅、公園、上下水道、百貨店などが建造、整備されました。ロンドンでは一九世紀の半ばに行政による都市計画が始まり、一九世紀後半にはエベネザー・ハワードによる田園都市構想が打ち出されました。ドイツでも一九世紀後半から、都市拡張と区画整理が推し進められたのです。

これらの都市改造計画は、当時深刻化していた都市の人口、衛生、交通、安全に関する諸問題を解決するという目的だけで行われたのではありません。それと同時に、都市を華やかで快適な空間に造り替えるという目的も持ち合わせていたのです。そして、自然や他の動植物は基本的にこの空間から排除され、それらを存在させる場合には、人間にとって都合のいいように管理しました（近代の都市では、公園や緑地が計画的に造られ、動物園は研究施設としての役割を持って動物を管理する場所になりました）。

改造された都市の中で、人々は、より早く移動できるようになり、より自由に連絡が取り合えるようになりました。都市の夜は、昼と同じように活動できる場所になりました。人々は動力や機械を利用することによって、都市の空間や時間を自らの意思で自在に操り始めたのです。

それまでの人間は、自然環境に阻まれて欲望を断念し、現実世界を知ることで無能感に苛まれてきました。この屈辱に耐えるために、人々は万能感を神に譲り渡し、欲望を来世の生活へと先送りしてきました。ところが、近代における都市は、人間の手によって人工の空間に造り替えられました。その空間に生活する人々にとって、欲望を自由に解放し、万能感に浸ることのできる可能性が初めて開かれたのです。

一九世紀の都市に人々が殺到したもう一つの重要な要因は、都市がこうした可能性を持ち始めたことにあったと考えられます。人間は都市という人工の空間に生きることによって、長年月にわたって耐え忍んできた屈辱感を晴らし、欲望を実現し、万能感に浸る可能性を手に入れ始めたのです。

近年において都市は、欲望と万能感を満たすようになっただけでなく、より便利で快適な生活をもたらすようにもなりました。これまで述べてきたような一九世紀の都市の特徴は、現代の都市では一層顕著になり、人々の欲望と万能感を満たすユートピア空間が造られようとしています。さらに、経済の発展と輸送・通信技術の発達により、大都市以外の地域においても、生活空間の人工化と都市文化の浸透が図られています。

しかし一方で、突然起こる自然災害などによって、われわれは、自然環境の現実的な脅威を思い知らされます。そうなって初めて、われわれは自然環境の存在を思い出し、現実の世界を垣間見ることになります。つまり、この事実から逆説的に言えることは、普段の生活においてわれわれは、現実を忘れ、直接現実に触れずに生活するようになっているのです。

このように考えると、近代以降にみられた生活環境の変化は、われわれと現実世界との関係に重大な影響を与えていることが理解されるでしょう。都市空間に象徴される、人工の環境の中で生きることになったわれわれにとって、現実との生ける接触はより遠い存在となり、日常生活において現実はさらに実感しにくいものになっています。こうして、現実との生ける接触の喪失が、一部の人々にとって顕在化されるもう一つの要因が作られることになったのです。

先に述べたように、現実との生ける接触は、もともと言語と文化によって歪められ、妨げられています。これまでに検討してきた世界観と生活空間の変化は、現実との生ける接触をさらに遠ざける結末をもたらしました。つまり、われわれの社会は近代以降、現実との生ける接触を急速に失っているのです。

分裂病者は、このような社会の影響を端的に受け、その影響を最も純粋に被ることになった人たちです。科学に支えられた世界観と都市化が進展する過程で、彼らにとって現実はより遠い存在になりました。そして、精神分裂病の発症によって社会の価値体系から逸脱すると、彼らは社会との接点すら失って行くことになりました。そのことが病者にさらに現実との接触を失わせ、彼らから現実感覚をいっそう喪失させることに繋がったのだと考えられます（この意味で、精神病院への長期隔離は、病者から現実との生ける接触を喪失させる重要な要因となりました）。

こうして、病者が示す現実との生ける接触の喪失は、誰の目からも明らかなまでに顕在化され、彼らの精神状態を特徴づける病態の一つとして位置づけられることになったのです。

以上で述べた、世界観と生活空間の変化がもたらす現実との生ける接触の喪失は、当初、破瓜型分裂病の顕在化に大きな役割を果たしました。しかし、世界観と生活空間の変化がいっそう進むと、その影響は逆に、破瓜型分裂病の症状に軽症化をもたらしました。なぜなら、社会の世界観と生活空間の変化が一般化し、現実との生ける接触の喪失が多くの人々によって共有されれば、分裂病者から特異性が失われるからです。そうなれば、病者が抱く現実との生ける接触の喪失は相対化されて他の人々との相違が目立たなくなり、このことが逆に、彼らを社会的な孤立から救うことになります。その結果として、無為・自閉症状は軽減するのです。

つまり、科学に支えられた世界観と都市化が進展する過程で精神分裂病の無為・自閉症状は顕在化するのであり、世界観の変遷と都市化が完成すると、精神分裂病の無為・自閉症状はむしろ軽症化に向かうのです。二〇世紀後半以降の破瓜型分裂病の軽症化には、この機序がその要因の一つとして働いたであろうと考えられます。

（四）ヨーロッパにおける禁欲の歴史

ここでは、精神分裂病の無為・自閉に影響を与えるもう一つの要因として、近代ヨーロッパ社会において特徴的にみられた、禁欲の問題についても触れておきたいと思います。

ヨーロッパ文化における禁欲の問題を考えるとき、その起源はキリスト教に行き着きます。キリスト教では、禁欲の重要性、なかでも性的な衝動をどう扱うかを巡って、長い間論争が繰り返されてきました。

最初にこの問題に触れているのは、聖パウロです。新約聖書[9]の中で彼は、「地上的なもの、すなわち、みだらな行い、不潔な行い、情欲、悪い欲望、および貪欲を捨て去りなさい」（『コロサイの信徒への手紙』三・五）と諭しています。また、「男は女に触れない方がよい。しかし、みだらな行いを避けるために、男はめいめい自分の妻を持ち、また、女はめいめい自分の夫を持ちなさい」（『コリントの信徒への手紙一』七・一‐二）と言い、さらに「未婚者とやもめに言いますが、皆わたしのように独りでいるのがよいでしょう。しかし、自分を抑制できなければ結婚しなさい。欲情に身を焦がすよりは、結婚した方がましだからです」（『コリントの信徒への手紙一』七・八‐九）とも述べています。彼は、欲望を捨て去る必要を説き、性的な禁欲が好ましいものであると考え、性的な衝動が抑えられない場合は結婚することが望ましいという立場を採っていました。

初期の教父たちは、パウロ以上に厳格な禁欲主義者でした。テルトゥリアヌスは、「たとえ人類が滅びても独身は選ばなければならない」と言い、さらに「女はみんなイブであり、女のせいで神の子でさえ死なざるをえなくなったのだ」と女性を批判しています。また、ヒエロニムスは、「妻を過度に愛する者は、姦通をなすに等しい」と述べて結婚生活における性行為も非難し、「性の快楽の種を宿すものはすべて毒とみなせ」と訴えています。

初期キリスト教会最高の思想家であるアウグスティヌスは、人間が善を欲し、善を行おうとしてもできないのは、人間に宿る「情欲《リビドー》（libido）」のためだと考え、情欲に支配され続けることが人間の罪の状態であると指摘しました。そこで彼は、禁欲生活の意義を説いたのですが、一方で子孫を増やすことは神に祝福されることであり、婚姻関係の中で子をもうける性的関係は許される罪であるとも考えました。そして、結婚が善であることを初めて明確に示したのでした。

このような結婚に対する考え方はキリスト教会の中ではなかなか受け入れられず、一〇世紀の修道院改革運動によって、再び結婚に対する断罪が明確な形となって現れるようになりました。改革の中心であったクリュニー修道院の第二代院長オドーは、自らあらゆる性欲を断ち切り、「女を抱くことは肥やし袋を抱くようなものだ」と言い放ちました。そして、クリュニー修道院出身のローマ教皇グレゴリウス七世が行ったグレゴリウス改革において、聖職の売買と共に、聖職者の妻帯が厳禁されたのです（一〇七五年）。

性的禁欲と結婚についての論争はその後も続き、結婚が公式に秘蹟として認定されたのは、一二一五年のラテラノ公会議においてでした。しかし、中世におけるキリスト教教会は、性行為は疫病のように避けなければならないという信念に取り憑かれ続け、そのために、宗教上の神秘的体験は性的色彩に彩られ、性的衝動の表現としてのヒステリー症状やマゾヒスティックな苦行を生むことになったのです。

宗教改革後のプロテスタントは、秘蹟から結婚を排除し、カトリックの独身制を否定して牧師の妻帯を認めました。それは、聖書には、聖職者の妻帯・結婚を禁止する明確な規定がなく、また、当時の教会において独身制がむしろ淫行の温床になっているというルターの批判に依拠しています。しかしながら、性的禁欲はプロテスタントにとっても相変わらず最重要視されるべき課題でした。そればかりか、宗教改革が修道院を中心としていた性道徳を世俗一般に広める役割を果たしたために、性的禁欲は修道院から離れて一般の人々にも影響を与えることになったのです。

マックス・ヴェーバーは、カルヴァン派のピュウリタンを例に挙げて次のように述べています。

「ピュウリタニズムの性的禁欲は、修道士のそれと程度の差はあれ、根本原理に異なるところはなく、しかも結婚生活にも及ぼされていたために、その影響はいっそう広汎なものとなった。というのは、夫婦間においてさえ、性的交渉が許されるのは『生めよ殖えよ』の誡命にしたがい、神の栄光を増し加える手段として聖意に適《かな》うばあいだけとされたからだ」(『プロテスタンティズムの倫理と資本主義の精神』三〇〇 - 三〇一頁)

こうしてプロテスタントにおける性行為は、夫婦の間においてさえ、子孫繁栄の手段となる場合にのみ許されることになったのです。「キリスト教の婚姻の最高形態は処女性を失わないもので、それに次ぐのが性的交渉がもっぱら子供の出産のために役立てられるもの、順々にそのようにして、単に愛欲的な、あるいは単に外的な理由によって結ばれ、倫理的にみれば蓄妾《ちくしょう》にひとしいものにまで行きつくことになる」(同 三〇二頁)と指摘されているように、性行為は可能なら避けることが望ましいとされました。快楽を伴う性行為は、最も忌避されるべきものでした。

一九世紀に至ってもヨーロッパ社会では性欲は極端に抑圧され、イギリスのヴィクトリア時代に代表されるように、高貴で品位を持った、道徳的で礼儀正しい人格が目指されました。プロテスタントの倫理が資本主義の精神形成に影響を与えたというマックス・ヴェーバーの指摘に倣えば、プロテスタントの禁欲は、当時興った資本主義社会においても受け継がれることになったのです。

禁欲の中心となったのは、やはり性的禁欲でした。子孫繁栄を目的としない性行為は、最も避けなければならないものでした。したがって、子どもを増やさず、単に快楽に浸るだけの目的で行われる自慰行為は、この時代において極端に排斥されました。モートン・シャッツマンは、『魂の殺害者』の中で、一九世紀の医師たちの自慰に対するすさまじい偏見と、虐待としか思えない治療(?)方法を描いています。

シャッツマンは、「自慰は心、脳または身体に害を及ぼすと考えていた医者の名簿をつくれば、一九世紀の精神医学界の紳士録ができるであろう」と述べています。そして、当時の指導的医師たちがその著作に挙げている自慰の害として、「感情鈍麻、メランコリー、ヒステリー、神経衰弱、妄想、幻覚、躁病、緊張病、殺人傾向、自殺、てんかん、痴呆、結核、癌・・・」など、五五にも及ぶ症状を列記しています。

また、多くの精神病患者が病気になったり、あるいは病気が治らないのは、自慰のせいであるとも考えられました。そこで、医師たちは患者に対して、「去勢、鍵のついた貞操帯、脊髄と性器の焼灼法、両手をしばったり、袋のなかに押しこめたり、仰向けに寝るのを防止するため小石の入った袋を背中にしばりつけたりする方法・・・ペニスの背部の神経を切断し、ペニスの感覚および勃起を防止する方法、包皮を火ぶくれにする方法、ギザギザのついた金輪を、夜、ペニスにつけ、勃起すればペニスに喰い込むようにしておく方法・・・卵巣切開法、クリトリス切除法、包皮と大陰唇の封鎖法、包皮、外陰部、またの内側を火ぶくれにする方法・・・」など、様々な「反自慰療法」を強制しました。

シュレーバーの主治医であったフレヒジヒ教授も、少なくとも三人の入院患者を去勢し、それらの症例の「成功」を報告しているといいます。それでも当時の医師たちは、何ら良心の呵責を感ずることはなく、慈悲深い尊敬すべき医師としての権威を失うこともなかったのです（以上、『魂の殺害者』一五三‐一五七頁）。

このことは、性的快楽への忌避感と自慰の「害悪」について、当時の社会全体が医師たちと共通の認識を有していたことを示しているのでしょう。

なお、ヨーロッパ社会において自慰の害悪が社会問題化されていく経緯は、石川弘義の『マスターベーションの歴史[10]』に詳しく紹介されています。それによれば、自慰の害悪を最初に指摘した書物は一七一〇年に刊行された著者不詳の『オナニア』です。これは、自慰の罪と害悪について繰り返し述べた後に、この本の出版社が販売している精気増強剤と強壮剤の使用を勧めるという、一種のセールス・プロモーション本だったようです。とはいえ、この本の存在は、自慰に対する罪悪感や害悪への認識がすでに一八世紀初頭から始まっていることを示している点で興味深いものです。

自慰についての初めての本格的な研究書は、スイス人医師のティソによって書かれ、一七五八年に刊行された『オナニムス』です。この本には、自慰によって引き起こされる病気とその症状が、いくつもの症例を挙げながら詳しく記述されています。そして、自慰が病気を引き起こす理由とその治療法が「医学的」に示されています。『オナニムス』はスイスだけでなく、フランス、イギリス、ドイツ、そしてアメリカでも出版され、一九世紀まで版を重ねたベスト・セラーになりました。この後に自慰を敵視する思想がヨーロッパに広がり、上述したような一九世紀の医学界における反自慰への啓蒙活動と、常軌を逸した治療が横行する結末へと繋がって行くのです。

このような流れが誕生した背景には、一八世紀に隆盛した啓蒙思想の存在があったことは言うまでもありません。啓蒙思想が神の掟を取り込んで生まれたものだとすれば、キリスト教の禁欲は、必然的に啓蒙思想家たちに引き継がれることになりました。そして、一八世紀後半に科学者の大半がその思想・研究において神を仮定することを必要としなくなると、啓蒙思想に影響を受けた医学者たちは、聖職者に代わって禁欲を説く立場を自覚するようになったのです。残酷な「反自慰療法」を強制された患者たちは、その時代のあわれな犠牲者と言えるでしょう。

（五）禁欲と無為・自閉

以上で述べてきたように、キリスト教は禁欲、なかでも性的禁欲を説いてきた歴史を持っています。禁欲は宗教改革を経て社会一般に広められ、それは一九世紀に興った資本主義社会にも受け継がれました。キリスト教が禁欲を説いてきたのは、現世での快楽を否定し、来世での救いの至福を実現するためでした。現世は、神の栄光を増すために、信仰の証を立てる場所に過ぎなかったのです。しかし、ヨーロッパ社会では、一九世紀を通じて神が社会から排除されて行き、一九世紀後半には神は社会の表舞台から退場することになりました。この重大な出来事によって、長年にわたって抑圧され続けてきた欲望は、どのような影響を被ることになったのでしょうか。

神を失った社会は、禁欲の目的もまた同時に失うことになりました。禁欲が目指されたのは、来世で救いの至福を得たいという願望を達成するためでした。この目的のために、現世における快楽は一切断念しなければなりませんでした。特にキリスト教においては性欲は最も排斥されるべきものであり、性行為は子孫繁栄という目的に限って許されました。しかし、神の消失と共に神の国の存在も雲散霧消し、来世で救いの至福を得るという禁欲の目的もまた同時に失われました。そして、禁欲の目的が失われることは、欲望の対象を失うことにも繋がりました。それまでは、欲望は現世では禁止され、来世において神の国に入り、永遠の生命を得ることへと先送りされてきました。しかし、神が存在しなくなることによって、欲望の対象は現世にも来世にも存在しなくなってしまったのです。

そこで近代ヨーロッパでは、現世における欲望の対象を、新しく作らねばならない必要性に迫られました。しかし、それは簡単なことではなかったのです。宗教的禁欲思想の残存とそれを引き継いだ啓蒙思想によって、欲望をあからさまに表明することは困難でした。そこで人々は、都市の中に非日常的な空間と時間を作り、そこで実験的に欲望を解消する試みを続けました。都市が多くの人々を惹きつけた要因の一つがそこにあったことは、すでに述べた通りです。それでも欲望の存在が社会で認知され、日の目を見るようになるには、二〇世紀半ばまで待たねばなりませんでした。それまでの間、欲望は社会の表舞台における対象を見つけられず、人々の無意識の中をさまよい続けることになったのです。

そして、このことは、一神教的世界観を持ちながら自らの精神内界に神（またはそれに代わる概念）が存在しない者、つまり分裂病者の精神症状に重要な影響を与えることになりました。彼らは、社会の影響を最も端的に受けることになった人たちでした。神の掟（またはそれに代わる理性）を持てない彼らは、禁欲の目的を失い、禁欲を解かざるを得なくなりました。その結果、彼らからは欲望が解放されました。しかしながら彼らには、当時の社会がそうであったように、欲望の対象を見つけることができなかったのです。

欲望の対象を喪失した病者は、欲望に基づく意志、意欲の発現を失って行くことになりました。前出の『マスターベーションの歴史』には、次のような精神病者の症状が紹介されています。

「《前駆症状》

（中略）しだいに行動や外見に変化が現われてくる。妙におこりっぽくイライラしていて、口数も少なくなってしまった。着ているものも不潔、行動にも、しゃべることにも首尾一貫性がまったく見られない。だんだんと愚鈍な感じになり、仕事はもちろん身のまわりのことも何ひとつできなくなっていく。

《一般的な症状》

マスターベーターが収容されている精神病院で観察をしてみると、彼らの多くがきわめて孤独な生活をしていることがまず目につく。まず、だれとも会話をしない。歩くときも座るときも一人きり。ただひたすら一人でいたい・・・。そうして、彼らの慢性的な狂気の最も著しい特徴は、次のようなところにある。無感動、記憶喪失、自信喪失と結びついているとも思われる集中力の欠如、表現力の喪失、行動意欲の欠如あるいは衝動的な行動、つじつまの合わない言動。さらに付け加えるならば、ふるまいが全体的にのろのろしていて、いつも伏し目、だれかに話しかけられると、顔をまっすぐ見られず、下を向くかどこを見ているのかわからないような目つきをするだけ、ということもある。（中略）

《末路》

急性の痴呆の場合はきわめて哀れである。ほとんどが植物と同じだからだ。めったにしゃべらないし、身の回りのこともまったくやらない。寝たら寝たきり、着ているものは汚れたまま。食事も自分からはしない」（『マスターベーションの歴史』八七 - 八八頁）

これは、高名なイギリスの臨床医であったウイリアム・アクトンが、『生殖器の機能と疾患』（一八六五年）という著書の中で書いている、「マスターベーションに起因する精神異常」という章の要約です。アクトンはこうして、自慰が精神病の原因になると主張しているのですが、もちろん自慰が精神疾患を引き起こすことはありません。上記の精神症状とその経過は、まぎれもなく破瓜型分裂病のものであると考えられます。クレペリンが早発性痴呆という概念を提唱したのが一八九六年ですから、この本が出版された当時において、精神分裂病の病態理解ができていない点はやむを得ないのかも知れません。しかし、アクトンが病気の原因を自慰に求めたことは、的はずれであったばかりか、病態を悪化させた可能性すらあるのです。

アクトンは、マスターベーションによって精神異常を起こしやすい人々の成育歴について、次のように述べています。

「このような人たちが多くみられるのは、宗教教育が厳しい家庭である。（…）そうしてこの原因から精神異常になった人は、倫理観がきびしく、また宗教問題にとても打ち込んでいたという点で共通していた」（『マスターベーションの歴史』八六‐八七頁）

彼らが厳しい宗教教育を受け、高い倫理観をもって育てられたとすれば、それはキリスト教的禁欲を強く教え込まれていたことを意味しています。しかし、キリスト教的価値体系が崩れつつあった時代背景の中で、彼らは禁欲の目的である救いの至福への実感が薄れ、かといってそれに代わる欲望の対象を見つけることができずにいた可能性が考えられます。彼らが、「妙におこりっぽくイライラしていて、口数も少なくなってしまい、行動にも、しゃべることにも首尾一貫性がまったく見られない」状態になった原因の一つに、欲望の対象を見つけられず、欲望をコントロールできない苛立ちと混乱があったのかも知れません。

もし、分裂病者がこのような状況に置かれたとするならば、彼らの欲望の行方はどうなるのでしょうか。世界から阻害されていると感じ、満足な対人関係を持てなくなっている彼らにとって、あらゆる欲望の解消は容易ではありません。そうした状況において、自慰行為は、彼らの欲望を解消させる唯一とも言える方法になっているのではないでしょうか。

ここで、アクトンを代表とするような、崇高な使命感と狭量な倫理観を持つ「科学者」としての医師が登場します。

彼らは、自慰こそ精神病の原因であり、何をおいてもまず自慰を止めなければならないと説きます。場合によっては、「反自慰療法」を強制されることもあります。すると、自慰行為に唯一の欲望の解消を求めていた病者は、ついには欲望の対象をすべて失うことになります。自己の内的世界にあるイマジネーションとしての欲望の対象すら、病者は奪われるのです。ここまでの経緯は、次のようにまとめることができるでしょう。

①彼らは厳しい宗教的教育によって、キリスト教的禁欲、特に性的禁欲を強く教え込まれ、欲望の対象を現世には持たずに成育する。
②しかし、彼らの内面には禁欲の目的が形成されず、その結果、禁欲が解かれて欲望が解放される。
③ところが、世界から阻害されていると感じ、満足な対人関係を持てなくなっている彼らは、欲望の対象を現実世界の中に見つけることができない。
④そして、彼らが欲望の対象としてかろうじて見つけたイマジネーションの世界に対して、啓蒙思想を持つ科学者としての医師は、再び禁欲を強要する。

こうして、病者にとって性欲を始めとした欲望の対象は、宗教的側面と科学的側面の両方から奪われ、完全に喪失させられることになります。その結果、欲望に基づいて生まれる意志、意欲の発現が消失し、「無感動、記憶喪失、自信喪失と結びついているとも思われる集中力の欠如、表現力の喪失、行動意欲の欠如あるいは衝動的な行動」というような症状が出現することになります。そして、意志、意欲の発現が長期間にわたって妨げられることが、「めったにしゃべらないし、身の回りのこともまったくやらない。寝たら寝たきり、着ているものは汚れたまま。食事も自分からはしない」といった「植物と同じ」状態へと至らしめる一因となるのです。

精神内界に神（またはそれに代わる概念）が存在しない分裂病者には、神の国に入って救いの至福を得るという目的や、それに代わる欲望を満たす目的が存在しなくなりました。それにもかかわらず、彼らはキリスト教と啓蒙思想によって禁欲を強いられ続けました。彼らは欲望の対象も、欲望を解消させる方法も奪われることになりました。こうして、社会的な規模で行われた「目的を喪失した禁欲の強要」は、病者から意志や意欲を失わせることに拍車をかけたのです。

近代社会における禁欲の強要は、分裂病者から欲望とそれに伴う意志、意欲を奪うことに繋がりました。また、先に述べたように、近代ヨーロッパ社会に起こった世界観と生活空間の変化は、分裂病者の現実との生ける接触の喪失を顕在化させるための重要な要因となりました。それは、現実世界との繋がりを喪失させ、彼らが自閉へと向かうことを後押ししました。精神分裂病にみられる無為・自閉といった症状は、こうした宗教・文化的要因によって、より明確な形となってわれわれの前に現れることになったのです。

自由主義社会における禁欲は、資本主義の進展と啓蒙思想の衰退によって、二〇世紀半ばには説かれることが少なくなりました。特に、都市部においては、禁欲への強要は減少し、欲望が解放される傾向が高まりました。その結果、目的を喪失した禁欲の強要はなくなり、現世で快楽を追求する風潮が社会的に是認されるようになりました。そのため、現実的なものかどうかは別として、分裂病者が欲望の対象を見つけることが可能になって行きました。

「植物と同じ状態」になるまで意志、意欲の発現が喪失する症状が、二〇世紀後半以降の分裂病者にほとんどみられなくなった要因の一つが、このような社会状況の変化、そして、それに伴う医療者の、治療に対する姿勢の変化にあったと考えられます。

（六）「自明性の喪失」と破瓜型分裂病

この項の最後に、破瓜型分裂病の精神病理について検討しておきましょう。

破瓜型分裂病の精神病理を検討するための参考となるのが、ブランケンブルグが『自明性の喪失[11]』の中で紹介している症例アンネ・ラウです。ブランケンブルグは、次のように述べています。

「《あたりまえ》（Selbstverständlichkeit）ということが彼女にはわからなくなった。《ほかの人たちも同じだ》ということが感じられなくなった。人はどうして成長するのかという疑問が、頭から離れなかった。不自然な、へんてこなことを一度にたくさん考えたりした。なにごとも理解できなくなり、なにをしてもうまくゆかなかった。彼女はなにひとつ信じられなくなった。神も信じられず、《他人との関係も》、《自分の立場も》、信頼も、もちろん母親に対する信頼も、それに対人関係も、何もかもすっかり消えてしまった」（『自明性の喪失』六五 - 六六頁）

彼女は何事も理解できなくなり、何をしてもうまく行かなくなり、何一つ信じられなくなりました。そして、他人との関係も、自分の立場も、対人関係も、母親や神に対する信頼感すら失ってしまいました。それは、彼女の中で、自分と世界の諸要素との関係を理解するための基準が存在しないことが明らかとなり、自分と世界を繋ぐ意味関連が崩壊してしまったからです。

自分と世界との関係性は、通常は考えるまでもないこと、当たり前のこととしてすでに備わっているはずです。日常的な風景や人々との関係が存在するのは、われわれにとってはわざわざ考えるまでもないことであり、他者もまた同じような認識を有していることは、確認するまでもないことのはずです。そうした問う必要もない関係性が、彼女からは失われてしまったのです。

このような精神内界における［私］と［世界］の関係性の解体を防ぐために、彼女にも病的体験が出現しています。その体験を、アンネは次のように語っています。

「《空想といってしまってはあまり正確ではありません。とにかく、なにかが中から出てくるのです》――（どんな内容なの）《たとえば他の人たちにみられたいろいろな反応とか・・・別にはっきりしたものではなくて・・・ほんのとりとめのない考えなんです》――《いろいろな考えがおしつけられるんです。どのようにそれに逆らおうとしてもだめなのです》。しかし、それがだれかから押しつけられたものだとか、催眠術にかけられた感じだとかいうことは、はっきりしなかった。（中略）その空想というのは、彼女が他の人びとの態度や反応の仕方を――その場面全体のいろいろな細部までをも――心の中で模倣するように強制されている、といったようなものらしかった」（『自明性の喪失』六九－七〇頁）

以上は、精神分裂病のさせられ体験を、彼女なりに表現したものであると考えられます。それは、「ほんのとりとめのない」、「いろいろな考え」が、「どのようにそれに逆らおうとしてもだめな」ように「おしつけられる」体験でした。しかし、この体験が彼女に与えたものは、せいぜい他の人々の態度や反応の仕方を、細部にわたって模倣するように強制することでした。この体験の中から、自らと世界のあらゆる関係を統一的に結びつける要としての概念は見出されませんでした。そのため彼女と世界の関係、そして対人関係すらも、「すっかり消えてしまった」のです。

さらに、彼女は次のように語っています。

「《私に欠けているのは何なんでしょう。ほんのちょっとしたこと、ほんとにおかしなこと、大切なこと、それがなければ生きていけないようなこと・・・。家でお母さんとは人間的にやっていけません。それだけの力がなのです。そこにいるというだけで、ただその家の人だというだけで、ほんとにそこにいあわせているのではないのです。私には（中略）ちゃんと指導してくれる結びつきが要るんです。でないと、なにもかも人工的になってしまいます。なにもかもなくしてしまわないように、いつも気をつけていなくてはならなくなったのです。（中略）》――私に欠けているのは、きっと自然な自明さということなのでしょう》」（『自明性の喪失』七三－七四頁）

「なにかが抜けているんです。でも、それが何かということをいえないんです。何が足りないのか、その名前がわかりません。いえないんだけど、感じるんです。わからない、どういったらいいのか——悲しい、卑屈な気持ち・・。一度だってちゃんとしてついていけたことがありません。わからないけど、どういっても同じことです。どういえばよいのでしょう・・・簡単なことなのです・・・わからないけど、わかるということではないんです、実際そうなんですから・・・どんな子供でもわかることなんです。ふつうならあたりまえのこととして身につけていること、それを私はどうしてもちゃんということができません。ただ感じるんです・・・わからないけど・・・感じのようなもの・・・わかりません。なにもかもやりなおしです・・・きっとそうです。それは文句なしに必要なんです」(『自明性の喪失』七五頁)

アンネが懸命に言い表そうとして言い表せないもの、文句なしに必要なもの、当たり前のこととして身につけていること、それがなければ生きていけないもの、それがないと何もかもなくしてしまうようなもの、「自然な自明さ」とでも呼び得るもの、そうしたものが失われている事態こそ精神分裂病の根本的な問題であるとブランケンブルグは考えました。そして、彼はこのような事態を「自明性の喪失」と呼んだのです。

アンネに欠けている「自然な自明さ」とは、何でしょうか。それは、道徳とか常識とか生きるための術といったものではありません。そうであれば、アンネは自らに欠けているものを簡単に言い表せたでしょう。そうではなくて、言葉で表現しようとしてもできないもの、自らにとって必要不可欠なもの、しかもより根元的なものを意味しているのです。それは、[私]が存在するために、そして[私]が生きて行くために当たり前に現存している[私]の基盤であると考えられます。

通常[私]の基盤は、他者との関係の中で作り上げられます。[私]の原点を遡って行くと、[私]の存在根拠は他者にあります。[私]は親という他者に名づけられることによって、世界の中でその存在を初めて認められます。[私]が世界の中で存在を確立できるのは、親という他者によって存在が認められ、名づけられることによって世界の中に組み入れられるからに他なりません。そもそも［私］が誰からも名づけられなければ、［私］は世界の中で存在を認められていないに等しくなるのです。ここで注意が必要なのは、「名づける」とは、単に名前をつけることを意味するのではないことです。それは、その存在を世界に必要なものとして認識し、世界に組み入れるという目的を持って名前をつけることを指しています。アンネには「アンネ・ラウ」という名前はありましたが、彼女は世界に必要な存在として他者から認識されてこなかった（または、彼女にはそう感じられなかった）のです。

では、［私］の存在を根拠づける親という他者は、何によってその存在根拠を支えられているのでしょうか。親という他者は、また別の他者によってその存在を根拠づけられています。別の他者とは、親の親であり、家系を遡る先祖であり、または後に関係ができる家族や身近な所属集団に属する人々です。しかし、そうやって他者との関係を検証して行っても、確固たる存在根拠に行き着くことはありません。遡って行った他者の存在根拠が別の他者を必要とするなら、その他者の存在根拠のためにさらにまた別の他者が必要になるというように、結局どこまで遡って行っても根源的な存在根拠は得られないからです。

そこで人々は、このような永遠に繰り返しても結論の出ない検証を避けるために、架空の物語である神話を創り、その神話を検証させないためのタブーを設けました。たとえば、家系を遡ることをやめるために血統神話を創り、民族の起源を遡ることをやめるために民族神話を創り、世界という概念の起源を遡ることをやめるために宗教という神話を創りました。

そして、これらの神話が架空の物語に過ぎないことが明らかにならないように、神話は触れてはならないタブーとなりました。このようにタブーを伴った神話を創ることによって、血統や民族や社会や国家はその起源を確固たるものにし、確固たる起源を持つそれらの概念に支えられて、個人における［私］の存在根拠が与えられるという構造が形成されます（厳密に言えば、確固たる起源を持つ概念に支えられた他者によって、［私］の存在が根拠づけられます）。つまり、社会とはある神話を共有する共同体のことであり、社会に属する個人はこの神話を根拠にして個々の［私］

を支えているのです。

ところが、神話によって社会と個人を支える構造に特殊な形態が現れました。それが、一神教という宗教です。一神教とは、世界には万能の力を有する唯一の神が存在し、唯一の神によって世界は創られ、世界の行く末が定められるという教義を持つ宗教です。つまり、世界には唯一の神が創った唯一の教義しか存在しないという世界観が現れたのです。一般的な社会では個人は身近な集団に属し、その集団がいくつか集まってより大きな社会集団を構成するという多層構造をなしており、神などの超越的な存在が最終的にそれらを支えるという仕組みが形作られています。しかも、神は複数存在し、絶対的な力も有していません。したがって、個人がある集団から阻害されたとしても、別の集団に属せる可能性が残されており、また、ある神に疎まれても別の神に縋ることが可能です。これに対して、キリスト教的世界観では、唯一の神に救済されるか、唯一の神に永遠の死をもたらされるかという、二者択一の結末しか存在しなくなりました。

さらに、近代ヨーロッパに至って、キリスト教という一神教に大きな二つの変化が加えられました。一つ目は、宗教改革です。宗教改革では、信仰の根拠を聖書にのみ置くことが主張され、教皇を始めとした教会制度の権威が否定されました。また、救いの決定権は教皇にはなく、神のみが定めるところであるとされました。この改革によって、キリスト教は多神教的な要素を排して厳格な一神教としての側面を復活させ、神の全能性はそれまでとは比較にならないほどに高められました。そして、教皇を始めとした教会制度の権威が否定されたことにより、神との間を仲介する制度、神との関係を取りもつ階層の存在意義が乏しくなり、神と個々の人間が直接結びつけられることになりました。人々は、聖職者と対面するのではなく、直接神と対峙しなければならなくなったのです。

その結果、個人の精神世界には重大な変化がもたらされました。それは個人の精神内界の基本的な枠組みが、［私］と［世界］と［神］という三つの要素によって構成されるようになったことです（社会に存在する神という概念と区別するために、**個人が精神内界の中で捉えている神という概念を、［私］や［世界］に倣って以後［神］と表記します**）。

このような変化によって、個人と他者との関係は個人と神との関係に比して希薄になりました。マックス・ヴェーバーは、「ピューリタニズムの諸著者がしばしば、人間の援助や人間の友情に一切信頼をおかないように訓戒している顕著な事実」を指摘しています。これは、人間は信頼に足る存在ではなく、神だけが信頼できる存在であることを意味しています。そのため、個人を取り巻く環界で重要なものは家族でも身近な他者でも帰属集団でもなくなり、「神が創り賜うた世界」そのものになりました。つまり個人と環界の関係は、個人の精神世界の中で［私］と［世界］の関係を基本として捉えられるようになったのです。そして、［私］と［世界］の関係性を規定するのは、やはり身近な人間や聖職者でもなく、神そのものになりました。こうして、個人の精神内界にある［私］と［世界］は、［神］という概念によって関係づけられ、規定されるようになりました。そして、［私］と［世界］と［神］という概念は、個人の精神世界を構成する基本的な要素となり、［神］を頂点とする〝三角関係〟を形成することになったのです。

近代ヨーロッパにおけるもう一つの大きな変化は、宗教改革の後に神が殺害されたことです。啓蒙思想から導かれた無神論や唯物論が普及することによって、神の存在に疑いの目が向けられ、さらにダーウィンの進化論の登場によって、神は社会の表舞台から退場させられたのでした。神という概念が（全てではないにしろ）社会から消失したことは、個人の精神世界にいっそう重大な影響を与えることになりました。それは個人の精神内界においても、［神］という概念が失われる危機が生じたことです。個人の精神内界から［神］が失われるという事態は、［私］と［世界］の関係性が失われ、さらには［私］と［世界］が崩壊する可能性をも示唆しました。

そこで近代以降の人々は、神に代わる新たな概念を創造しようとしました。この試みは、科学という手段を用いて様々な分野で行われました。その結果生まれたのが進化論的世界観や唯物論的宇宙観であり、共産主義・全体主義・自由主義的社会観でした。近代以降に科学が飛躍的に進歩したのは、神に代わる新たな概念を創造することが焦眉の急だったからです。神に代わる概念が創られなければ、社会と個人の精神を形作る構造が崩壊してしまう可能性がありました。科学の進歩は、そうした切羽詰った状況において成し遂げられてきたのです。

しかし、このようにして創られた神の代替概念は、万人に理解されにくく、共有されにくいものでした。そもそも、一神教の神自体が簡単には理解されない特徴を持っています。それは、一神教では基本的に偶像崇拝が禁止され、神の姿を見ることができないことに由来しています。姿の見えない神の存在は、神が与えた掟と神が示した奇蹟によってのみ証明され、理解されました。そのため、神の存在は具象的でなく抽象的になりました。目に見える具象的な神とは異なり、掟を理解することや奇蹟を信じることによってしか証明されない抽象的な神は、人々にとって難解な存在でした。近代以降に創られた神の代替概念は、神の特徴を引き継いでやはり抽象的な概念となりました。そればかりか、神という概念を使わずに神の特徴を表さなければならないために、いっそうその抽象性が高められたのです。

こうして創られた神に代わる概念は、社会においてある程度は共有されましたが、万人に理解され得るものとはなりませんでした。一部の人々の精神内界においては、［神］に代わる概念が充分に概念化、言語化されませんでした。このため、彼らの精神内界における［私］と［世界］という概念は、支えと規範を失い、それぞれが崩壊の危機に瀕しました。この事態が、精神分裂病と呼ばれる病態を生じさせることになったのです。

これまで述べてきたように、こうした事態において、無意識の中に残された記憶をもとに［神］に代わる概念を発見し、崩壊しかけた［私］と［世界］の有り様を個人の精神内界の中で再構築することに「成功」したのが妄想型分裂病です。これに対して、無意識の中に残された記憶を用いても、［神］に代わる概念を発見できないのが破瓜型分裂病であると考えられます。したがって、破瓜型分裂病者の精神内界においては、［神］に代わる第三の基点が存在せず、［神］と［私］と［世界］という三角関係が構成できません。その結果、彼らの精神内界における［私］と［世界］は第三の基準を失って相対的な関係となり、一方が他方にすべて依拠するというような不安定な状態が生じるのです。

さて、アンネの精神病理に話を戻しましょう。彼女の訴えには、［私］の存在基盤が失われていることだけが強調されています。それを彼女は、「私には自然な自明性さが欠けている」と表現しています。一方で彼女には、通常の破瓜型分裂病でみられるような、世界の側が自らに何らかの迫害をしかけてくるといった訴え、つまり［私］と［世界］との関係性を表す表現が認められません。このことは、彼女の精神内界においては［私］と［世界］との関係すら重要ではなく、ただ［私］の存在基盤にのみ目が向けられていることを意味しています。［私］の存在基盤を形成するためには［世界］との関係が必要であり、さらに［私］と［世界］との関係を規定するためには［神］（または［神］に代わる概念）が不可欠なのにもかかわらずです。彼女には、［私］の存在基盤を形成するための材料すら存在しませんでした。したがって、彼女は［世界］や［神］との関係性を訴えることがなく、［私］を存在させるために必要不可欠なものが欠けていることを、ひたすら訴え続けたのです。

こうした病態は、一般に寡症状性分裂病または単純型分裂病と呼ばれています。彼女に他の分裂病型にみられるような精神症状が乏しいのは、次のような理由に拠っていると考えられます。

まず、破瓜型分裂病と共通する病理ですが、彼女には幻覚・妄想を伴った病的体験がほとんど出現していません。先述したように、せいぜい自生思考やさせられ体験の萌芽が認められる程度です。それは、彼女の無意識の中に、［神の掟］の記憶や［神の全能の力］の記憶が乏しいからでしょう。そして、精神運動興奮や昏迷状態も出現していないのは、緊張型分裂病にみられるような、強烈な［神の全能の力］の記憶が、彼女の無意識に存在していなかったからだと思われます。

次に、破瓜型分裂病と異なる点として、彼女には世界との関係性を注視する言動や、世界の中で自らをどのように位置づけるかを探求する姿勢が認められないことが挙げられます。これは彼女の精神内界において［私］と［世界］との関係性が重要視されていないことの表れです。「神も信じられず、《他人との関係も》、《自分の立場も》、信頼も、もちろん母親に対する信頼も、それに対人関係も、何もかもすっかり消えてしまった」とブランケンブルグが指摘しているように、彼女の精神内界では他者との対人関係すらほとんど存在しなくなっていました。そこにあるのは、存在根拠の欠けた［私］だけです。彼女の精神内界には、［神］だけでなく［世界］すら消失してしまっているのです。

妄想型分裂病が［神］と［私］と［世界］という三者関係を再構築する病態であるとするならば、破瓜型分裂病は、［私］と［世界］という二者関係しか存在しなくなった病態です。さらに、単純型分裂病とは、［私］という一者しか存在しなくなった病態であると言えるでしょう。

第Ⅳ章　シュレーバー症例の検討

前章まででわれわれは、近代ヨーロッパの変革の中から精神分裂病という病が生まれた経過を概観し、その基本的な病理について、宗教・文化的観点から検討を行ってきました。本章では、シュレーバー症例のさらに詳細な病理に踏み込むことによって、精神分裂病の深層を解明する試みを行ってみたいと思います。

一・シュレーバーの妄想体系

妄想型分裂病は、潜伏期、被害期を経て誇大観念期へと至ります。潜伏期で出現した周囲への疑惑や何かが起こっているというただならぬ気配は、被害期においては、自らを指図したり操作したりする幻聴やその他の病的体験に変わります。そして、未知の組織や不特定の人物から害を加えられ、苦しめられ、悩まされるという被害妄想を生むのです。

時の経過と共に、この被害妄想は、やがて誇大妄想へとその内容を変貌させて行くことになります。自らを迫害してくる組織や人物が特定され、やがてある一人の人物によって世界の変容が企てられていることが明らかになると、世界の変容の中で、自らの位置づけが誇大的に再認識されるのです。

本節では、シュレーバーの『ある神経病者の回想録』[1]（以下、『回想録』と記す）を取り上げながら、彼の妄想体系が構築される過程を検討して行きます。

シュレーバーは、最終的には、自らが人類の救世主だと主張する誇大妄想を抱くに至ります。ただし、彼は、当初からこのような誇大妄想を抱いていたわけではありませんでした。彼の妄想体系が完成するには、長い期間と彼自身の苦悩の歴史が必要でした。そこで、その過程を明らかにするために、シュレーバーの生涯を彼が自ら執筆した『回想録』に拠りながら振り返ってみましょう。

（一）シュレーバーの病歴

ダニエル・パウル・シュレーバーは、一八四二年、ライプチヒに生まれました。彼には兄と三人の姉妹がいましたが、兄は後年発病し、自殺を遂げています。彼の父、ダニエル・ゴットリーブ・モーリッツ・シュレーバーは、高名な医師兼教育思想家で、ドイツの医学および教育界に絶大な影響力を持って指導的役割を果たした人物でした。

シュレーバーは、ライプチヒ大学法学部を卒業後、ザクセン王国司法官庁に勤務します。二七歳のとき法学博士となり、有能な司法官として立身の道を歩み始めました。三五歳のときに結婚しますが、妻は流産を繰り返し、子どもには恵まれませんでした。

四二歳のとき、ケムニッツ地方裁判所長の地位にあったシュレーバーは、ドイツ帝国議会選挙に立候補するも落選しました。その約一ヶ月後、最初の精神的変調を来し、ライプチヒ大学神経科クリニックに入院します。ここで、彼の妄想の主要人物の一人となる主治医のフレヒジヒ教授と出会うのです。そのときの診断は「重症心気症」でした。

約六ヶ月の入院治療の結果、病状は回復し、彼は復職を果たしました。その後の彼は、「すべてにおいて全く幸福な、また外面的な名誉にも満たされた、そしてただ子宝を得る望みの数回の挫折によって時折曇らされた八年間を妻とともに過ごした」のでした。

一八九三年、五一歳のとき、シュレーバーはドレスデン控訴院議長に就任します。その仕事の負担は非常に庞大であり、しかも、彼が議長であった評議会の構成員はほとんど彼より高齢で実務にも精通していました。そのため、彼には与えられた職を栄誉心を持ってこなすことが困難になりました。そして、彼は過労状態に陥り、二度目の精神的変調を来したのです。

控訴院議長に就任して約一ヶ月後、彼は次のような病的体験を経験しました。

「この当時、奇妙な出来事が起こったのである。一睡もできない夜毎にわれわれの寝室の壁で短い、あるいは長い間隔をおいて何かが軋む音が繰り返し聴こえ、これはいつも私が眠りに入るや否や再び私を目覚めさせた」（『ある神経病者の回想録』三六 - 三七頁）

その後も、類似の雑音によって睡眠を妨害された続けたシュレーバーは、再度フレヒジヒ教授のもとに入院しました。しかし、このときの精神病は重篤で、改善を示しませんでした。彼は不眠と絶望感に苛まれて、入院後に自殺を試みました。神経の過度の興奮状態は持続したままでした。そして、妻の面会がとりやめになった後に、彼の精神には重大な変化がもたらされたのです。

「私の精神的な崩壊にとって決定的であったのは、私が全く尋常でない回数の夢精（五回も六回も）をした夜である。それから、超感覚的な力との交流の、わけても神経の繋がりの最初の徴候が現れ、フレヒジヒ教授は、人物として現前することなしに私の神経に話し掛けるというかたちで、私との神経の繋がりを維持していた。この時以来、私はまた、フレヒジヒ教授が私に良からぬことを密かに企んでいるとの印象を得たのである」（『ある神経病者の回想録』四二頁）

その後もシュレーバーの状態は悪化し続けました。そして、彼はフレヒジヒ教授の病院からピエルゾン博士の病院を経て、一八九四年にヴェーバー博士が院長であるゾンネンシュタイン精神病院に転院することになりました。

この間におけるシュレーバーの精神は、まさに病的体験に満たされた被害期の状態にありました。裁判の資料のために提出された報告書には、フレヒジヒ教授のもとに入院した当時の彼の状態が、次のように記されています。

「そこに入院した当初、彼はひどく心気的な観念を語っていて、自分は脳軟化に罹っている、もうすぐ死ななければならないなどと訴えていたが、しかし病像にはすでに迫害念慮が混入しており、しかもこれは、当初はもちろん断片的に出現していたと思われる感覚錯誤によって基礎づけられていた。しかるに同時に、高度の感覚過敏、光と雑音に対する著しい過敏性も現れていた。のちになると幻視と幻聴が加わり、全般的感覚障害と一緒になって、彼の全感覚、全思考を支配するようになった。

彼は自身を死んでいる、腐りかけている、ペストに罹っていると思いこみ、彼の肉体に対してありとあらゆる忌まわしい取り扱いがなされたと妄想し、また、彼自身が現在もなお述べているように、誰も想像できないくらい途方もなく恐ろしい出来事を、しかも、聖なる目的のために、経験したのである。

病的霊感は患者に尋常ならざることを要求してきた。彼は、他の一切の印象を受けつけずに、何時間も完全に凝固したように無動状態のまま腰掛け続け（幻覚性昏迷）、他方その霊感は、彼がひたすらおのれの死を乞い願い、浴室で何度も溺死せんと試み、『彼のために定められた青酸カリ』を切望するほどまでに彼を苦しめた。徐々に妄想は神秘的なるものの、宗教的なるものの性格をおびてゆき、彼は直接に神と交流し、悪魔が彼をもて遊び、彼は『奇蹟現象』を見、『聖なる音楽』を聴き、そして遂には、もうひとつの別の世界にいるのだと信じるようになったのである」（『ある神経病者の回想録』司法医官の鑑定、三一三‐三一四頁）

ゾンネンシュタイン精神病院に移ってしばらく後、シュレーバーは多少とも打ちとけるようになり、断片的ではあるが脈絡のあることを話すようになりました。そして、彼を間断なく苦しめていた妄想の内容が、次第に語られるようになったのです。

「彼は、彼が以前から知っていた特定の人物たち、彼によって当地にいると確信されていた人物たち（フレヒジヒ、フォン・W・・・）によって被害を受けていると感じ、彼らによって世界が変化させられ、神の全能が破壊され、神の全能は彼らの涜神によって打撃を受けたのだと妄想し、彼らは彼の思考を肉体から引き抜いてしまう、等々のことを主張した」（『ある神経病者の回想録』司法医官の鑑定、三一五頁）

このような主張と共に、彼の行動は相変わらず病的な体験に支配されていました。

「幻覚に対する反応はますます騒々しく激しいものとなり、患者は庭園で長時間無動状態のまま一箇所に立ち続け、太陽を正面から凝視し、さらに非常に奇妙な仕方で眉間にしわを寄せ、もの凄く大きな声で、しばしばまさしく咆哮するように、威嚇的な罵りの言葉でもって太陽に叫ぶことが常であった。大抵の場合、ひとつの決まり文句が幾度となく繰り返された。太陽は彼を恐れている、彼すなわち控訴院議長シュレーバーの前でひれ伏さねばならぬ、と太陽に向かって叫び、また自分自身をオルムズドと名のっていた。

あるいはまた彼は彼の居間の中で夢中になって荒れ狂い、暫くの間『魂の殺害者』フレヒジヒについて熱弁をふるい、最初の語をひどく強調して『チビのフレヒジヒ』と際限もなく繰り返した。あるいは、しかも夜間に、彼の部屋の窓から外に向かって罵詈雑言ないしそれに近い叫び声を発し、町の人々が集まりその騒がしさに関する苦情が公然と知れわたるほどの迫力をもって叫んだのである」（『ある神経病者の回想録』司法医官の鑑定、三一六頁）

以上のような言動が続いたために、シュレーバーは、夜間は遠く離れた個室に、何ヶ月にもわたって強制的に収容されることになりました。彼はこの頃から、小さな手記を書き始めます。この手記がもとになって、後に『回想録』が執筆、出版されるのです。

さて、こうした状態がかなり長期間にわたって続いた後、一八九七年の春頃から、シュレーバーには一つの変化が認められるようになりました。それは、彼が妻や親類たちと頻繁に文通をし始めるようになり、その手紙が、「文法上正確にそして如才なく書かれており、多少とも病的なものはほとんど認められなかった」ことです。もっともこの時期においても、外面的には罵詈雑言、哄笑、叫びは続いていて、夜間の隔離も続けられていました。

その後もシュレーバーの病状は、徐々に回復を示しました。一八九九年の報告書には次のように記されています。

「目下のところ控訴院議長シュレーバー博士は、ほんの僅かの間だけ観察した者にとってすら明らかに病的とわかる精神運動性症状を度外視するならば、錯乱もしていないし、心的な抑制もないし、知能がひどく障害されているとも思われないのである。——彼はしっかりとした自己意識を持っているし、彼の記憶は卓越したものであり、彼は、法律上の事柄だけでなく多くのその他の領域における厖大な量の知識を会得しており、それを秩序正しい思路の中で再現できるのである。彼は政治、科学、芸術などにおける出来事に関心を寄せ、（最近はまた再びこれらの関心から遠ざかっているようにも思われるが）一貫してこれらの事柄に強く心を惹かれている。そしてこれらの面においては、彼の状態全体について詳しく知らされていない観察者には、ひどく奇妙なことはほとんど認知され得ないであろう」（『ある神経病者の回想録』司法医官の鑑定、三一八頁）

しかしながら、一方でシュレーバーは、自身の精神内界で妄想体系を構築しており、これについては一切の訂正が不可能でした。

シュレーバーは自らが精神病院に入院させられていることを不当であると考えるようになり、また、それに伴って禁治産の破棄を求める訴訟を裁判所に起こしました［注：禁治産者とは、心神喪失状態のため、法律上自ら財産を管理する能力のない者を指す］。

ヴェーバー博士は、シュレーバーの退院には反対の態度を取りましたが、状態の改善に伴い、彼を規則的に家庭の食卓に招くようになりました。

一九〇〇年に提出された報告書には、次のように書かれています。

「署名者［筆者注：ヴェーバー博士のこと］は、この九ヶ月間、家庭の食卓への毎日の食事への招待に際して、シュレーバー議長とあらゆる事柄について歓談する機会に恵まれた。そして話題にのぼったどのような事柄であっても――もちろん彼の妄想観念は論外とするが――それが国家行政や司法の領域のものであれ政策、芸術そして文学の領域のものであれ、社会生活上の事柄であれ関連領域の事柄であれ、あらゆる方面においてシュレーバー博士は旺盛な関心、詳細な知識、見事な記憶、的確な判断を示したのであり、また倫理的な事柄においても賛成せざるを得ないほどの見解を示したのである。

また彼は、居合わせた婦人たちとの軽いお喋りの際にも、感じがよく親切で、いろいろな事柄にユーモアを混える際にも、いつも如才なく礼儀にかなっており、このような他愛のない食卓の歓談の中では話題にされるべきでないこと、つまり医師の診察に際して済ますべき要件についてあれこれ論ずることは決してなかった」（『ある神経病者の回想録』精神病院地区医官の鑑定、三二八‐三二九頁）

ただし、このような状態の改善はシュレーバーの生活のすべてに及んでいたわけではなく、精神病の影響はところどころに残されていました。

「しかしそのような折、患者が食事の時間の間にもしばしば何かに取り憑かれたような放心状態に陥ったようになってしまうこと、彼の注意が散漫になってしまい、彼の周囲で起こっている出来事を彼が完全には認識していないこと、それゆえ、初めて話されるような事柄を彼が突然話題にしてしまうということが繰り返されたという事実は、当然ながら看過できないのである。この放心状態は患者の挙動においてもはっきりと現れている。――彼は前方を凝視したり椅子に坐って前後左右に落ちつきなく動く。奇妙な仕方で眉間にしわを寄せ、かなり騒々しく咳払いをし、自分の顔をあちこちまさぐる。そして、とりわけ、眼瞼を高く上げて目を見開いていようと苦労するのであるが、これは、彼の考えによれば、彼に『奇蹟がかけられている』、すなわち彼に意志に反して眼瞼が閉ざされてしまうからである。しばしば彼に最も大きな苦しい努力を要求するのは、明らかに、『うなり声』が突然に出てしまうのを抑止することである。そして食事が終わってのちすぐに、まだ彼が彼の部屋に行き着く途中で、彼が言葉にならない叫び声を発するのが聞こえるのである」（『ある神経病者の回想録』精神病院地区医官の鑑定、三二九頁）

いずれにしても、その後もシュレーバーの状態は明らかに改善を示し、彼には入院中にもかかわらずかなり幅広い行動の自由が与えられることになりました。

一九〇二年の王立ドレスデン控訴院の判決文には、次のような記載がみられます。

「彼は何回も短いあるいは比較的長い小旅行に出かけ、公共的な行楽地、商店、教会、劇場そして演奏会に出入りしたのであり、最近の半年間はひとりの看護人の同伴もなく一定額の現金も持たされていた。このような折に彼において異常な行動の極めてかすかな徴候すら観察した者はひとりとしていなかったであろう」（『ある神経病者の回想録』王立ドレスデン控訴院の判決、三九七頁）

そして、判決文は次のように続けます。

「外界に対しての彼の行動が彼の『妄想観念』による一定の影響下にあり、それが他の人間たちの眼には恐らく非理性的なものとうつったであろう唯一の点は、彼が彼の身体を時折何がしかの女性用装具（リボン、まがいものの首飾り、およびその種のもの）でもって飾るという、鑑定人ヴェーバー博士によっても強調された状況にある。これは、鑑定人も認めているように、ひどく児戯的で馬鹿げたことと思われるかもしれない。しかしながら彼はこれについて彼なりの十分な理由を持っている、とみなされている。彼はこうすることでもって、通常の場合であれば彼自身にとっても彼の周囲の人びとにとっても全く厄介な咆哮状態を著しく緩和することをいつでも企図しているのである、とのことである。そして、最悪の場合であっても、彼の行動の中には単なる気まぐれしかないのであって、これは完全に無害なものであり、彼自身にとっても他の人びとにとっても、何らかの不利益が生じるようなことはない」（『ある神経病者の回想録』王立ドレスデン控訴院の判決、三九七 - 三九八頁）

こうして一九〇二年七月に、シュレーバーの禁治産の決定は破棄されることになりました。そして、同年の一二月には、彼は妻のもとに退院することになったのです。さらに、一九〇三年には、一九〇〇年から執筆していた『回想録』が刊行されるに至っています。

その後のシュレーバーの経過は、詳しくは知られていません。一九〇七年の五月に母親が死去し、続いて一一月には妻が脳卒中の発作で倒れ、その約二週間後、彼はライプチヒ＝ドェーゼンの精神病院に入院しました。入院中には心気妄想や自殺企図が認められ、後には荒廃状態に至ったと言われています。

そして、一九一一年四月、重篤な肺疾患に基づく心不全のため、病院内でその波乱に富んだ生涯を閉じました。享年六八歳でした。

（二）シュレーバーの妄想内容

以上のような病歴を踏まえたうえで、シュレーバーの妄想が、被害妄想から誇大妄想へと転換して行く過程をみてみましょう。

精神分裂病の発病当初、すなわちシュレーバー自身に、「フレヒジヒ教授は、人物として現前することなしに私の神経に話し掛けるというかたちで、私との神経の繋がりを維持していた」という症状が現れて以来、様々な声が彼に語りかけてくるようになりました。

「フレヒジヒ教授を度外視するならば、私に対して徐々に強い関心を示し始めたのは、大体において、すでに死亡した魂たちであった。私はここで幾千とは言えないまでも、幾百人の名前を挙げることができるが、その中には、私が新聞や手紙を通じて再び外界との若干の交渉ができるようになったのち数年たってから、まだ存命中であることを知るに至った多くの名前があった」（『ある神経病者の回想録』四四・四五頁）

「これらのすべての魂たちは『声』として程度の差はあれ無差別に私に話しかけてきたが、それらの中のいずれも、他の魂の存在に関して何かを知っているということはなかった。この説明全体を私の幻想の病的副産物と見なさない人ならば誰でも、このことによっていかなる絶望的な混乱が私の頭の中に生じたかを理解するであろう」（『ある神経病者の回想録』四七頁）

精神分裂病の初期には、病者は不特定の他者から迫害されていると感じます。幻聴においても、誰が何の目的で話しかけてくるのかは理解されないことが多くみられます。シュレーバーの場合は、「幾百人」の「魂たち」から無差別に話しかけられるという病的体験が生じました。そのことによって彼は、「絶望的な混乱」を来したのです。

そして、こうした多数の幻聴の中から、神の声が現れてきます。

「魂たちと並んで、そのほかに同時にいつも、不断により高く登りゆく審級における神の全能そのものとして振る舞う別の声が現れていた」（『ある神経病者の回想録』四七頁）

しかしながら、幻聴の中に現れた「全能の神」は、シュレーバーを救済する神ではなく、むしろ彼を迫害する神でした。

「私の神経病を治そうとする試みと、ますます亢進する神経過敏のゆえに神自身にとっても危険になった人間としての私を抹殺せんとする努力とが、相互に交代していた」（『ある神経病者の回想録』五〇頁）

「私に対して遂行されるはずの魂の殺害に、そして、淫売婦として私の肉体を破棄することに向けられた計画の元凶ではなかったにもせよ、神自身が共犯者であったろうとの考えは、ずっとのちになって、初めて私の中に湧き起こってきたのであり、それどころかその一部は、言ってよければ、現在只今のこの論攷の執筆中に初めて明白な意識にもたらされたのである」（『ある神経病者の回想録』五四頁）

神が自らを迫害する理由をシュレーバーは「神が生きている人間を本当には識らず、ただ死体とのみ交流してきた」ことと、「神が、フレヒジヒ教授の魂によって濫用され、その魂に依存した」こととして挙げています（同　五〇頁）。これらの理由から神の奇蹟は、その本来の目的を誤り、シュレーバーの肉体を女性のそれへと変換し、人間の性的な濫用のために引き渡し、その肉体が朽ち果てるまで放置するという陰謀として実行される（同　五一頁）と彼には思われたのです（ちなみに、一神教で表される本来の神とは、特定の人々を救済する神であると同時に、それ以外の人間を罰し、迫害を加える神でもあります）。

こうして、シュレーバーへの迫害は、彼がゾンネンシュタインの精神病院に移ってからも続けられたのでした。

「一時的にもせよ奇蹟によって損傷を受けなかったような四肢や私の肉体の器官などはほとんどないのであり、追求されている目的の違いに応じて運動状態に置かれたり麻痺させられたりというように奇蹟によって引っ張り回されなかったような筋肉など皆無であると言ってよい。（中略）ゾンネンシュタイン滞在の最初の一年間、奇蹟はあまりにも脅威的な性質を有しており、私はほとんど休む間もなく私の生命、私の健康あるいは私の悟性のために恐れ憂慮しなければならなかったのである」（『ある神経病者の回想録』一二三頁）

しかし、このような迫害妄想は、ある時期を境にその内容を変換させて行くことになります。シュレーバーは、そのときを次のように述べています。

「私の人生の歴史における、とりわけ予想しうる将来の成行についての私自身の理解にとって重要な時期は、一八九五年十一月という月によって銘記される。私はこの時期のことをよく憶えている。この時期は美しい晩秋の日々にあたり、エルベ河の上には毎朝濃い霧が立ちこめていた。この時期、私の肉体には女性化の徴候が大変に強く現れ、そのため私は、すべての出来事の展開が到達せんとめざしている内在的な目標を認識することを、もはやこれ以上忌避するわけにはゆかなくなったのである」（『ある神経病者の回想録』一四五頁）

そして、シュレーバーに現れた「女性化の徴候」には、重要な意味があると彼には感じられました。シュレーバーは続けて言います。

「今や、私が個人的に好むと好まざるとにかかわらず、世界秩序が有無を言わさずに脱男性化を欲していること、そして私には、理性の根拠からして、ひとりの女に変身するという思想に親しむ以外に何も残されていないことが疑う余地もなく私に自覚されたのである。脱男性化のさらなる結果として、当然ながら、新たな人間の創造を目的とする、神の光線による受胎のみが問題となり得た」（『ある神経病者の回想録』一四五 - 一四六頁）

シュレーバーが「脱男性化」して「ひとりの女に変身する」ことは、もはや避けられない事実であると彼には思われました。そして、その目的とは、「神の光線」によって「受胎」し、「新たな人間を創造する」ことだったのです。ここで、神とシュレーバーとの関係は、迫害し迫害される関係から、互いに協力する関係へと変化しています。この変化のために重要なものが、彼の言う「世界秩序」という概念でした。

では、「世界秩序」とは何でしょうか。シュレーバーは、次のように述べています。

「私は光線に対して次のような言葉を見出した。つまり、調和をはかる正義が存在するに違いない、倫理的に穢れのない、世界秩序という土台に立脚しているひとりの人間が、敵対するもろもろの力によって彼に対して仕掛けられた闘争において破滅したり、他のものの罪業のための罪なき犠牲として没落したりすることなどあり得ない、という言葉である」（『ある神経病者の回想録』二四〇頁）

「世界秩序」とは、どのような状態が起ころうと、やがては世界を調和に導く正義のことです。そして、そうした存在が、世界の秩序を保たせている真理であるとシュレーバーは言うのです。したがって、「世界秩序という土台に立脚している」シュレーバーが、「敵対するもろもろの力によって仕掛けられた闘争において破滅したり、他のものの罪業のための罪なき犠牲として没落したりすることなどあり得ない」と、彼には確信されたのでした。

この「世界秩序」という概念の発見こそ、シュレーバーの妄想内容を一変させる契機となりました。そして、彼の混沌とした［世界］に、再び秩序をもたらすための主要概念となったのです。この一つの概念をもとに、彼は自らを迫害し続けてきたものとの意味関連を再構築して行きます。

「神が私に対して他の一切を度外視した独占的とも言うべき神経の繋がりに陥ってしまったのち、私は神にとって、ある意味において、その者自身のまわりをすべての物事が回転し、起こる出来事のすべてが否応なくその者に関係づけられ、それゆえその者はその立場からしてすべての物事をそれ自身に関係づけざるを得ないような人間そのもの、あるいは唯一無比の人間となってしまったのである」（『ある神経病者の回想録』二一五頁）

シュレーバーはもはや、迫害を受ける哀れな一人の人間ではありません。シュレーバーは、「彼自身のまわりをすべての物事が回転し、起こる出来事のすべてが否応なく彼に関係づけられ」る存在となり、「唯一無比の人間」となったのです。

ここに至って、彼と世界との関係は一八〇度転換し、世界は彼を中心として、彼を巡って回るように変化しました。その結果、神は彼を迫害する存在ではなく、彼の女性化に伴い、彼と受胎して新たな人類を誕生させるための存在として生まれ変わったのでした。

その際、彼を支える中心的役割を果たしたのは、前述した、世界を調和に導く真理としての「世界秩序」でした。彼が「世界秩序」に立脚している存在であるからこそ、彼を中心としてすべての物事が展開して行くのであり、起こる出来事のすべてが彼に関係づけられるような、神にとっての唯一無比の人間になることが可能になったのです。

この過程において、シュレーバーと神の立場は、徐々に逆転して行くことになります。やがて彼は、公然と神を批判するようになります。

「屍体とだけ交流する神が、生きている肉体の存在から否応なく生じてくる欲求を完全に誤って否認してしまい、私をまるでひとつの魂のように、あるいは場合によっては一個の屍体のように取り扱うことができると思いこんでいること、魂たちの思考ならびに感覚様式、魂たちの言葉などを完全に私に押しつけることができると思いこんでいること、永続的な享楽あるいは永続的な思考を私に要求していることなどは、全然変わらないままである。

この点こそ、私が神の側のせいにしなければならない夥《おびただ》しい数の誤解が存する。この点からこそ、私が何年間にもわたって耐えて来なければならなかった、ほとんど耐え難い精神的拷問が生じてきたのである」（『ある神経病者の回想録』二六三頁）

そして、シュレーバーには、神の全能性を認めながらも、その神すらも侮辱し、神を自らの下に見るような主張さえ認められるようになるのです。

「神を侮辱する権利は私にのみ与えられているのであって他の人間たちには与えられていないということである。他の人間たちにとって、神は、天上界と地上界の一切のものごとの根拠の全能の創造者であり続けるのであり（中略）神は、崇拝と最高の尊敬を当然受けるべき、将来の聖なる救済であり続けるのである」（『ある神経病者の回想録』二七五頁）

「奇蹟が以前の恐るべき影響力の大半を失ってしまったのち、私に対して起こってくるほとんどすべての事柄において、私にとって神がもっぱら滑稽に、あるいは子供っぽく思われる、という結果が生じているのである」（『ある神経病者の回

想録』二七四頁）

ここに至って、シュレーバーの誇大的観念は絶頂に達します。彼は、全能の神を侮辱する権利を与えられ、「神がもっぱら滑稽に、あるいは子供っぽく思われる」ほどまでに誇大感を募らせています。もはや彼は、世界の頂点に君臨する立場を勝ち得たと言っても過言ではないでしょう。彼の誇大妄想は、このような形となって完成したのです。

二．シュレーバー症例の精神病理

シュレーバーが執筆した『回想録』の刊行は、当時の精神科医の間に多大な関心を巻き起こしました。そして、それは、了解不能と考えられていた精神分裂病の妄想を解釈し、理解するための貴重な資料として、精神医学に重要な影響を与えることになったのです。

『回想録』を題材に数多くの論文が書かれ、シュレーバーは精神医学において最も多く引用される人物になりました。ここでは、それらの論文のうち、広く知られているフロイトとモートン・シャッツマンの考察を取り上げることから始めます。彼らがシュレーバーの妄想をどのように解釈しているのかを知ることは、妄想の理解を深めるだけでなく、誇大妄想の成立過程を解明する手がかりにもなるからです。

（一）フロイトとシャッツマンによる、シュレーバー症例の解釈

フロイトは、同時代に生きたシュレーバーの『回想録』に衝撃を受けています。『回想録』をもとに書かれた『自伝的に記述されたパラノイア（妄想性痴呆）の一症例に関する精神分析学的考察[2)]』の中でフロイトは、「私が信じている以上に私の理論に妄想が含まれているかどうか、あるいは今日他の人々が存在すると信じている以上に多くの真理がシュレーバーの妄想に含まれていたかどうかの判定は、今後に委ねられなければならないであろう」（三四四頁）

と述べ、シュレーバーの妄想の中に多くの精神医学的真実が存在することを指摘しています。

国際分析協会が設立された翌年の一九一一年に書かれたこの論文は、フロイトが精神分析を世に広める途上で書かれました。そこで述べられているシュレーバー症例の、精神分析的解釈の要旨は以下のようなものです。

フロイトは、「もしわれわれがシュレーバーの妄想の中に父親も組み入れられるのが当然だと考えるならば、その介入はわれわれの理解を促進し、われわれが不可解な妄想の詳細を説明する試みを助けるに違いない」（同 三一九頁）と述べ、シュレーバーと神との関係を、シュレーバーと父親との関係に置き換えて解釈を行っています。そして、神との葛藤を愛する父親との幼児期の葛藤に翻訳することによって、妄想の内容が明らかになると指摘しています。

精神分析理論によれば、幼児期の成長段階において、人は自体愛から自己愛、そして対象愛へと成長を遂げます。このうち、自己愛から対象愛へと移行する途上で、まず、自分と類似した性器を持った対象を選択（同性愛的対象選択）し、やがて異性愛へと至ります。成人後に同性愛倒錯を示す人々は、その発達段階において、自分と同じ性器を求める幼児期の段階に固着し、その欲求から脱却できなかったことを意味しています。

フロイトは、この同性愛的願望をシュレーバーにも認めています。その根拠として、発病直前に、女であって性交されているならば本当に素敵であるに違いないという観念がシュレーバーに生じていることや、入院して妻の面会がとりやめになった後に、シュレーバーが全く尋常でない回数の夢精（五回も六回も）をし、その後からフレヒジヒ教授による幻聴の最初の徴候が始まったことを挙げています。後者についてフロイトは、「シュレーバーは、絶えず妻に付き添われていることによって初めて、自分を取り巻く男たちの誘惑から守られていたのである。（中略）われわれはその晩の遺精が、無意識に活動していた同性愛的な空想に刺激されたと推定することができる」（同 三一四頁）と説明しています。

このような同性愛的衝動の対象は、当初はフレヒジヒ教授その人に向けられており、やがて妄想に現れるフレヒジヒ教授となり、最後にはより高い人格である神に置き換えられることになります。それは、シュレーバーが「医者フレヒジッヒに対して女になり、淫売婦の役割に置かれることに甘んじることができなかった」(同 三一六頁) からです。つまり、シュレーバーは、自らの同性愛的衝動を受け入れることができず、それを抑圧したのです。抑圧された同性愛的衝動は、消失することはなく無意識内でその力を保ち続けます。そして、パラノイア (フロイトは、シュレーバーをパラノイアと捉えています。現在でいう妄想型分裂病とパラノイアは、当時はまだ診断上明確に区分されていませんでした) の場合には、次のような過程を経て妄想が現れるとフロイトは言います。

まず、同性愛衝動を受け入れられないパラノイア患者は、愛情を憎悪に転化します (「私は彼を愛さない。いや、私は彼を憎む」)。この転化は患者に直接的には意識されず、投影の機制によって、内的な知覚が外界の知覚に置き換えられることになります (「彼は私を憎む。だから私が彼を憎むのは当たり前だ」)。こうして、実際には自らが愛している他者から、妄想の中では憎まれていると認識する事態が起こるのです。これが、迫害妄想が生じる機序であるとフロイトは述べています (ただし、厳密にはフロイトは、「患者の内界に抑圧された感覚が外界に投影される、という言い方は正しくない。むしろわれわれは、内界で否定されたものが外界から再び戻ってくると考えるべきである」(同 三三八頁) とも述べています)。

さらには、同性愛衝動の存在自体を否定することも起こります (「そもそも私は、愛するということをしないし何人をも愛さない」)。この結果、リビドー (性衝動のエネルギー) は自分自身の自我に向けられることになります (「私は私だけを愛する」)。すると、患者は、同性愛的段階から自己愛的段階へとさらに退行し、リビドーが向けられた自我は拡大し、その結果、誇大妄想が生じることになるのです。

以上のような機序によって、フレヒジヒ教授に対して向けられた同性愛衝動は、シュレーバーの妄想の中でフレヒジヒ教授からの迫害として認識され、さらには神からの迫害として認識されるに至りました。そして、神との対立はやがて神との和解へと進み、神と受胎することによって新たな人類を創造するという誇大妄想として完成されたのです。

フロイトは、シュレーバーの妄想に現れる神こそ、幼児期の体験の中に記憶された彼の父親だと指摘しています。それは、彼の同性愛衝動の起源は、幼児期における父親との関係に求められることを意味します。フレヒジヒ教授によって呼び起こされた同性愛衝動は、病態の進行（または退行の進行）に伴い、父親との関係に向けられることになりました。しかし、父親への同性愛衝動を意識化できないシュレーバーは、父親を神に置き換え、神と受胎するという誇大妄想によって、衝動との和解を果たしたのです。

フロイトは、シュレーバーの父親について、「博士は、青少年の人格の円満な発育や家庭教育と学校教育の協力のために、さらにまた肉体的訓練や肉体労働を健康増進に資するために生涯を傾け、その時代の人々に、偉大な影響を与えた医者であった。さらに彼は、ドイツにおける保健体育の創設者で、その名声がいかに高いものであったかは非常な勢いで国内に普及した彼の著者『医学的に指導された室内体操』が何版も版を重ねた事実からも知ることができる」（同 三一九頁）と述べています。そして、「このような父親こそ、かなり早く（一九歳で）父と死別した息子の美しい想いでの中で、神と崇められるにふさわしい存在であったろう」（同 三二〇頁）と付け加えています。

こうしてフロイトは、シュレーバーの妄想を、父親に対する同性愛衝動の抑圧（または否定）と投影（または否定されたものの回帰）、そしてパラノイアに特有な同性愛から自己愛への退行によって説明したのでした〔この論文の補遺においてフロイトは、シュレーバーの妄想と神話にみられる内容との共通性に言及し、原始的な宗教の影響が、長いときを経た後に患者の精神症状となって現れる可能性を指摘しています。この着想が、その後の論文である『トーテムとタブー』（一九一三年）、さらには『モーセと一神教』（一九三九年）へと発展し、フロイトの後期の思想として完成されるのです〕。

これに対して、モートン・シャッツマンは、シュレーバーと父親との関係においてフロイトと正反対の考察を行っています。『魂の殺害者[3)]』（一九七三年）と題された著書の中で彼は、シュレーバーの父親こそ魂の殺害者であり、シュレーバーが精神病となった元凶であると断言しています。

その根拠の一つとしてシャッツマンは、シュレーバーの父親が子どもの教育法について書いた著書の内容と、シュレーバー自身に生じた体感幻覚との著しい相似点を挙げています。その詳細は成書に譲るとして、ここでは三つの例を原文のまま転用してみましょう。

「息子

彼は、みずから『いわゆる尾骶骨奇蹟』と呼ぶある苦痛な経験を述べている。

これはきわめて苦痛であって、脊椎の最下部のカリエスに似た状態である。その目的は、すわることはおろか、横になることもできなくすることである。わたしは、同じ姿勢または同じ仕事に長いあいだとどまることがまったく許されなかった。歩いていると、横になるよう強制され、横になっていると、ベッドから追っ払われるのであった。実際問題として人間はどこかに存在しなければならないということを、光線はまったく理解していないらしかった。・・・わたしは、どのような姿勢あるいは状況にいようが、どのような仕事をしていようが、光線にとって［神にとって］迷惑な存在となった

（『回想録』一三九頁）。

父

彼は、親と教師に、だらけた姿勢ですわりたがる子どもの傾向を許さないよう警告している。それを許しておくと、脊柱がわるくなるそうである。

・・・子どもにいつも、左右の尻に高低がないようにまっすぐすわらせるべきである。・・・右側にも左側にも傾いてはいけない。・・・子どもがうしろへもたれかかったり、背中を曲げたりしはじめたら、少なくとも二、三分間は、すわった姿勢をやめさせて絶対静止の仰向けの姿勢を取らせるべき年齢になったのである。これを怠ると・・・背骨が歪んだ形になるであろう・・・（一八五八年、一〇〇頁）。

・・・横になったり、寝ころんだ姿勢で中途半端に休息することを許してはならない。めざめているとき、子どもは、注意深く、まっすぐな能動的姿勢を保ち、何かをしているべきである。一般に、怠惰や軟弱を助長するようなもの（たとえば、子ども部屋のソファー）はすべて、子どもの活動範囲から遠ざけておくべきである（同書、一五〇頁）」（『魂の殺害者』六二‐六三頁）

「息子
胸の圧迫の奇蹟と呼ばれているものは、もっとも恐ろしい奇蹟の一つであった。・・・胸全体の壁が圧迫され、息苦しさのために起こる圧迫状態が全身に伝わるのであった（『回想録』、一三三頁）。

父
彼は、子どもをまっすぐすわらせるため、シュレーバー垂直姿勢器という道具を考案した。これは、子どもがすわって読み書きするときに机に取り付ける鉄製の横棒である。横棒が肩の前部と鎖骨に押しつけられるので、前へ動いたり、前屈みの姿勢を取ったりできない。『固い棒が胸を圧迫して痛いので』、子どもは長いあいだ棒に寄りかかることはできず、『自分からまっすぐな姿勢に戻るであろう』と、彼は言う（一八五八年、二〇四頁）。『わたしは、垂直姿勢器を一つつくらせて、わたし自身の子どもたちに使ってみたが、その価値は再三再四、証明された』（二〇三頁）」（『魂の殺害者』六五‐六六頁）

「息子
たぶん、これは、あらゆる奇蹟のなかでもっとも忌まわしいものであろう。胸の圧迫の奇蹟の次に・・・。その呼び名は、わたしの記憶が間違っていないとすれば、『頭を縛りつける機械』であった。・・・『小悪魔』たちが、・・・わたしの頭を、あたかも悪徳に耽っているかのように、一種のねじを回して圧迫した。そのため、わたしの頭は一時的に、ほとんど西洋梨のように引き伸ばされた形になった。それは、とくに激痛が伴っていたため、きわめて威嚇的な効果をもっていた。ねじは一時的にゆるめられたが、非常にゆっくりとでしかなかったので、たいてい、圧迫された状態はしばらくつづいた（『回想録』、一三八頁）。

わたしはほとんど休みなく、頭痛に苦しめられている。この頭痛は、他の人にはおそらく知られていないような種類のもので、普通の頭痛とはほとんどくらべものにならない。引きちぎられ、引っぱられる痛みなのだ（二〇一頁）。

父

彼は、子どもの頭が前や横へ傾くのを防ぐため、頭部固定器を考案した。頭部固定器とは、一本のひもで、その一方の端を子どもの髪に、他方の端をその下着にくっつけるものである。そうしておけば、子どもが頭をまっすぐに保っておかないかぎり、髪の毛が引っぱられるわけであった。それは、頭をまっすぐに保つための『警報器』として使われた。『頭を前に垂れることができないという意識は、ある点を超えると間もなく習慣となる』。『この器具は、頭が横に傾くのを防ぐためにも使うことができる』。彼は、それが『ある意味で、頭を硬直させる作用』をもっていることを認めており、したがって、一日一時間か二時間だけ使うべきであると言っている（一八五八年、一九八－九頁）。

また彼は、顎バンドもつくらせた。これは、ヘルメットのような器具を頭に取り付けるもので、顎と歯の適切な成長を確実にするはずであった（同書、二一九－二〇頁）」（『魂の殺害者』六八－六九頁）

シャッツマンは、「これらの比較は、薄気味わるいほどの類似を示している。あたかも父が、息子に、自分の身体の諸部分を経験するための感覚刺激の言語を教え込んだかのようである」（同七〇－七一頁）と述べています。シュレーバーの父親は、なぜこのような器具まで考案して子どもを教育しようとしたのでしょうか。それは、彼には徹頭徹尾、一貫した「教育に対する思想」があったからです。彼の教育の目標は、「人生の真の幸福」を与えるために幼少期から「絶対的服従」の習慣をつけさせ、「魂の真の上品さ」を身につけた「美しい子ども」を育て上げることにありました。

彼の言う「魂の真の上品さ」とは、「道徳的純粋さ、自己否定、神を前にしての謙虚さ、人間に対する尊敬、親切な心、男らしい英雄的精神または女らしい上品さ、気高い考え、完璧な大胆不敵さ、精神的成熟、誘惑の渦のなかでゆるぎない堅実さ、勇気ある決断、力強いエネルギー、高い上品な目標追求における飽くことを知らぬ、しかも節度ある忍耐、危険や苦痛にたじろがない不屈の精神」（同 三三頁）でした。

このような性質を持った人間を育てるためには、五ヶ月か六ヶ月の乳幼児からしつけを始めなければなりません。そして彼は、「癖になっては困るようなことはすべて、子どもに禁じ、子どもから遠ざけよ。そして、身につけなければならないようなことはすべて、子どもに辛抱強くたたき込め」（同 三三頁）と訴えています。上述した器具は、このような教育思想を実践するために考案されたのです。さらに彼は、「この戦いがなければ勝利はなく、勝利がなければ人生の真の幸福はない」（同 三六頁）と断言しています。

シャッツマンは、このような教育こそ子どもへの迫害に他ならないと述べています。しかも、シュレーバーの父親は、こうした教育を強いることこそが子どものためであり、子どもへの真の愛情であると信じていました。そして、「彼が親たちに教えた教育法は、明らかに、子どもたちに親に対して恨みや怒りを感じさせないように強いる――その感情に正当な根拠があったとしても――ことをめざしていた」（同 七三頁）のです。

そのことによって、シュレーバーは、「父が私を迫害していた」と感じることができなくなりました。そこでシュレーバーは、迫害されていたという知覚の記憶を、無意識の中にしまい込んでおかねばならなかったのです。その記憶が蘇ったとき、彼はそれを異なった知覚体験として作り直さなければなりませんでした。「シュレーバーは、父に迫害されたことを信じたくない願望を支えるために、知覚体験をつくりあげていたように思われる」（同 八一‐八二頁）と、シャッツマンは指摘しています。

こうして、身体が傷つけられ、破壊されるという体感幻覚と、何者かに迫害されるというシュレーバーの妄想が生まれました。そして、自らを迫害する主体として、父親に代わって、当初は「フレヒジヒ教授」が、やがて「神」が登場することになりました。父親が神に置き換えられたのは、「家族の者たちに神と仰がれ、神の役割を演じていた父は、その『神々しき』権威をもって、神とは父であると彼らに教えた」（同 三〇頁）からです。神が生きている人間を本当には識らず、ただ死体とのみ交流してきたとシュレーバーが述べているのは、決して根も葉もない妄想ではなく、父親が子どもを生きている人間のようには理解せず、死体のように、物のように扱ったことを表しているのです。

このようにシャッツマンは、「彼［筆者注：シュレーバーのこと］は超自然的啓示と考え、医者たちは精神病の症状と見なした経験は、彼に対する父の扱い方の変形されたもの、と見ることができる」（同 九頁）と述べ、シュレーバーの病的体験や妄想が、父親との関係に起因して生じたのだと主張しています。そして、あからさまな迫害ではなく、教育における「愛という名の迫害」こそ、子どもの「魂を殺害」し、精神病を生む元凶であると結論しています。

（二）フロイトとシャッツマンの解釈が意味するもの

以上で述べてきた、シュレーバーと父親の関係に対するフロイトとシャッツマンの正反対の見解は何を意味しているのでしょうか。シュレーバーにとって父親とは、神と崇める愛する対象であったのでしょうか。それとも、魂を殺害する迫害者だったのでしょうか。このことを検討するためには、二つの論文が出された当時の時代背景、または社会背景を鑑みてみなければなりません。というのは、フロイトの時代には、シュレーバーの父親は少なくとも社会的には評価されていた人物でしたし、シャッツマンの時代からは、「シュレーバー博士の考え方は、『民族』の『衛生』と『健康』のために多大の人間を殺した八〇年後のナチの考え方のはしりである」（『魂の殺害者』二一八頁）と捉えられているからです。

シュレーバーの父親、ダニエル・ゴットリープ・モーリッツ・シュレーバー（一八〇八 - 一八六一年）は、ドイツの医学および教育界に絶大な影響力を持って指導的役割を果たした、高名な医師兼教育思想家でした。彼の活躍した一九世紀半ばは、唯一、絶対の神の存在が揺らぎ始めていた時代でした。それは、ニーチェが『悦ばしき知識』の中で、「神は死んだ」と宣言したのが一八八二年であったことからも推察できます。ニーチェのいう「神の死」とは、信仰の喪失を意味していました。神への信仰が薄れつつある中で、人々は、生きる指針を教育に求めました。そこでは、神の威光は特定の人間に移され、権威主義的、家父長制的原理が用いられました。唯一神の原点がフロイトの言う先史時代の原父であったことを考えれば、神に代わる存在として父親がその役割を担うことは、ある意味で自然な流れであったでしょう。つまり、父親が神の代理として権威を有し、家庭の中で子どもを服従させ、生きる指針を教育することが社会の要請として求められていたのです。

この社会の要請を、最も純粋な形で、先鋭化して表現してみせたのが、ダニエル・ゴットリープ・モーリッツ・シュレーバーその人でした。当時の社会から評価され、賞賛を受けたのは、その時代が彼を必要としていたからです。

彼の死後五〇年経ち、フロイトが一九一一年に上掲した論文を執筆したときにも、彼の教育に対する思想はその威光を失っていませんでした。自らの理論の中核にエディプス・コンプレックスを置いているフロイト自身も、家父長的原理にとらわれていたことは明らかです。だからこそフロイトは、シュレーバーの父を偉大な医師であり教育者であると賞賛し、息子にとって神と崇められるにふさわしい存在であったと考えたのです。

一方、シャッツマンが『魂の殺害者』を執筆したのは一九七三年です。彼はアメリカで教育を受け、この本を出版した当時はイギリスで活動していました。言うまでもなく、アメリカもイギリスも自由主義国家であり、当時は社会主義国家との対立が鮮明になっている時代でした。

ところで、自由主義という概念は、フランス革命にその出発点を求めることができます。フランス革命の原理である自由、平等、博愛の精神から、自由主義運動は発展しました。その自由とは、もとをたどれば「神からの自由」でした。唯一の神が、その絶対、万能の力で自らの運命を決定し、時には自らを迫害してくる恐怖と絶望から逃れることが、近代社会における自由の意味の原点でした。したがって、自由主義を奉じる人々は、神の代替者に対して、憎悪と敵愾心を抱くのです。

シャッツマンは、シュレーバーの父の教育思想に対し、ナチズムの精神的先駆性を見出し、さらにはソビエト社会主義の教育との共通点にまで言及しています（全体主義も社会主義も神の代替者としての国家の指導者が存在します）。彼が、シュレーバーの父親を魂の殺害者として断罪する背景には、こうした社会思想の対立が関わっている可能性が考えられます。

さて、以上のような社会的背景を考慮すると、フロイトとシャッツマンによる正反対の考察の意味するものが、われわれの前に見えてきます。彼らは、シュレーバーの父親の背後に、唯一、全能の神の存在を見ているのです。神の代替者としての父親に対して、（一九一一年当時の）フロイトは愛情と尊敬と畏敬の念を、シャッツマンは憎悪と敵愾心の念を持って理解しようとしています。これは、唯一、全能の神に対する人間の両価的な態度、つまりアンビバレントな感情をそのまま反映していると考えられます。両者の考察は、全く逆の立場を採っていますが、どちらかが正しくてどちらかが間違っているというわけではありません。唯一神に対する人間のアンビバレントな反応を、それぞれがそれぞれの立場に立って提示しようとしているのです。

そして、そのことは、両者の考察がシュレーバーの病理を父親との関係において語っているだけではなく、その背後に存在する唯一神の影響についてもわれわれに示唆しているのだと考えられます。

では、唯一神の存在は、どのように妄想の形成に関わり、誇大妄想の完成に影響を及ぼすのでしょうか。フロイトの一神教についての考察[4)5)]から、この問題の検討を始めてみましょう。

フロイトによれば、神の全能性とは、人間が幼少期に有する万能感にその源があります。人間の万能感は、原始的には呪術の中に現れています。超越的な力で人間や社会、自然に対して影響を及ぼす呪術は、願望は必ず叶うという万能感を内包するものです。しかし、現実には願望が必ずしも叶えられないことを知った人間は、自らの万能感を外部に投影しました。それが、自然や動植物など森羅万象に精霊や霊魂が宿っていると考えるアニミズムを生みました。アニミズムにおける精霊や霊魂は、人間が自らの外部にみた万能感の姿なのです。そこには、欲動の断念という要素が認められるとフロイトは指摘しています。

さらに、アニミズム的段階から宗教的段階に至ると、万能感は神という存在に明確に移されることになります。そして、宗教が多神教から一神教へと変貌を遂げるにつれて、欲動の断念はさらに推し進められ、人間の万能感の投影を一身に受けた唯一の神、つまり全能の神が創造されたのだとフロイトは言います。

ところが、近代ヨーロッパにおいて、唯一、全能の神は殺害される運命をたどりました。そして、神の殺害が行われた後には、「神の掟」や「神の全能性」が人々の中に取り込まれました。人間に取り込まれた神の掟は、理性や、理性が作り出す様々な社会概念、科学的世界観などに変貌しました。一方、神の全能性は、万能感となって再び人間の側に取り込まれました。取り込まれた万能感は、当時興った科学技術や産業の隆盛と相俟って、ヨーロッパ至上主義や、世界の植民地化を引き起こす原動力になったのです。

さて、このような経緯の中で、精神分裂病という疾患が生まれたことは、これまでに述べてきた通りです。分裂病者において、神の掟は言語化・意識化されずに、無意識の中に留まり続けました。そして、無意識の中にある「神の掟」の記憶が、精神分裂病の発病によって言語化・意識化される過程で、様々な病的体験が出現するのです。

これと同様のことが、取り込まれた神の全能性についても起こっています。分裂病者においては、神の全能性も意識化されておらず、得体の知れない「神の全能の力」の記憶として無意識の中に眠っています。精神分裂病の発症に伴い、「神の全能の力」の記憶は、無意識から意識へと出現してきます。当初はそれが、自らを迫害するものとして感じられます。圧倒的な力により、自分の意志や思考、行為などが操られ変えられると感じるさせられ体験は、その端的な現れであると言えるでしょう。精神分裂病の進行に伴い、病的体験が意味づけされて、圧倒的な力を有する他者が特定されると、その他者と自らの関係も明らかにされます。この過程で、他者の持つ圧倒的な力が、自らの力として認識されるように変化します。それは、神に譲り渡していた万能感が、いったん無意識の中に取り入れられ、再び意識化されて蘇る過程でもあるのです。

（三）誇大妄想と神の全能性

この過程を、シュレーバーと神との関係で検証してみましょう。

当初、幻聴の中に現れた全能の神は、シュレーバーを迫害する存在でした。神は、奇蹟によってシュレーバーの肉体のあらゆる部分を損傷させ、シュレーバーの魂を殺害する陰謀に加担する存在として捉えられました。全能の神は、その圧倒的な力で彼を迫害し始めたのでした。これは妄想型分裂病の被害期に当たりますが、この時期においても、誇大的な観念の萌芽が認められることに注目する必要があります。

それは、シュレーバーの次の言葉に示されています。

「私の神経病を治そうとする試みと、ますます亢進する神経過敏のゆえに神自身にとっても危険になった人間としての私を抹殺せんとする努力とが、相互に交代していた」（『ある神経病者の回想録』五〇頁）

シュレーバーが抹殺されようとしているのは、彼が「神自身にとっても危険」な存在になったからです。つまり、シュレーバーは自分自身を、全能の神を脅かす存在として捉えているのです。

自らが迫害を受けるのには、何か意味があるに違いない。それは、自らが他者とは違う特別の存在であるからだ。このような捉え方は、他の分裂病者においても共通してみられる思考様式です。ちなみに、迫害の歴史を歩み続けたユダヤ民族が選民思想を持つに至ったのも、同様の思考過程に拠っていると考えられます。これは、迫害を受け続けた人間が採る一般的な防衛機制が、精神分裂病の妄想形成にも認められることを意味しています。

このように、現実の状況が苦悩に満ち、また困難なものであるほど、それを非現実的な観念で埋め合わせようとする試みは、分裂病者の誇大妄想を形成するための重要な要因になるのです。

シュレーバーは次のように語っています。

「私がこの七年間のうちに苦しみ、失ってきたものの代償はまだ全然保証されていない、と言ってよいであろう。このことから、私は、私の将来の生活において何らかの偉大でかつ輝かしい名誉回復が私を待っているに相違ない、と感じているのである」（『ある神経病者の回想録』二四〇頁）

「過ぎ去った年月の流れの中で私が耐え忍んでこなければならなかった苦悩の総量を知っている者だけが、このような考えが私に生じざるを得ないのだということを理解するのであろう。栄誉ある職務を失うことによって、幸福な結婚生活の実質的解消によって、生活上のあらゆる楽しみの欠如によって、肉体的苦痛、精神的拷問そして全く未知の様相をおびた恐怖によって、いかなる犠牲が私に課せられたかを心に思い描くとき、私にはひとつの殉教のイメージが生じてくるのであるが、私はこれを、その全体像において、イエス・キリストの十字架における死とのみ比較できるのである」（『ある神経病者の回想録』二四一頁）

彼が「栄誉ある職務」を全うできなかったことや、「幸福な結婚生活」を続けられなかったことには、現実的な理由が存在していたでしょう。そして、精神病院に入院して、肉体的、精神的苦痛を感じなければならなかったことは、当時ではやむを得ないことだったのかも知れません。しかし、これらの現実を受け容れられなかったシュレーバーは、「偉大でかつ輝かしい名誉回復」によって、苦しみや苦悩を補償しようとしました。それが、イエス・キリストと比較されるほどの名誉回復を必要としたことからは、彼の屈辱感がいかに大きかったかを推し量ることができます。この苦悩や屈辱感が妄想の背景に存在し、誇大妄想を生む原動力の一翼を担ったのです。

さて、話をシュレーバーの妄想内容に戻しましょう。苦悩と屈辱に満ちた現実的状況において、精神内界でもシュレーバーは神から迫害されていました。奇蹟によって、彼の内臓は損傷され、筋肉は運動状態に置かれたり麻痺させられたりして引っ張り回され、彼は休む間もなく生命の危機にさらされました。そして、神の奇蹟は、その本来の目的を誤り、シュレーバーの肉体を女性のそれへと変換し、人間の性的な濫用のために引き渡し、その肉体が朽ち果てるまで放置する陰謀として実行されようとしていました。

こうした状況において、シュレーバーが発見したものが、どのような状態が起ころうとやがては世界を調和に導く正義である「世界秩序」でした。この概念の発見に伴い、彼の妄想内容は大きく転換して行くことになります。それは、「世界秩序」に立脚している彼が、敵対するもろもろの力によって仕掛けられた闘争において破滅したり、他のものの罪業のための罪なき犠牲として没落したりすることなどあり得ない、と彼には確信されたからです。

その結果、「世界秩序」に立脚したシュレーバーと、世界、そして神との関係は一八〇度転換します。世界は彼を中心として、彼を巡って回るように劇的に変化しました。彼は神にとっての唯一無比の人間となり、新たな人間を創造するための協力者になりました。神がそれまで彼を迫害してきたのは、フレヒジヒ教授の魂によって濫用されたからであり、神が死体とのみ交流してきたために、シュレーバーを一個の死体のように取り扱うことができると思いこんでしまったからでした。神はようやくそれらの誤解を訂正し、彼の真の立場を理解するに至ったのです。

こうしてシュレーバーの妄想は、被害妄想から誇大妄想へと転換されて行きました。この転換は、どのような機序によって起こったのでしょうか。

ここで重要な機序として考えられるのは、シュレーバーと世界の関係の一八〇度の転換です。このような転換は、精神分裂病において一般的に認められる現象です。コンラートは、『分裂病のはじまり』[6]の中で次のように指摘しています。

「多くの患者がこれをはっきりと明快に口にするのを、われわれはすでに聞いてきた。彼らは、『すべてが私の周りを回っているような感じがする』と表現している」（『分裂病のはじまり』一五六頁）

「彼は受け身的にただ自分が存在するというだけのことで世界を支配している。彼は世界の受動的な中心である」（『分裂病のはじまり』一五九頁）

精神分裂病に特異的なこの体験を、コンラートは、逆への方向転換を意味する「アナストロフェ Anastrophé」と呼んでいます。逆への方向転換とは、世界から迫害され、抹消されようとしている病者が、突然世界の中心となり、世界を支配する存在に転換することを意味します。

アナストロフェの起源をコンラートは、周囲の世界が以前とまったく質の変わったものとして映り、すべてのものが異常な意味を持って分裂病者の前に現れる事態、すなわち彼の言うアポフェニー（異常意味顕現）に求めています。

「この体験はアポフェニーそのものに帰せられることがわかる。すべての人たちが彼にまなざしを向けているように彼には見える。彼の周りにいる人たちだけでなく、街で出会う初見の人たちまでもである。彼の行くところすべて事物は彼のために備えられ、彼を名指している。ラジオを聴いても、新聞を読んでも同じことを知らされる。ここから、すべての出来事、全世界が彼と関連を持っていると確信するのは必然である」（『分裂病のはじまり』一五九‐一六〇頁）

では、彼らと関連を持つ世界の変容が、なぜ彼ら自身を中心として起こっているように感じられるのでしょうか。コンラートは続けます。

「『自己への向き直り』は正常の場合は反省であって、無反省的な（動物的な）生の無意識の暗闇から解放されることであるが、アポフェニーの場合は自己の中に捉われた状態となる。『すべてが自分の周りを回っている』という体験の本来の基礎となっているのは、この捉われである。何一つとして自我との関連から離して取り出せなくなる。乗り越えはいっ

さい不可能となる」（『分裂病のはじまり』一六一 - 一六二頁）

自己へと向き直り、自らを客体化して反省することよって、われわれは動物のように無意識的に生きている状態から解放され、自らを問い、自らを明らかにすることができるようになります。さらにコンラートは、「すべての人たちと共同の世界において他の存在とともにある一つの存在として自己を観察するためには、『自己を抜け出す aus sich heraus』ことが必要である」（同 一六二頁）とも指摘しています。

つまり、自己を抜け出して自分自身を見ること、他者の視点に立ち自らを客観視することによって、われわれは、他者と共通の価値観で自己を認識することができるのです。そうなって初めて、自己と他者および世界との関係は明らかとなり、他者や世界の変化を自らの変化としても認識することが可能になります。たとえば、世界が変容し、世界が自分の周りを回っているように感じられるのは、実は（病気によって）自分自身が変化し、世界との関係を客観的に捉えられなくなっているからではないか、と自ら省みるというように。

しかし、分裂病者の場合は、「自己の中に捉われた状態」となり、自分の外にいる観察者の視点で自らを振り返ることができなくなっています。何一つとして自我との関連から離して取り出せなくなっています。したがって、変化しているものは専ら世界の側であると捉えられ、本当は自らが変化しているのだという客観的な認識への乗り越えはいっさい不可能になるのです。ここから、「すべてが自分の周りを回っている」という体験が生じるのだとコンラートは指摘しています。

分裂病者が、このような「自己の中に捉われた状態」に陥るのは、［私］（＝自我）が消滅の危機に瀕しているからです。第Ⅲ章で述べたように、［私］の消滅の危機を回避するために、彼らは全力をあげて［私］と［世界］（＝病者の精神内界にある世界観）との関係を注視しなければなりません。事態は一刻の猶予もなく［私］自身の存続へと向けられ、［私］を支えるために［世界］をどのように改変するかだけが唯一の関心事となります。そこでは、［私］を外から眺め、「私」を客観的に認識する余裕は残されていないのです。「何一つとして自我との関連から離して取り出せなくなる」という事態は、このようにして生じると考えられます。

「私」と「世界」が直接結びつき、もはや何一つとして切り離せない状態になると、両者は独特の関係を形成するようになります。他のものは視界から除外され、両者の存続のみが最優先される課題となります。そして、「私」と「世界」は客観性をなくして現実の基盤を失い、どのようにも変化し得る不安定な存在となるのです。コンラートは、客観的な認識への乗り越えができるためには、「一瞬でも自分を自分から抜け出させて、いわば『上から』、自分の外にいる観察者の目、神の目、要するに他者の目で自分自身を見ることができなければならない」（同　一六二頁）と指摘していますが、「私」と「世界」の関係には、このような第三者の視点が存在しなくなるのです。

すると、「私」と「世界」は、唯一の対関係になります。両者は対極をなし、しかもその他の一切のものは存在しないに等しくなります。したがって「私」の存在を支えるものが「世界」になり、「世界」の存在を支えるものが「私」になるという関係が作り上げられます。そして、どちらが存在の起点になるかはその時々によって変化し、一方の存在が他方の存在にすべて依拠するという事態が交互に起こり得るのです。

こうして、分裂病者の精神世界の中で、「私」が「世界」から圧倒され、抹消されようとしている事態（ここでは、「世界」がすべての起点になっています）が生じたり、「私」が存在しているだけで「世界」を支配しているという事態（ここでは、「私」がすべての起点となっています）が生じるのです。

ちなみに、このような対関係は、一神教的世界観において、唯一、絶対の神が存在しなくなった際に起こると考えられます。「神の視点」が消失したとき、神に支えられていた二者関係は基準を失って、相対的で不安定な関係にならざるを得ないからです。これが多神教的世界観ならば、二者関係を決定する第三の基準は、いくらでも代替可能なのです。

以上で述べたような事態は、精神分裂病のどの病期においても起こり得ます。しかし一般的には、発病初期では

［私］が［世界］から圧倒されている事態（被害妄想）として、慢性期には［私］が［世界］を支配している事態（誇大妄想）として認識されることがほとんどです。その理由の一つは、彼らには、発病初期には世界から疎外され、追いつめられていると感じさせるような現実的な状況が多少とも存在しているからであり、慢性期に至ると、長期間にわたって現実的状況から遠ざかることで、［私］の存続に有利なように妄想を構築することが可能になるからです。

シュレーバーの場合にも、妄想の中で、彼が世界の中心の位置を占めるようになったのは、発病から長い時間が過ぎてからでした。その転換にとって重要であったのが、彼自身が発見した「世界秩序」という概念です。この「世界秩序」は、彼の無意識の中に眠っていた［神の掟］の記憶が意識化される過程で最終的に言語化された概念であり、彼の［世界］にはそれまで存在していなかった概念でした。

シュレーバーの精神世界には、世界の中心を成す概念が存在せず、世界の成り立ちを説明するための確固たる足場がありませんでした。そのために、周囲から迫害されていると感じた彼は、自らが抹殺される危機を感じ、彼が認識する［世界］も終末を迎えようとしていました。精神分裂病の発症によって、彼の無意識から様々な意味の記憶が意識へと現われた事態は、それを食い止めようとする最後の試みでした。この試みの中で見つけられた「世界秩序」という概念は、一神教的世界観、つまり世界は一つの真理によって形成され、一つの真理を巡って動いているという思想の、中心に据えるものとして捉えられたのです。

こうして、「世界秩序」という概念の発見と共に、シュレーバーは妄想体系を構築することが可能になりました。「世界秩序」という概念は、シュレーバーにとっての［私］と［世界］という対関係に、第三の視点をもたらしました。どのような状態が起ころうと、やがて世界を調和に導く「世界秩序」が存在するという発見は、彼の精神世界に一つの足場を作ったのです。その足場によって［私］と［世界］の関係は、そのどちらもが起点となり得るような不安定な状態から、［私］が中心となる関係へと固定されました。そして、「世界秩序」に立脚したシュレーバーは、彼自身の周りをすべての物事が回転し、起こる出来事のすべてが否応なく彼に関係づけられるような、唯一無比の人間となったのでした。

さて、以上のように妄想体系が構築される過程で、神の全能性がシュレーバーへと移されて行きました。当初、全能の神は、奇蹟によってシュレーバーの肉体のあらゆる部分を損傷させ、シュレーバーの魂を殺害せんとする陰謀に加担する存在でした。彼の精神世界に現れた神の全能性とは、彼の無意識に存在する［神の全能の力］の記憶が、意識化され、言語化されたものです。［神の全能の力］の記憶は、まず、彼を迫害する形で現れたのです。

次に、「世界秩序」を発見してからは、シュレーバーと神は「世界秩序」に従って新たな人類を生み出すための協力者になりました。ここでは、全能の神とシュレーバーは、迫害し迫害される関係から、同等の立場を有する存在に変化していきます。すると［神の全能の力］は、シュレーバーにも同等に与えられることになりました。この時点で彼は、神と協力して人類を救済する能力を備えたのです。

そして、最後にシュレーバーは、神の誤解を批判し、全能の神を侮辱する権利を与えられていると宣言し、「神がもっぱら滑稽に、あるいは子供っぽく思われる」とさえ述べるようになりました。ここに至って神とシュレーバーの立場は逆転し、彼は神さえ凌駕する全能性を有することになったのです。［神の全能の力］は、神よりも彼に集中して移されました。こうして彼は、「世界秩序」を具現化する者として、人類の救世主になるという誇大妄想を作り上げたのでした。

元来、社会に存在する神の全能性とは、人間の万能感に端を発しています。先に述べたように、人々が欲動を断念し、万能感を外部に移すことによって生まれたのがアニミズムであり、神を戴く宗教でした。やがて誕生した一神教の神は、人々の万能感を一身に集めることによって、全知、全能の存在となりました。近代において唯一の神が殺害されると、神の全能性は再び人々の中に取り込まれました。その結果、人々は神の存在を必要としなくなったばかりでなく、人間を生物の頂点として捉え、地球環境のすべてを支配下におき、自らの意思のままにそれらを取り扱えると考えるようになったのです。

分裂病者は、殺害された神を自己の中に取り入れる際に、神の掟と神の全能性を言語化できずに、無意識の中にそれらの記憶を残したまま［私］と［世界］を作り上げました。精神分裂病の発症によって、［神の掟］と［神の全能の力］の記憶は無意識から意識へと出現します。そのことによって、［私］と［世界］はいったん混沌とした状態に陥り、その後に再構築されます。再構築された［私］と［世界］の有り様が、いわゆる精神分裂病の妄想体系です。

一般的に精神分裂病では、［神の全能の力］を有する他者は、シュレーバーのようにそのまま全能の神として現れるとは限らず、世界的な秘密結社の黒幕であったり、社会的に名の知れた人物であったり、場合によっては身近に存在する他者であったりします。しかし、それらの他者に共通するのは、分裂病者の［世界］の中心にあって、その［世界］を統括する全能の力を有している（と病者には感じられる）ことです。

このような全能の力を持った存在が、まず他者として現れてくるのは、全能の力の起源が、かつては社会に存在した全能の神に求められるからだと考えられます。人間の万能感はいったん神に集中して集められて神の全能性となり、神亡き後は無意識の中で［神の全能の力］の記憶として保存され、妄想形成に伴って再び意識化されます。それは、神に譲り渡していた万能感が、いったん無意識の中に取り入れられ、再び意識化されて蘇る過程でもあります。意識化された万能感は、シュレーバー症例でみてきたように他者から自己へと移され、その結果として、自らを中心とした誇大妄想の形成に関与するのです。

こうして、万能感が他者の力として出現してくる際には、自らは迫害される存在として捉えられ、万能感が自らに移された後には、自己は万能感に満ちた誇大的な存在として捉えられることになります。精神分裂病の妄想が、被害妄想として始まり、やがて誇大妄想として完成されるもう一つの理由は、妄想形成が以上で述べてきたような経緯をたどることにあると考えられます。

フロイトとシャッツマンは、シュレーバーの妄想について、彼の父親との関係からその病理を考察しました。さらにその病理の背後には、これまで検討してきたように、唯一、全能の神が、近代に至って殺害された影響が認められました。シュレーバーが妄想体系を構築しなければならなかったのは、元をたどれば社会から唯一、全能の神が失われたからでした。彼の父親は神の代替者たろうとして、あまりに歪んだ無理のある教育をシュレーバーに強いたのでした。その結果、シュレーバーの世界観は社会との間で齟齬《そご》を来し、やがて彼の世界観は決定的に破綻しました。そして、破綻した世界観の再建への試みが、彼の妄想体系を生んだのです。

以上のように捉えると、妄想には、病者の属する文化と、その文化を支える神話の影響が色濃く認められることが理解されます。精神分裂病が一神教文化の病であるために、精神分裂病の妄想には、唯一、全能の神の代替者が現れるのです。そして、その代替者を巡って妄想体系が構築され、病者は妄想体系の中に、確固とした自らの足場を確立しようとするのです。つまり、妄想は文化のネガであり、妄想体系は文化を支える神話を、病者が独自に解釈し直す試みなのだと考えられます。

一方、人々が分裂病者の妄想を忌避し、排斥しようとするのは、病者の解釈が神話のタブーに触れ、神話が神話に過ぎないことを仄《ほの》めかすからに他なりません。もしかすると、文化を支える神話の問題点に気づいているのは、病者のほうなのかも知れません。フロイトが、「私が信じている以上に私の理論に妄想が含まれているかどうか、あるいは今日他の人々が存在すると信じている以上に多くの真理がシュレーバーの妄想に含まれていたかどうかの判定は、今後に委ねられなければならないであろう」と述べているのは、このことを指しているのです。

第Ⅴ章　母性の喪失と精神分裂病の破瓜型解体

ここで、精神分裂病と母性との関係についても検討しておきたいと思います。精神分裂病の荒廃状態、すなわち、病者が周囲との交流をなくし、あらゆることに無関心・無感情となり、意欲なく無為な生活を送るような状態は、破瓜型分裂病だけでなく、妄想型分裂病や緊張型分裂病の末期にも認められるとされます。その宗教・文化的要因として、第Ⅲ章では、近代ヨーロッパ社会に起こった世界観と生活空間の変化、ならびに禁欲の問題を検討しました。しかし、これらの要因は、精神分裂病の荒廃状態を促進する要因にすぎません。精神分裂病が荒廃状態を来し、さらには自我が解体する状態へと至る根本的な原因を探るためには、別の要因を検討する必要があります。その要因こそ、これまで扱ってこなかった「母性の問題」に求められるのです。

一・ヨーロッパ文化における母性の喪失

近代ヨーロッパにおいて、フロイトの言う強大な力を持った原父が復活し、やがて殺害される過程で、母性を支える文化は大きな打撃を被ることになりました。その経緯を、以下で概観してみましょう。

(一) マリア信仰と女性文化

ヨーロッパ文化において母性の問題を検討するには、やはりキリスト教による影響を抜きにして考えることはできません。旧約聖書には、最初の女性であるイヴは、アダムの肋骨から創られたと記されています。そして、イヴは神の禁止を破って知恵の実を食べ、それをアダムに与えたために、二人は楽園から追放されることになりました。そのことから、イヴこそ人類を楽園から追放させた張本人であり、人類全体に苦悩をもたらした元凶だと考えられるようになったのです。

新約聖書[1)]の中では、聖パウロが、「女は男の栄光を映す者です。というのは、男が女から出て来たのではなく、女が男から出て来たのだし、男が女のために造られたのではなく、女が男のために造られたのだからです」（『コリント信徒への手紙一』一一・七 - 九）と述べたり、「婦人は、静かに、全く従順に学ぶべきです。婦人が教えたり、男の上に立ったりするのを、わたしは許しません」（『テモテへの手紙一』二・一一 - 一二）などと述べています。彼は、女性はあくまでも男性のために存在するのであり、女性は男性に従うべきであると教えています。

これらの典拠から、神の救いを得るためには、女性は劣った性だと見なされることになりました。教会を中心とした修道院では、男性中心の価値観が支配していました。聖アウグスティヌスも、「霊が肉体を支配するように、夫は妻を支配するものと結論づけるべきだ」と述べています。教会は男性優位の序列で構成され、女性は聖職に就くことができませんでした。救いを得ようとして、男装したり拒食したりする聖女が現れたのは、このような価値観がキリスト教に存在していたからです。

しかしながら、中世のヨーロッパ社会では、特に教会から離れた世俗においては、必ずしも男性中心の価値観が支配していたわけではありません。それは、キリスト教教会が、マリア信仰を取り入れたことに拠っています。慈愛と寛容と聖なる母性の精神を持つとされた聖母マリアによって、ヨーロッパの女性文化は支えられていたのです。

しかし、本来一神教であるキリスト教において、イエスの母親であるマリアを信仰の対象にすることは、通常はあり得ないことです（ユダヤ教やイスラム教では神以外の存在を信仰の対象にすることはなく、イスラム教ではイエスはもちろんのこと、ムハンマドでさえ明確に人間として記されています）。それを可能にしたのは、次の二つの理由にあると考えられます。

その一つは教義上の理由です。まず、ニケーア公会議（三二五年）によって、神・キリスト・聖霊は同一の存在であるという三位一体説が唱えられました。これによって、神と神の息子キリストは同一の存在であるという見解が成立しました。このとき、神の息子キリストは、神と同一の立場にあることが確認されたのです（ちなみに、キリストとは姓名ではなく称号であり、「イエス・キリスト」は「イエスを神の子キリストであると認める」という意味を表します）。

しかし、キリストにおける神的性質と人間的性質をどのように捉えるのかという問題は残されました。そのため、キリストの神性を強調する者や、逆に、マリアを「神の母」と呼ばず「キリストの母」と呼ぶことによって、キリストの人性を明確に示そうとしたネストリウス派が現れました。ネストリウス派は、エフェソス公会議（四三一年）で異端とされましたが、それはキリストが神であり、マリアが神の母であると公式に認定されることを意味しました。エフェソス公会議の後から、マリアは世俗の人々から崇拝の対象とされるようになり、女神を祭った神殿や至聖所がマリアに祭り直されたり、マリア教会に建て替えられたりするようになったのです。

しかし、キリストに対する神性と人性の問題は、これで決着をみたわけではありません。その後も、キリストの神性と人性は融合した形で一つの本質となって存在すると考える「単性説」が出現しました。そこで、カルケドン公会議（四五一年）において「キリストは真に神であり、真に人間である」こと、つまり、キリストの神性と人性の本質はそれぞれ完全な形で、それぞれ別個に保存されて併存すると考える「両性説」が確認されることになりました。

この難解な教義には、人間キリストが、人類の原罪を贖うことによって父なる神と同一の存在になったという経緯を明確にする目的があったのだと考えられます。

これを精神分析学的に言い換えれば、原始社会における息子たちの後継者であるキリストが、原父殺害の罪を償ったうえで、原父の生まれ変わりである神の立場に立ったという経緯を明確にすることでした。

それは、唯一、全能の神に対する敵愾心が、再び神を殺害することに繋がらないためにキリスト教が採った方策でした。キリスト教は、原父の生まれ変わりである神に再び敵愾心を向けるのではなく、人々が無意識に持ち続けてきた原父殺害に対する罪悪感を、キリストが贖罪の死を受けることによって解消するという解決策を選択しました。そのうえで、息子たちの後継者であるキリストは、原父の立場を勝ち得て神と一体の存在になったのです。

無意識のうちに行われたこのような選択の痕跡を教義に残すために、キリストの中に、息子たちの後継者を意味する人性と、原父が持つ神性の両方を、別個に存在させる必要があったのだと考えられます。そして、キリストが人間の本質と神の本質の両者を併せ持つとされたことは、マリアが人間たちの母の立場と神の母の立場の両者を併せ持つことを、教義上においても可能にしました。

マリア信仰が生まれたもう一つの理由は、布教上の必要性からでした。キリスト教会が布教を行ったのは、ゲルマン人やケルト人が住んでいる地域でした。彼らは元来自然崇拝の多神教を奉じており、それらの地域には母神信仰が根強く残っていました。彼らに、唯一の神を奉じさせること、さらには最後の審判によって永遠の生命と永遠の死を一方的に与える全能の神を信じさせることは容易ではありませんでした。

そこで、キリスト教の伝道師たちは、マリア信仰を利用したのです。元来存在していた母神への崇拝をマリア信仰に置き換えることによって、キリスト教はヨーロッパ各地に広まって行きました。

こうして生まれた聖母信仰は、一二世紀以降、特にその重要性を増しました。この時期にはマリアを讃える詩が謳われ、マリアに捧げられた祈祷集が編まれ、マリアの彫刻や絵画が各地の教会に飾られました。マリアは、キリストの母であると同時にキリスト教信徒全体の母として崇拝されるようになりました（これを可能にしたのは、マリアが人間たちの母としても位置づけられていたからです）。そして、罪の許しを請い、祈りを捧げられる対象となったマリアは、慈愛に満ちた聖母としての普遍的な地位を獲得すると共に、以前にも増して民衆の信仰の対象となったのです。

このことと並行して、女性に対する宗教的価値観に変化がみられました。池上俊一の『魔女と聖女』[2)]によれば、まずそれは、母であることが聖性の途を進む妨げにならなくなったこととして現れます。それまでは、女性が救いを得るために重要視されたのは処女性であり、母は性行為の証跡を誇示するものとして、聖性からかけ離れた存在と捉えられていたのでした。

しかし、一三世紀以降になると、母親であることが聖性の妨げとは考えられなくなり、母たる女性が聖者の列に加えられるようになりました。さらに、聖なる母の概念は、母を中心とする霊的家族の概念へと繋がります。それは、聖アンナ（マリアの母）を中心とする「聖なる親族」や、ヨセフ（イエスの父）を中心とする「聖家族」への崇拝を生み、これらを描いた心温まる親密な図像が普及しました。それに続いて、魅力的な小児やそれをかこむ家族の姿が、美術に文学により頻繁に登場するようになりました。こうして、優しい家族や母の情愛が、神をよりよく愛するために必要な宗教的感性の中核となっていったのです。

母性や家族に対するこのような宗教的価値観の変化は、世俗の生活にも大きな影響を与えました。中世後期の世俗社会では、核家族化と共に家庭生活重視の風潮が生まれました。家族は社会の最も基本的な単位となり、教育の場となりました。それに伴い、母親の家庭での権威と責任が再認識されました。中世後期からルネッサンスにかけて、女性の法的・社会的地位は低くなりましたが、家の中での、家族にとっての女性の「精神的役割」は、以前に比べて遙かに重要になりました。

家庭は人々の感情的きずなの拠り所となり、その中心にいたのが母親でした。そして、母親は、家庭において子どもに道徳的、知的、市民的教育を授ける教師でもありました。母親はミルクと共に子どもに最初のレッスンを授け、それが子どもの将来の全教育の礎になりました。女性は、核家族化した家を守り、子どもを教育し、夫を助ける母や妻としての役割を担いました。こうして、中世後期のヨーロッパ社会では、宗教的にも世俗社会においても母性が重要視され、その必要性が認識されるようになったのです。（以上、『魔女と聖女』一三一 - 一三八頁）。

（二）母神の消失

このような母性重視の価値観が覆されたのが、近代という時代でした。近代の幕開けと共に始まった魔女狩りと宗教改革によって、女性特有の文化、女性の様々な性質、そして母性までが非難され、攻撃の対象とされました。

一五世紀後半から一八世紀初頭に渡って行われた魔女狩りは、ヨーロッパ全土で三〇万人から一〇〇万人ともいわれる犠牲者を出しました。魔女とされたのは主に、悪魔との契約によって邪悪を行うと考えられた女性たちでした。しかし、魔女に対する厳密な見分け方があるわけではなく、拷問による自白が魔女裁判での有罪の決め手であったため、あらゆる人々が魔女と見なされて火刑に処される可能性がありました。

魔女狩りの宗教上の目的は魔術や悪魔崇拝を取り除くことにありましたが、その陰に隠されたもう一つの目的は、女性および女性文化を攻撃することでした。そのため、魔女には、女性の中にある醜悪な部分がことさら強調される必要がありました。魔女のイメージは聖母マリアの対極をなすものとなり、醜い老婆の姿がイメージされました。集団ヒステリーが大規模な魔女狩りの対象になったのも、ヒステリーが女性の醜悪な部分を表す症状だと捉えられたからです。薬草を処方し、神秘的な力を持って聖なる治癒力を施すとされた女性たちは、魔女と見なされて村から追放されたり処刑されました。これは、女性に伝承されてきた知識を否定し、病んだ人々を優しく癒す女性の力を魔術と決めつけて貶める目的を持っていました。

そもそも、魔術や妖術が存在すると考える呪術的思考は、唯一、全能の神を掲げる一神教の教義にはそぐわないものです。超自然的な力で奇蹟を起こせるのは、教義を突き詰めれば全能の神ただ一人のはずです。魔女狩りには本来、神以外の存在がそのような力を持ち得ないことを明確にする目的がありました。その際に、魔術や妖術を女性特有の感覚的・直感的思考から生じるものと捉えたうえで、魔女狩りによって女性文化を排除しようとした可能性が考えられます。

また、魔女狩りは、女性が性欲を持つことに対する恐怖心の現れでもありました。拷問にはサディズム的要素が色濃く含まれており、魔女として告発された女性は特に残虐な拷問を受けました。審問官は、悪魔の刻印が身体の見えない部分に付いていないか調べるために、女性の服をはぎとって裸にし、体毛をすべて剃り落としました。女性の体を針で刺し、痛みを感じない部分があれば魔女と見なされました。取り調べの最中に性欲を起こした審問官は、女の邪悪な性欲のためにそうなったのだと罪を押しつけ、女性の乳房や性器を、釘抜き、やっとこ、真っ赤に焼けた鉄の棒で傷つけました。さらに彼女たちは、残虐極まる拷問の数々を受けました。九リットルもの水を自白するまで何度も飲ませる「水責め」、足の裏に油を塗って火であぶって焦がす「足あぶり」、尖った鉄を爪の下に入れて爪を剥がす「爪剥ぎ」、拷問台やはしごに身体を縛りつけて引き裂くように引っぱる「肢体牽引」などの拷問を受けて自白が強要されました。彼女たちは、このむごたらしい現実から逃れられるなら直ぐにでも死にたいと思うようになり、言われるがままに罪を告白しました。拷問を受けても死ななかった「魔女」は、公衆の面前で火あぶりにされました。魔女狩りでは、女性に対してこのような残虐な行為が徹底して繰り返されたのでした。(以上、『キリスト教封印の世界史』[3]一六三‐一六五頁、『魔女と聖女』三六‐三八頁)。

一方、一六世紀に始まる宗教改革は、キリスト教を厳格な一神教に生まれ変わらせるための改革運動でした。キリスト教に内包されてきた多神教的要素が批判の対象となり、意味を持たないものとして排斥されました。神の権能を分け持つ教皇を頂点に据えた教会制度は、腐敗と堕落の根源であると非難されました。同様に、非難の対象は神性を持つマリアにも向けられました。マリアを崇拝することは、マリアを神として認めることであり、本来の一神教にはあってはならない行為だからです。

特にプロテスタントの予定説では、キリストの贖罪の死さえ、神があらかじめ予定していたものと考えられました。神の全能性は究極まで高められ、相対的にキリストが行った贖罪の役割は過小評価されることになりました。キリストの役割が小さくなると共に、教義におけるマリアの重要性が失われました。プロテスタントはマリア崇拝を禁止し、カトリックもこの時期には、マリア崇拝に対して厳しい態度を取るようになりました。マリア崇拝は、悪魔に仕える証拠だと考える者さえ現れました。

このように、キリスト教が唯一、全能の神の存在を強調する宗教に生まれ変わること、つまり「息子」の宗教から「父」の宗教に回帰することによって、聖母信仰も消退していったのです。

これらのことは、キリスト教において、全能、絶対の父性が強調されることを意味していました。唯一神が先史時代の原父の生まれ変わりとするフロイトの説に従えば、神の威光を増すことは、原父の威光、すなわち父性の威光を増すことに他ならないからです。その結果、聖母信仰に支えられた中世における母性尊重の価値観も、その重要性を喪失することになりました。母性は強力な父性の陰に隠され、さらには母性自体の存在価値すら失われつつあったのです。

(三)「母性神話」の誕生

こうして近代の幕開けと共に、ヨーロッパ社会において、女性および母性を支える文化は重大な打撃を被ることになりました。それは、母性という概念が、消滅の危機に瀕する事態に繋がりました。

エリザベート・バダンテールの『母性という神話[4)]』によれば、一八世紀のフランスでは、母親が自らの子どもを育てず、出産後すぐに乳母のもとに里子に出す習慣が一般化していたといいます。バダンテールは、同書のはじめに次のように記しています。

「一七八〇年。パリ警察庁長官ルノワールは、しぶしぶ、次のような事実を認めている。毎年パリに生まれる二万一千人の子どものうち、母親の手で育てられるものはたかだか千人にすぎない。他の千人は特権階級であるが住み込みの乳母に育てられる。その他の子どもはすべて、母親の乳房を離れ、多かれ少なかれ遠く離れた、雇われ乳母のもとに里子に出されるのである。多くの子は自分の母親の眼差しに一度も浴することなく死ぬことであろう。何年か後に家族のもとに帰った子どもたちは、見たこともない女に出会うだろう。それが彼らを生んだ女なのだ。そうした再会が歓びにみたされていたという証拠はどこにもないし、母親が、今日では自然だと思われている、愛に飢えた子どもの欲求をすぐに満たしたという保証もまったくない」（『母性という神話』二五頁）

フランスのこうした習慣は、古くは一三世紀にもっぱら貴族階級の家庭で始まりましたが、一六世紀の終わりから一般の家庭に流行し、一八世紀には乳母が不足するほどまでに一般化していました（同 八一‐八三頁）。この習慣は、典型的にはフランスに認められましたが、イギリスやドイツでも広く模倣されていたとの資料もあります（同 一二四頁）。また、子どもが出された先の成育環境は劣悪で、一歳未満の乳幼児の死亡率は常に二五％を上回っていたといいます（同 一七一頁）。そして、三歳か四歳まで、あるいはもっと長く乳母のもとで育てられた子どもたちが自分の家に帰ってきた後は、家庭教師の手に委ねられ、さらに教育を受けさせる年齢になると、寄宿学校や修道院学校にあずけられました。

当時の母親は、子育てだけでなく、子どもの健康や将来に対して、あくまで無関心だったのです。社会的規模で行われたこの驚くべき事実は、一八世紀のヨーロッパ社会において、母性文化が消滅の危機に瀕していた証左の一つとして捉えられるでしょう。

同様の指摘は、バダンテールに影響を与えたエドワード・ショーターの『近代家族の形成[5]』にも詳しく述べられています。彼は、一八世紀から一九世紀初めの頃までは、庶民階級の人々の間では、親は幼児に対して関心を持たないのが普通であったと指摘しています。

「深刻なのは、子どもをかなり長時間一人でほっておく一般的な習慣があったことである。（中略）子どもたちは、巻き産衣にぐるぐる巻きにされ、何時間も排泄物にまみれさせられていたり、暖炉の前に放置され、服に火がついて死んでしまったり、また、誰も気をつけていなかったために飼い豚におそわれて食べられたりということがあちこちで見られたという。（中略）
モンペリエ近郊では、とくに蚕が成長する時期になると、不衛生や世話不足が原因で死亡する幼児の数は、流行病で亡くなる幼児の数を上まわるといわれていた。（中略）
工場で働く場合も同じであった。ブダペストの母親は、しばしば、小さな子どもをほんの二、三歳年長の子どもと残したまま一日中家を空けていたので、『様々な事故が起きたり、病気の子どもは、医者に診せるのが遅れて、その病状が急激に悪化してしまうのである』（ところが、母親が子どもをいっしょに連れていく方が家に残しておくよりなお悪かった。生活のため日雇い労働者として働かねばならない母親は、『どんな悪天候でも、ただ子どもを毛布に巻いただけで、近くの道端に寝かせておく。そのために多くの子どもが死亡したのである』）」（『近代家族の形成』一七九 - 一八〇頁）

ショーターは、このような母親の怠慢の理由を、経済性だけに求めることはできないと指摘しています。当時の母親は子どもに対して無関心であり、それは、母親が子どもに優しさに満ちた心遣いをみせず、幼児を育みその人格を育成しようと努力しなかったことや、母親が子どもの死に対してまったく哀悼の情を示さないこと、母親が離婚するときに子どもを放棄していた事実などに表れているといいます（同一八〇 - 一八一頁）。

このようにショーターは、伝統社会では、母親は二歳以下の幼児の成長や幸福には無関心であり、母親が幼児の養育に心を砕くようになったのは一八世紀末になってからであると指摘しています〔さらに彼は、母性愛だけでなく家庭愛やロマンティック・ラヴ（恋愛感情）も近代の産物であり、伝統社会の一般の人々の間では存在していなかったと主張します。なお、ショーターの言う「伝統社会」とは、近代以前の時代全般を指しているようですが、母性愛を欠いた社会は、魔女狩りや宗教改革以降に出現したものであると考えられます。先に述べたように、中世ヨーロッパには、母性が重要視される文化が存在していたからです〕。

さらに、同じような指摘は別の資料の中にも見出すことができます。『ヨーロッパにおける家族構造と機能の変貌[6]』には、近代における各国の養育事情が以下のように記載されています。

（産業革命後のイギリスにおいて）「労働者階級では、母親も働いているため、乳児は家に残され、授乳も不規則であり育児に十分な時間をさけず、手間もかけることができなかった。泣く子をてっとり早くねかせる方法として、子供にアルコール飲料を与えることもあった。これが、乳幼児の健康にいいわけがなかった」（『ヨーロッパにおける家族構造と機能の変貌』六九頁）

（フランスの）「アンシャン・レジームの末期には、人口問題に対する関心が高まった。数々の要因の中で注目された一つは、高い乳児死亡率の原因だった捨子と里子の問題だった。（中略）乳児死亡率の下降のために孤児院の改善と里子を預る乳母の質の向上や里子制度の改善などが考えられた」（『ヨーロッパにおける家族構造と機能の変貌』七四頁）

「オーストリアのウィーンでは、生まれる子二人に一人が非嫡出子であった。（中略）一九世紀前半にはすでに人工妊娠中絶の方法も知られてはいたが、通常は妊娠した子供は生むより他はなく、これが捨子の数を増加させた。再び、ウィーンの統計では『生まれた子供の三人に一人は捨子ないし里子として母から引離される運命にあり、また私生児のうち三人に二人は捨てられることになった』（中略）。

一八世紀末のベルリンでも状況に変化はなく、結婚難が国家や社会に与える悪影響を説き、そのほとんどが成人に達することなく死亡する私生児の運命に注目する本も出版された」（『ヨーロッパにおける家族構造と機能の変貌』八〇頁）

こうした育児環境の悪化は、産業構造の変革に伴う家族形態の変化に負うところもありますが、その背景には、母性を支える文化が社会的規模で失われかけていたことが影響を与えていると考えられます。そうでなければ、子どもを寝かしつけるためにアルコールを飲ませるという発想が生じるはずもなく、また、これほどまでに高い割合でわが子を里子に出したり捨て子にすることが起こり得ないからです。近代ヨーロッパにおいて、母性文化は、まさに消滅の危機に瀕していたのです。

ところが、一八世紀末になると、母性に対する意識革命が起きることになったとバダンテールは指摘します。

「一七六〇年頃から、母親にたいして、自分で子どもの世話をするよう勧め、子どもに乳をあたえるよう『命ずる』書物が、数多く出版された。それらは、女はまず何よりも母親でなければならないという義務を作り出し、二百年後の今日でも根強く生きつづけている神話を生んだ。それは、母性本能の神話、すなわち、すべての母親は子どもにたいして本能的な愛を抱くという神話である」（『母性という神話』一八〇頁）

このような価値観の転換が始まった社会的要因を、バダンテールは、国家にとって人口は重要だという認識から生まれた国力重視の思想や、平等と個人の幸福という観念を広めた啓蒙主義哲学の影響に求めています。

さらに、一般的には、次のような要因が加わったと考えられています。一八世紀後半から一九世紀にヨーロッパ諸国に興った産業革命によって、労働力を提供するための近代的な家族形態が必要とされるようになりました。それは、労働に専念できる父親と、次代の労働力としての子どもたちを確実に育て上げる母親が、それぞれの役割を分担する家族形態でした。近代的な家族の中で母親は、夫の世話をするだけでなく、自らを犠牲にしながら子育てに専心する役割を与えられたのです。

ところで、この現象は、宗教・文化的に検討すれば次のように言えるでしょう。一八世紀末には、科学者の大半がその思想・研究において「神を仮定する」ことを必要としなくなりました。神を仮定することが必要なくなったのは、啓蒙主義思想が台頭し、神の概念が科学者たちの中から消失し始めたからです。つまり、一八世紀末という時代は、長年にわたって社会を根底から支えてきた神が表舞台から退場を始めるという、時代の大きな分岐点に当たります。この時代の分岐点において、神に支えられてきた人々の生き方、社会制度や経済活動、そして家族の在り方に至るすべてのものを、新しく作り替える必要性が生じたのです。

哲学者や科学者から始められた神の消失という事件が、社会一般に広まるにはその後約一世紀の時間を要しました。ヨーロッパ社会は、絶対王政から市民社会、そして列強諸国が世界に進出する時代に移りました。この時代の移り変わりの中でも、父性が強調される風潮は存在し続けました。社会から神を退場させるために決定的な役割を果たしたダーウィンの進化論（と、これを利用したソーシャル・ダーウィニズム）は、闘争による適者生存という男性原理に基づいていました。先に取り上げたシュレーバーの父親は、家父長主義を教育に持ち込んだ代表的な先駆者でした。フロイトのエディプス・コンプレックス理論にも、根底に父親と息子の関係を中心にした家父長的原理が存在しています。

このような思想を背景に、神の有していた全能性、絶対性は、特定の人間に移譲されました。社会には、神に擬された男性が権力を一手に握って君臨しました。そして、家庭では、家父長主義に象徴されるように、父親が家族の成員を支配しました。「母性神話」は、このような父性中心主義の思想が跋扈《ばっこ》し始めた一八世紀後半のヨーロッパにおいて、父性に対応し、父性を補うものとして創られたのです。

ところが、母性神話から生まれた新しい母親像は、簡単には社会に定着しませんでした。バダンテールは、多くの女性たちが当初、新しい母親像を受け入れることを拒んだと述べています。

都市部の子どもを里子に出すという習慣は、依然として庶民の間では盛んに行われていました。一八世紀後半に増加した子捨ての傾向は、一九世紀前半にはさらに増加しました。一九世紀の中頃、私的な職業斡旋所を介して里子に出されるパリの赤ん坊はむしろ増加していました。二〇世紀初頭、一九〇七年には、八万人の子どもがまだ田舎に送られていました。それは、大都市の赤ん坊の三〇%から四〇%に相当しました。(以上、『母性という神話』二七七頁)。また、ショーターも、「一九二〇年代になっても、乳幼児への母親の態度の革命的な転換は、ヨーロッパの多くの地域ではいまだに成し遂げられていなかった」(『近代家族の形成』一九九頁)と指摘しています。

このように、新しい母親像がなかなか女性に受け入れられなかったのには、次の二つの理由が考えられます。

一つ目は、バダンテールが指摘するように、母性神話が女性によって望まれたものではなく、男性の哲学者やモラリスト、医師たちによって考え出され、半ば強制的に女性に押しつけられたものだからです。バダンテールは、母性神話が形成されるために特に重要な影響を与えた人物として、ルソーとフロイトを挙げています。ルソーは『エミール』において、理想の女性像を男性の補完的な存在として描き、また、フロイトの精神分析は、子どもの精神的異常の原因として、親や治療者の目を幼少時の母親との関係に向けさせたとバダンテールは言います。彼らの理論によって、理想の母親像が形成され、母親の責任が増大することになりました。こうしてできあがった母性神話は、女性が自立した人間存在であることを認めず、母親の役割だけに押し込めるものであるとバダンテールは批判しています(この主張こそ、バダンテールが『母性という神話』で訴えたかった主旨です)。

もう一つの理由は、当時の社会に、重要性を増した母性を支える文化的基盤が存在していなかったことにありました。キリスト教による母性を称える文化が近代において否定されてから、それに代わる文化的基盤がヨーロッパ社会からは消失しかかっていました。バダンテールが挙げたルソーとフロイトの思想は、母性神話を生んだ要因の一つとしては考えられますが、母性神話を根底から支える概念ではありません。

ルソーは自然を尊び、人間を堕落させる文明社会を批判し、不平等な文明社会の根本的変革を目指す未来社会を構想しました。『エミール』は堕落した文明人を救済するために書かれた教育論であり、ルソーはこの中で、自然の優位性に基づいて新しい人間の形成を説いています。また、フロイトは、近代ヨーロッパの文化的起源を父と子の葛藤で構成される「エディプス神話」に求めたのであり、母と子の問題は付随的に述べられているに過ぎません。

つまり、ルソーとフロイトの思想の主眼は、母性には向けられていないのです。当時の社会には、母性神話を根底から支える概念が乏しい状態にありました。そのため、モラリストや医師たちがどのように母性の重要性を説いてみせたとしても、彼らの主張は文化的基盤を持たないために説得力を欠き、女性の中にはなかなか浸透しなかったのです。

(四) バッハオーフェンの『母権論』

ところで、この時代に、母性の意義とその重要性を主張した人物がまったくいなかったわけではありません。『母権論』[7]で知られるヨハン・ヤーコプ・バッハオーフェン（一八一五 - 一八八七年）は、社会における母性の意義を再発見した人物でした。

しかし、バッハオーフェンの著作および研究業績は、当時の学会主流からは完全に黙殺されました。同時代に生きたダーウィンやフロイトが社会から賞賛を受けたこととは対照的に、バッハオーフェンが生前にみるべき評価を受けることはありませんでした。わずかにエンゲルスによって取り上げられ、マルクスの理論に強い影響を与えましたが、その後バッハオーフェンの名は一時期完全に忘れ去られました。そして、彼の死後三十余年の歳月を経て、再びバッハオーフェンの思想が社会から注目されるようになり、やがて二〇世紀の精神思想において重要な位置を占めるようになったのです。

母性神話がヨーロッパ文化の中に根づき始めたのは、バッハオーフェンが評価され始めた一九二〇年代以降であると思われます（ちなみに、同じ頃、民主主義国の多くが、全面的または部分的な参政権を婦人に与えるようになっています。これらの出来事の背景には、第一次世界大戦という父性原理に基づいた愚行への、一時的な反省があったと考えられます）。

父性中心の価値観が支配した近代という時代に、バッハオーフェンは何を訴えようとしたのでしょうか。一般には、母権の発見が、バッハオーフェンのなした主要な発見であるとされています。彼は、ローマ、ギリシア、エジプトの神話や象徴を詳細に研究した結果、次のような結論を導き出しました。それは、文明世界の歴史全体にわたって典型的にみられる父権制的社会構造は比較的最近の時代に属するのであり、それに先行して、母親が家族の長となり、社会の指導者を引き受け、偉大なる女神が社会を統括する文化が存在していたと推論しました。当時忘れ去られていた、母親が社会の中心にある文化の存在を、バッハオーフェンは人類の歴史の中に位置づけようとしたのです。

さらにバッハオーフェンは、母権制的段階の以前に、文明化されていない、無秩序で自由な性交渉が行われる社会形態が存在したと仮定しました。人類の発達史は、この段階から出発して母権制段階へと進み、さらに父権制段階へと至ってきたと考えたのです。

ところで、著書の題名に「母権」という言葉が使われたのは、バッハオーフェンが、バーゼル大学ローマ法担任教授、バーゼル刑事裁判所判事、バーゼル控訴裁判所判事を歴任し、裁判官として生涯を送ったことと無関係ではないでしょう。しかし、母性ではなく母権、つまり母親の権利という言葉を使用したのは、当時の社会において母親の価値が失われており、母性の存在をわざわざ権利という言葉を使って表現しなければならなかったことの現れであると思われます（この経緯は、人間の価値が喪失させられた社会において、その価値を見直すために「人権」という言葉が使用されたことと同じです）。

したがって、バッハオーフェンの主張には、当時の社会にない価値観を、新しく意義づけようとする目的があったのだと考えられます。彼は、『母権論』の序論の最後に、次のように述べています。「・・・後に続く者によって過小評価されたり、欠点や不備ばかりをあげつらわれたりするという、すべてのパイオニアワークのつねである運命に私としては平然と従うことであろう」と。つまり、自らの論究が当時の社会から受け入れられないこと、そして、その内容が当時の社会には存在しないパイオニアワークであることを、彼自身が自覚していたのです。

これらの点から、彼の提示した内容こそが、近代ヨーロッパ社会において忘れ去られようとしていた母性の本質を表現していると考えることができます。バッハオーフェンを二〇世紀に再評価した一人であるエーリッヒ・フロムも、「母性的愛と父性的愛の本質、そこから生ずる母親ないし父親との絆の相異、このテーマに関する研究が、おそらくバッハオーフェンの果たした最も意義ある業績であろう」（『愛と性と母権論』[8] 一四二頁）と指摘しています。

そこで、失われた母性の本質が、バッハオーフェンによってどのように取り上げられているのかを、以下でみてみましょう。

まず、バッハオーフェンは、母性の特徴について次のように述べています。

「人類を初めて文化段階へと高め、一切の徳を発達させ、人間の有する様々な気高い面を育成する上での出発点となったのは、母の愛という力であった。それは、暴力にみちた生のさなかにあって、愛と協調と平和の神的原理として作用したのである。胎児を育むうちに、女性は男性より早く、自らの自我の枠を越えてその愛の配慮を他の存在たる胎児へと及ぼし、その精神に備わった叡知をことごとく他者を養い育て上げるために発揮する術を学ぶ。人類の文化が向上していく源のすべては母性にある。あらゆる善行も、献身も養育も死者への哀悼も、すべて母性に端を発するのである」（『母権論』一巻一三頁）

バッハオーフェンは、人間の気高い面を育てるのも、人類の文化が向上する源も、母の愛を出発点としていると指摘しています。そして、個人においては善行、献身、養育、死者への哀悼が、社会においては愛と協調と平和が、すべて母性に端を発していると述べています。父性全盛の近代ヨーロッパにおいて、これらを声高に訴えたのは、まさに驚くべきことであると言えるでしょう。彼の論究が、当時の学会主流から完全に黙殺されたのも、母性の再発見と母性重視のこのような価値観を、社会の動向と真っ向から対立する形で取り上げたからであると考えられます。

さらに、バッハオーフェンは続けます。

「母性に発するそうした愛は、より親密なものであるばかりか、より普遍的でかつより包容力に溢れたものでもある。（中略）父性原理の特徴が限定性であるならば、母性原理の特徴は普遍性である。前者がより狭い範囲へ必ず限定されるものであるのに対し、後者は自然の生の営みと同様に、限定ということを知らない。産む性である母からはすべての人間に見られる普遍的な友愛関係が生まれてきたのだが、そうした意識と認識は父性の確立とともに消え去っていった」（『母権論』一巻一三－一四頁）

母性愛の特徴は、限定を知らない普遍性であり、包容力に溢れているということです。母権制社会では、社会を支配する母神と似姿たるすべての女性から生まれる子どもは、皆同胞と見なされます。したがって、その生まれ故郷においては社会に兄弟と姉妹しか存在せず、誰もが平等に扱われる価値観が生まれるのです。

女性の包容力に基づくこの普遍的な友愛関係を、バッハオーフェンは次のようにも述べています。

「血縁的気質や、だれかれともなく無差別に民族構成員全員を一様に包み込む『共感《シュンパティア》』が特に賞賛されることもまたそのような普遍性にもとづいているのである。内部にいさかいがなく、不和の生ずることを嫌ったという点で、女性支配国家はとりわけ称えられている。民族の全員が互いに友愛と同胞愛とに包まれて楽しんだかの民族の大祭《パネーギュリス》は、女性支配国家のもとでは早くから行われ、もっとも見事な発達を遂げた。同胞たる人間のみならず、動物の体を傷つけることすらも特に重く罰せられたことがそれに劣らず特徴的である」（『母権論』一巻一四頁）

母権制社会では、民族の全員が互いに友愛と同胞愛に包まれており、その対象は人間のみならず動物にまで向けられていました。そして、社会においては、内部のいさかいや不和を嫌う一方で、無差別に全員を包み込む「共感」が特に賞賛される価値観が存在していたというのです。

さらにバッハオーフェンは、女性が持つ男性より優れた資質について、次のように述べています。

「女性優位の時代が、男性より優れている、女性のすべての資質と結び付いていることを、忘れる者はあるまい。古代人がとりわけ『女性的なもの《ギュナイケィア》』と呼んでいるあの調和。女性の魂の奥底に秘められた欲求である愛を、万物の根本原理と合一させるまでに高めるあの宗教。（中略）良心にたがわず認識し一瞬にして判断するあの純真な天性の叡知。そして最後に、女性が女性であるがゆえに、その本性そのものからして体に染みついている日常生活の在り方すべてにわたるあの不変性、および恒常性。女性の本質に見られるこうした特質はすべて、女性支配の特質をなし、それぞれの特質にはそれぞれの歴史的特徴や現象が対応し、そしてそれらは心理的、歴史的にも正しく関連づけられるものなのである」（『母権論』一巻二四頁）

このようにバッハオーフェンは、女性の優れた資質として、調和、宗教にまで高められる愛、良心にたがわない純真な叡知、日常生活の在り方すべてにわたる不変性と恒常性を挙げています。

そして、バッハオーフェンは、母権制が自然の摂理に即して生まれたものであると結論づけています。

「その肉体的イメージからして子を産む母というものから発した女性支配は、物質と自然の営みからくる現象の支配をうけ、そこからその内面的な精神と、外面的日常生活の諸々規則を導き出した。女性支配の時代は生の一体性、万物の調和を後代の人びとよりも生き生きと感じていたのであり、そこからなお離脱することもなかった。（中略）女性支配は万事において自然界の法則に従い、もっぱら大地に眼を向け、地下の力を天空の光より上に置き、男性の力を主として地上の水とみなし、孕ませる精液を『母のふところ《グレミウム・マートリス》』よりも、また海を大地よりも下に置くその考え方はまったく物質中心主義であり、物質的存在を美化し、（中略）〔実践的徳〕に心血を注いだのである」（『母権論』一巻二八頁）

自然現象の支配を受け、生の一体性、万物の調和を生き生きと感じていた母権制社会の人々は、自然界の法則に従って生き、もっぱら大地に眼を向け、物質的存在を美化し、実践的な徳を体得することに心血を注いだのです。

バッハオーフェンによってこれまでに述べられてきた母性の本質をまとめると、次のようになるでしょう。

①子を産み、育てることから発する母性は、**生の一体性、万物の調和を生き生きと感じながら、自然界の法則に従って生きること**を基本にして成立する。そこから、もっぱら大地に眼を向け、物質的存在を美化し、実践的な徳を体得することに心血を注ぐ考えが導き出される。そして、それは、良心に従って瞬時に判断される天性の叡知や、**日常生活の在り方すべてにわたる不変性と恒常性**を生むことに繋がる。

②母から生まれる子どもは皆同胞であり、平等に扱われる。そこから、不和や争いを嫌い、友愛と同胞愛に包まれた、**平等、宥和、平和の精神**が発達する。この精神の根底には、**無差別にすべてを包み込む共感性と包容力**が存在している。

③子を育てる母は、自らの自我の枠を越えてその愛の配慮を他の存在たる胎児へと及ぼし、その精神に備わった叡知をことごとく他者を養い育て上げるために発揮する術を学ぶ。そこから、養育や献身、そしてあらゆる善行の源となる、**限定を知らない普遍的な愛**の概念が誕生する。

これらの概念こそ、近代ヨーロッパにおいて顧みられなくなっていた母性の本質を表現していると考えられます。

バッハオーフェンは、近代化によって失われつつあった母性文化を、ギリシア以前の文化の中から再発見しました。そして、それらの文化から母性の特徴を抽出して純化させ、新たな母性文化としてヨーロッパ社会に根づかせようとしたのです。

ところで、母性神話には、母性本能の存在が主張されています。それは、女性には子どもを無条件に愛し育てるための生物学的な本能が備わっており、その本能に従いさえすれば女性は母性を発現できるという「科学的」な理論に基づいています。

しかし、母性本能が主張されたのは、母性本能を司る仕組みが科学の発達によって発見されたからではありません。それにもかかわらず、母性本能の存在を仮定しなければならなかった理由は、社会の側に存在しています。つまり、近代に至って社会から母神の概念が消失し、母性を支える社会制度が解体されたからです。母性の根拠はもはや社会には存在せず、人間の脳の中にしか求められなくなっていたのです。

一方、バッハオーフェンが二〇世紀になって評価されたのは、重要性を増した母性を母性本能の理論だけでは支えきれず、文化的なモデルとしての母性像を必要とする社会的要請が生じたためであったと考えられます。その結果、フロイトがエディプス神話を構築したのと同様に、バッハオーフェンによって、近代の母性神話の中に新たな一章が書き加えられたのです。

二．母性の喪失と破瓜型解体

これまでの検討をもとに、母性の喪失という社会的な現象が、精神分裂病にどのような影響を与えたのかを考えてみましょう。

（一）母性の喪失が、乳幼児の精神世界に与える影響

先に述べたように、母性が喪失される端緒となったのが、ヨーロッパ近代の初頭に起こった魔女狩りと宗教改革でした。魔女狩りによって「女性の持つ魔術のごとき力」が執拗に攻撃の対象とされ、中世に華開いた女性文化はその

価値を貶められることになりました。宗教改革では、教皇を頂点に据えた教会制度の否定と共にマリア崇拝が禁止されました。そのために、母性文化を支えていた慈愛と寛容と聖なる母性を有する聖母マリアへの信仰は、プロテスタントにおいては宗教上の意味を失いました。こうして近代の幕開けと共に、中世に存在していた女性および母性文化の基盤は、大きく揺らぎ始めたのです。

近代化が進む中で、母性の喪失は進行しました。一八世紀のフランス（だけでなくイギリスやドイツ）において、多くの母親が育児を放棄していたというバダンテールの指摘は、その証左の一つです。啓蒙思想が台頭し、理性に拠って生きる人々が登場するようになると、この傾向はますます顕著になりました。やがて神が社会の表舞台から退場を始めると、カトリックに残る聖母信仰によってかろうじて支えられていた母性文化は、その基盤を喪失する危機に直面しました。そこで、啓蒙主義者たちは、新たな母性文化の創造に着手しなければならなくなったのです。それが、一八世紀後半から現れた「母性神話」でした。

母性神話を創った啓蒙主義者（や啓蒙思想に影響を受けた科学者）たちは、この概念が「神話」だとは毛頭考えていませんでした。それは、女性には子どもを無条件に愛し育てるための生物学的な本能が備わっており、その本能に従いさえすれば女性は母性を発現できるという「科学的」な理論のはずでした。しかし、啓蒙活動だけが先行し、母性を実践するための文化的な行動モデルを持たない母性神話は、女性を育児へと導けませんでした。一九世紀においても、多くの女性たちは相変わらず育児に無関心だったのです。

一方で、宗教改革によって、ヨーロッパ社会に独自の個人主義が確立しました。「神だけが信頼に足る存在」であり、「人間の援助や人間の友情に一切信頼をおかないよう」に訓戒するピューリタニズムの思想は、個人を独立した存在へと押し立てる役割を果たしました。さらに、啓蒙主義思想の発展は、個人主義をいっそう進展させました。啓蒙思想から無神論が生まれると人間は神との関係をも失い、自らの理性に導かれて生きる、何ものにも依拠しない孤高の存在となったのです。これが、近代ヨーロッパにおいて確立した「自我」でした。

以上のような「母性の喪失」と「近代自我の確立」という現象が重なり合った時期が一九世紀であり、特にダーウィンの進化論によって神の存在意義が否定された一九世紀後半以降には、こうした現象は最高潮に達しました。この時期に成立した自我は、二つの不安定要因を抱え込むことになりました。一つは、自我が何ものにも依拠しない孤高の存在となったことであり、もう一つは、その自我を根底で支える母性が失われたことです。自我は、現在においても過去においても、自らを支えてくれる他者の存在を喪失する可能性に見舞われたのです。

この事情をさらに詳しく検討するために、自我が成立する以前の個人の精神世界に目を向けてみましょう。

個人の成育史において、自我がいつ成立するのかという問題は、研究者によって意見が分かれます。後述するメラニー・クラインのように、早期乳児期にはすでに、自我が不安を処理するために機能していると考える立場もあります。しかし、ここでは、自我は原抑圧が行われる時期、つまり、個人が言語的世界に参画する時期以降に形成されると考える立場を採ります。原抑圧は、社会の規範を他者から強制され、押しつけられることによって成立します。人はこの抑圧を経験することによって社会の規範を受け入れ、言語で構成された世界に参画することが可能になります。そして、言語的世界の中に位置づけられて初めて、自我の存在は他者と明確に区別され、「私とは何者であるのか」という自我の本質が現れるのです。

ただし、それ以前の時期にも、個人の精神内界には自我や対象世界の原型は存在しています。そこでこれらを、「原自我」、「原世界」と呼んで検討を進めて行くことにしましょう。

最初期の乳児にとっては、自他の区別はまだ曖昧です。母親の子宮内にいるときの乳児は、まさしく母子一体の状態にあり、文字通りの意味で自他の区別を持ちません。出産という出来事によって乳児は、母親の胎内から外の世界へと投げ出されます。この事態を充分に認識できない乳児の精神世界では、自他は混然として分離できない状態にあります。やがて、乳児が他者や周囲の世界の存在をおぼろげに認識し始めると、自他の区別が生まれ始め、自我の原型と対象世界の原型が作られるのです。これが、「原自我」と「原世界」です。

この時の［原自我］と［原世界］の関係には、未だに相互が渾然《こんぜん》とした不明瞭な状態が残されています。［原自我］と［原世界］は、この後少しずつ分離しながら、その独立性を確立して行きます。この時期に、乳児が世界からどのような扱いを受けるか、または乳児にとって世界がどのように映るかが、その後の［原自我］と［原世界］の形成に大きな影響を与えると考えられます。

その際に、乳児と対象世界の関係に重要な影響を与えるのが、母性です。人間の乳児は、母親の庇護がなくては生存できない無力な状態で出生します。すべてが満たされていた胎内環境から出産後の環境への激変は、無力な乳児に耐えがたい不安を引き起こします。母性は、この不安を解消させるために最も重要な役割を果たすのです。

豊かな母性が乳児に与えられたならば、外界へと突然投げ出された乳児の不安は最小限に留められるでしょう。バッハオーフェンが挙げた母性の特徴、すなわち、不変性と恒常性、限定を知らない普遍的な愛、すべてを包み込む共感性と包容力は、出生後の乳児に、胎内に及ばないまでもそれに近い環境を再現させるめの重要な要素となるのです。このような豊かな母性に包まれた乳児にとって、［原世界］は愛に満ちた信頼できる対象として認識され、また、乳児の［原自我］は、［原世界］から愛され、［原世界］にはなくてはならない存在として扱われていると感じることになります。これらの感覚は将来、自尊心を育んで自我にその存在根拠を与え、また、世界に対する信頼感を形成するための核になると考えられます。

ただし、バッハオーフェンが挙げた母性の特徴は、あくまで「母性神話」であることを忘れてはなりません。バッハオーフェンが挙げるような母性を完全に体現できる人間など存在しないのですから、乳児が完璧な母性に包まれることは現実には不可能です。したがって、豊かな母性に浴することができた乳児であっても、後に述べる母性の喪失した状態を多少とも経験することになります。実際には、豊かな母性がどの程度与えられるかという相対的な問題であり、現実原則に基づいて、生身の人間が可能な範囲で母性を与えることが乳児にとっては重要であると考えられます。

さらに付け加えると、母性とは、本来は母親一人が担うものではありませんでした。たとえば、大家族制のもとでは、祖母やおば、年長の姉妹が母性の役割を担ってもいいし、場合によっては家族の中の男性が担うこともありました。地域共同体の中で、各家族同士で子どもを育て合うこともあったでしょう。そこには地域としての母性が存在し、社会には母性を象徴する母神が存在していました。しかし、母神が消失し、個人主義が徹底されると、地域共同体は解体して、家族は小家族または核家族化されました。一方で父親は、家父長主義のもと、強力な父性を求められました。これらの要因によって母性は、社会や地域や家族から切り離され、母親が一人で担わなければならなくなったのです。そこで、母親が最大限に母性を発揮するための動機づけが必要とされるようになり、「母性神話」という新たな概念が創られたのです。

また、一方において豊かな母性は、［原自我］に万能感を湧き起こさせることに繋がります。母親によって常時欲求が満たされる乳児には、望むものはすべて叶えられると感じる万能感が育まれます。ただし、この万能感は、母親を中心とした世界との実際の関わりの中で生じるのであり、そこには多少なりとも現実的な感覚が備わっています。この現実的な感覚を含む万能感を、ここでは「現実的な万能感」と呼ぶことにします。現実的な万能感は、将来自らが無能だと悟った際にその無能さを引き受けたうえで、再び万能感を獲得するために現実世界へ働きかけるよう自我を導く可能性を含んでいます。

逆に、母性が乏しければ、安全な胎内から危険に満ちた世界へと投げ出された乳児の不安は、解消されるどころかさらに増幅されます。無力な乳児にとって、母親からの世話を受けられないことは、死へと直結する事態になるからです。このとき、乳児の［原自我］は、死の恐怖におののき、自らが消失する不安に苛まれます。そして、［原自我］にとって［原世界］は、自らを死へと追いやる対象として映るのです。

メラニー・クラインが、その著書である『妄想的・分裂的世界[9]』で提唱した乳児の精神内界の有り様は、まさにこの事態を克明に描いていると言えるでしょう。

「私が主張するのは、生体の内部において死の本能の活動から生じる不安が、絶滅（死）の恐怖として感じられ、迫害の恐怖という形をとるということである。破壊衝動への恐怖は、直ちに対象に帰せられるようにみえるが、しかしむしろ、支配的で圧倒的な力を持つ対象に対する恐怖として体験される。一次的な不安（primary anxiety）を生み出す他の重要な源泉は、出産外傷（分離不安）と、身体的欲求の挫折である。しかもこれらの体験もまた最初から、対象によってひき起こされるものとして感じられる。これらの対象はたとえ外的なものとして感じられるにしても、取り入れを通して、内的な迫害者（internal persecutors）になり、内部で破壊衝動への恐怖を強化する」（『妄想的・分裂的世界』七‐八頁）

クラインの精神分析理論は、フロイトの本能二元論をそのまま受け入れて、生物学的な生の本能と死の本能の葛藤とその変遷が、人格発達に基本的な影響を与えると考える立場を採っています。しかし、死の本能という概念を用いなくても、乳児に生じる一次的な不安、そして絶滅（死）と迫害の恐怖は説明することは可能です。

それは第一に、母性の喪失によってもたらされるであろう実生活における死への恐怖感覚です。クライン自身が指摘する出産外傷と身体的欲求の挫折という要因は、母性の喪失によって増強されます。母親からの庇護を得られず、身体的欲求が満たされない状況が続けば、無力な乳児は現実の死に直面します。この状況において乳児の精神内界には、自らが消滅する不安と死への恐怖が引き起こされるのです。

また、クラインは、死の本能から生じる破壊衝動への恐怖が、乳児には支配的で圧倒的な力を持つ対象に対する恐怖として体験されると述べていますが、これについても死の本能を仮定する必然性はありません。母性の喪失によって前面に現れる父性、全能の神に裏打ちされた強力な父性が、乳児にとっては、支配的で圧倒的な力を持つ対象への恐怖として感じられるからです。そして、支配的な父性を持つ父親は、乳児の精神内界では、将来の内的な迫害者の原型となる可能性を秘めているのです。

クラインは、このような精神内界の有り様を、乳児一般に認められるものと捉えています。しかし、豊かな母性に支えられた乳児の精神内界が、死と迫害の恐怖によって占められているとは考えにくいのではないでしょうか。それはむしろ、母性の喪失が生んだ、特殊な状況がもたらす精神状態と考えたほうが自然であるように思われます。クラインは、多くの臨床経験に基づいて自らの理論を構築したのですが、そもそも彼女が観察した乳幼児は何らかの精神的問題を抱えていたはずであり、さらには当時の時代背景において母性を喪失した社会的状況が存在していたことが、彼女の理論に大きな影響を与えたのではないかと考えられるのです。

（二）母性の喪失と精神分裂病の基本障害

さて、クラインの描く乳児の精神内界が、母性の喪失によって形成されていると仮定して、さらに彼女の理論を読み進めてみましょう。

クラインは、早期の自我（ここでいう［原自我］）が被る最初の危機について、次のように述べています。

「破壊衝動の一部は（死の本能のゆがんだ反映として）外界に投影され、最初の外的対象である母の乳房に帰せられると私は考える。フロイトも指摘したように、破壊衝動の残りの部分は、生体の内部にあるリビドーによって拘束される。けれどもこれらの過程のどちらもその目的を完全に成し遂げるわけではないので、内部から破壊されるという不安は依然として働き続ける。この脅威の圧力のもとで、自我が粉々に砕け散ろうとするのは、私には自我の統一性の欠如とよく対応しているように思われる。この自我の細分化が精神分裂病の解体状態の基礎であるようにみえる」（『妄想的・分裂的世界』八頁）

このようにクラインは、死の本能の活動から生じる「内部から破壊されるという不安」が、早期の自我（［原自我］）を細分化し、解体の方向へ向かわせると述べています。そして、自我の細分化が、精神分裂病の解体状態の基礎であると指摘しています。

しかし、早期乳児期に自我が存在し、内部から破壊される不安によって自我が粉々に砕け散るという捉え方は、時間的順序が逆であるように思われます。

そもそも［原自我］は、最初から存在しているわけではありません。［原自我］は対象世界との関わりを通して、乳児の精神内界で作り上げられて行きます。その際に、母性が喪失すると、乳児の精神内界では［原自我］が構築されにくくなるのです。母性が不充分にしか与えられない乳児は、絶滅（死）と迫害の恐怖に苛まれます。絶滅（死）と迫害の恐怖は、世界の中で存在できないのではないかという乳児の一次的な不安を生み、乳児の精神内界で［原自我］が形成されることを妨げます。

さらに、母性の喪失が［原自我］に与える影響はそれだけに留まりません。その理由を、バッハオーフェンの挙げた母性の特徴から検討してみましょう。

乳児の精神内界では、最初期には自他の区分は混沌としています。これは胎内にあるときの、自他の区別を知らない状態の名残です。自己と対象世界がおぼろげながら認識されるようになると、乳児の精神内界で［原自我］と［原世界］が形成され始めます。しかし、当初は、［原自我］と［原世界］の境界はまだ不明瞭で、どこまでが［原自我］でどこからが［原世界］であるのかが明確に区別されていません。この時期に、対象世界から母性が失われると、その後の［原自我］と［原世界］の形成に、以下に述べるような重大な影響が出現すると考えられます。

まず、母性の特徴である恒常性と不変性が失われる場合です。対象世界から恒常性と不変性が失われる事態として、具体的には次のような二つの状況が考えられます。

一つ目は、母親（やその代替者）が常に乳児の傍らに存在せず、多くの時間乳児を放置し、たまに現れたかと思うとまた急に消え去ってしまうような状況です。乳児にとって母親とは対象世界そのものですから、母親の不在は対象世界の消失を意味し、母親の現前は対象世界の出現を意味します。したがって、この事態を［原自我］からみると［原世界」の存在自体がほとんど認識されず、たまに出現したかと思うとすぐに消失するように感じられます。

これらのことが繰り返されると、未だ明確に区分されていない［原自我］と［原世界］の関係は混乱を来します。乳児の精神内界では、対象が消失しているときには対象世界の存在自体が感じられず、［原自我］が［原世界］の全てであるかのように認識されます。一方、対象が突如現れて急に消え去る際には、［原世界］が［原自我］を保護するようには受け取られず、むしろ［原世界］が［原自我］を圧倒してくるように認識されます。これは、コンラートのいう「アナストロフェ」、つまり、世界から迫害され抹消されようとしている病者が、突然世界の中心となり世界を支配する存在に転換するという、精神分裂病の病的体験の原型を成していると捉えられます。

二つ目の状況とは、母親（やその代替者）が乳児に関わるとしても、その対応や態度が一貫せず、その時々で変化するような場合です。乳児の精神内界で［原自我］が形成される際、その基準は対象世界にあります。対象世界からの働きかけが一貫していると乳児の精神内界で［原世界］はその実体が明確に理解され、明確な［原世界］を基準にして、［原世界］でないものが［原自我］として形成されるのです（この順序は逆ではありません）。

このように、対象世界からの働きかけがバラバラで一定しないと、乳児の精神内界では、［原世界］は変化に富んだ不確定な存在に映ります。すると、乳児の精神内界にある［原自我］と［原世界］の間に明確な境界が作られず、それぞれの独立性を確立できずに相互に移行している状態が残されてしまいます。これは、精神分裂病にみられる思考伝播、思考吹入などの病的体験や、自己に所属するはずのものが外部につつぬけになっていると感じる「つつぬけ体験」の原型になると考えられます。

また、母性の特徴である限定を知らない普遍的な愛が存在しないことも、乳児の精神内界に重大な影響を及ぼします。普遍的な愛が向けられないと、乳児は、対象世界から愛されていないと感じ、対象世界になくてはならない存在であると認識することができません。すると、乳児の精神内界では、［原自我］は［原世界］の中で価値のある存在とは感じられず、その存在根拠を得られなくなります。さらに、すべてを包み込む共感性と包容力が対象世界から失われた場合にも、同様の影響が現れます。母性の特徴である共感性と包容力を得られないと、乳児は対象世界から理解されずに孤立し、対象世界から守られていると感じることができないのです。すると、乳児の精神内界では、［原自我］は［原世界］から与えられる共感性と包容力という支えを失って、やはりその存在基盤を確立することができなくなります。

［原自我］が存在根拠を確立できないという事態は、以前に述べたアンネ・ラウの「私には自然な自明性が欠けている」という訴えに象徴される、「自明性の喪失」した状態に繋がると考えられます。彼女は、「神も信じられず、他人との関係も、自分の立場も、信頼も、もちろん母親に対する信頼も、それに対人関係も、何もかもすっかり消えてしまった」のでした。つまり彼女は、自分と世界を繋ぐ意味関連が崩壊してしまったのであり、そのことによって、自らの存在を支えるすべてのものを喪失していました。こうした事態は、［原世界］と［原自我］の関係性の乏しさに基づいており、［原自我］が［原世界］によって存在基盤を支えられていないために生じているのだと考えられます。それは、対象（母親）からその存在がなくてはならないものと認識され、理解され守られていると感じさせる環境の欠如によってもたらされるのです。

以上のように、母性の喪失は、乳児の精神内界における［原自我］構築の始まりに、決定的に不利な影響を与えます。クラインは、「早期自我には結合力が著しく欠如していて、統合へ向かう傾向と、細分化し解体の方向へ向かう傾向とが、交互に生じる」（『妄想的・分裂的世界』七頁）と述べています。しかし、早期自我（［原自我］）に結合力が著しく欠如しているのは、死の本能によって自我が細分化し解体の方向に向かうからではなく、母性の喪失によって、［原自我］が形成されにくい状態に陥っていることに起因すると考えられるのです。

（三）母性の喪失に対する防衛機制

では、母性の喪失という事態に対して、［原自我］はどのように対処するのでしょうか。クラインは、早期の防衛機制として、分裂と共に理想化と否認を挙げています。理想化について、クラインは以下のように述べています。

「理想化は対象の分裂と結びついている。というのも乳房の良い側面が、迫害する乳房への恐怖に対する保護手段として誇張されるからである。このような理想化は、迫害的恐怖の結果であると同時に、際限ない満足をめざし、そのために無尽蔵で常に満ちあふれた乳房、つまり理想的な乳房をつくりだす本能的な欲望から発生する」（『妄想的・分裂的世界』一〇頁）

母性の喪失した対象世界は、乳児に絶滅（死）と迫害の恐怖を感じさせます。さらに、恒常性と不変性を欠いた対象は、当初は存在しなかったり突如現れるものとして、または変化に富んでその実体をつかめないものとして乳児には認識されます。これらの事態を克服するために、乳児は（母親という）対象を分裂させ、良い側面や悪い側面を持つ「部分」として認識するようになります。

ここで乳児が対象を一人の人間として認識しないのは、そもそも対象が恒常性と不変性を欠いているからであり、さらに絶滅（死）や迫害の恐怖を感じさせる対象が、［原世界］そのものであるとは認められないからであると思われます。

そのため、母性の喪失によって絶滅（死）や迫害の恐怖を感じた乳児は、対象にわずかに認められる良い部分だけを探し出して強調し、さらにこれを理想化することで恐怖を克服しようとします（したがって、「良い対象」のほとんどはイマジネーションの産物になります）。［原世界］の中に理想的な対象を作り出し、その理想化された対象に守られていると感じることで、［原自我］は絶滅（死）の恐怖を解消しようとするのです。

そして、対象を理想化するためには、現実から目を逸らし、悪い対象の存在を否認することが必要になります。

「欲求不満をひき起こし、迫害する対象は、理想化された対象からはるかに遠くに置かれる。けれども悪い対象は良い対象から隔てられているだけでなく、欲求不満の結果生じる悪い感情（痛み）が否認されてしまうのと同じように、その存在そのものも否認されてしまう」（『妄想的・分裂的世界』一一頁）

クラインが述べる、欲求不満をひき起こし、迫害する悪い対象こそが、現実に存在する母性を喪失した母親（またはそれに代わる対象）の「部分」であると考えられます。この対象の否認は、乳児の精神内界において、自我（［原自我］）を防衛するために行われています。

クラインは続けて言います。

「このことは心的現実（psychic reality）の否認と結びついている。心的現実の否認は、早期の心性の本質的な特性である強力な全能感を通してのみ可能となる」（『妄想的・分裂的世界』一一頁）

このように、悪い対象の否認は、心的現実の否認として乳児の精神内界において行われます。クラインはそれが、「早期の心性の本質的な特性である強力な全能感を通してのみ可能となる」と指摘しています。乳児は全能感を持つことによって、初めて対象を否認し、絶滅させることが可能になるというのです。

さらに、この全能性は、対象を理想化する際にも働くとクラインは述べています。

「幻覚的な満足では、二つの相互に関連しあう過程が生じる。つまり、理想的な対象と状況とを全能的につくりあげる過程と、悪い迫害する対象と苦痛な状況とを同じように全能的絶滅する過程である」（『妄想的・分裂的世界』一一頁）

母性の喪失によって乳児は、絶滅（死）と迫害の恐怖を感じます。そこで乳児は、精神内界において悪い対象の存在を否認し、理想化された良い対象を作り上げます。現実を否認し、理想的な対象を空想することによって、乳児の［原自我］は守られ、かろうじて［原世界］の中でその存在の基盤を確立するのです。これらの過程は同時に行われ、［原自我］を防衛するために共同で機能します。そして、これらの過程が行われるためには、乳児の早期の本質的な心性である強力な全能感が重要な役割を果たすのです。

ここでいう全能感は、万能感と言い換えてもいいでしょう。この万能感は、母性が喪失した状況で発揮されます。バッハオーフェンの指摘する母性の現実性を支える特徴、すなわち「生の一体性、万物の調和を生き生きと感じながら、自然界の法則に従って生きることを基本にして成立する」母性との関わりが乏しい状況で万能感は育まれます。さらに、この万能感は、現実を否認し、乳児の精神内界でのみ発揮されるのですから、現実的な要素を含むことがありません。つまり、母性が喪失した状況で湧き起こされ、育まれる万能感は、現実的な感覚を失っているのです。

クラインは、対象の理想化において乳児は際限ない満足をめざし、そのために無尽蔵で常に満ちあふれた乳房を作り出すと述べていますが、乳児の満足に際限がなくなり、対象からの愛が常に満ちあふれて無尽蔵でなければならないは、理想化の原動力である万能感に、現実的な感覚が失われているからです。現実的な感覚を伴わない万能感は、対象との関わりの中に満足を得ることができないために、空想の中で際限のない欲求を追い続けることになります。この万能感を、ここでは「非現実的な万能感」と呼ぶことにします。非現実的な万能感は、対象世界との関わりを持たず、専ら精神内界において活動します。そして、病者の精神内界で、非現実的な感覚や思考が形成される際に重要な役割を果たすのです。

さて、理想化と否認という防衛機制によってかろうじて成立した［原自我］は、その後どのような運命をたどるのでしょうか。このことを検討するために、クラインの次の指摘は重要です。

「否認され絶滅されるのは、一つの状況や一つの対象だけではない。この運命をこうむるのは、まさに一つの対象関係である。それゆえ対象へ向かう感情を生みだすような自我の一部も、同じように否認され絶滅されてしまう」（『妄想的・分裂的世界』一一頁）

絶滅（死）と迫害の恐怖を生み出す対象は、乳児の精神内界において、［原自我］を守るために否認され、絶滅されます。しかも、否認され、絶滅されるのは、［原世界］に存在する対象だけではありません。対象へ向かう感情を生み出すような［原自我］の一部も、「一つの対象関係」として同じように否認され、絶滅されるというのです。

それは、この否認という現象が、まさに一つの対象関係の中で生じているからです。実は、否認の起源は、対象の側にあると考えられます。母性を喪失した母親（またはそれに代わる代替者）が、乳児の存在そのものを認めていないことが否認の始まりです。対象からその存在が認められず、対象から何の庇護も受けられない状況において、無力な乳児は絶滅（死）の恐怖を体験します。この恐怖から逃れるために、乳児は恐怖を与える対象の存在そのものを否認するようになります。つまり、否認は一つの対象関係として、対象と乳児の双方で同時に行われているのです。この現象が乳児の精神内界においては、［原世界］の一部と［原自我］の一部が一つの対象関係として同じように否認される、と認識されるのです。

やがて、否認は、迫害の恐怖を与える対象（支配的な父性を持つ父親やその代替者）にも向けられます。その際にも、乳児の［原自我］は一つの対象関係として否認されます。それは、迫害の恐怖を感じさせる対象を、完全に否認してしまうためでしょう。もし対象から恐怖を感じ取った［原自我］の一部が残されていたならば、否認したはずの対象は、残された［原自我］と共に再び意識の中に現れてくる可能性が生じるからです。

ただし、以上のようにして否認された［原自我］と［原世界］の一部は、乳児の精神内界から完全に絶滅されてしまうわけではありません。それは、乳児にとってこの出来事が、死の恐怖を呼び起こすほどに衝撃的な体験であったためです。人は、自我の存続にとって無関係な事柄や体験の記憶は、完全に忘却することができます。しかし、自我の存続にとって重要な体験、または自我存続の危機に繋がるような体験の記憶は決して失われることはありません。この心理機制は、［原自我］においても同様です。つまり、［原自我］存続の危機に繋がるような体験の記憶は、否認された後も、精神内界において意識されない陰の部分となって存在し続けるのです。

この否認された［原自我］と［原世界］の一部、そして、それ以降一切意識されることのない［原自我］と［原世界］の陰の部分を、ここでは［原自我］、［原世界］と表記します。［原自我］と［原世界］の内容は、同様の否認が繰り返されるごとに増え続けます（この［原自我］と［原世界］が、後に無意識の一部を形成して行くと考えられます）。

では、自我が形成されて行くまでの間に、［原自我］と［原世界］にはどのような記憶が蓄積されるのでしょうか。

（四）母性の喪失がもたらす無意識の記憶痕跡

まず、［原世界］の記憶には、どのようなものが残されるのかを考えてみましょう。

［原世界］の記憶とは、［原自我］に消滅の恐怖を感じさせた対象の「部分」についての記憶です。それは第一に、母性を喪失した母親（またはその代替者）の「部分」についての記憶です。その記憶の一般的な特徴とは、［原世界］の中で最も重要で、最も必要不可欠であるものの喪失と言い換えてもいいでしょう。それは、［原自我］からみると、生存にとって欠くことのできないもの――譬えれば、水や空気や大地や食物といったもの――の喪失であり、自然界の法則を体現するものの喪失です。この喪失の記憶こそ、精神分裂病の根源的な記憶です。

中井久夫が指摘する以下のような病的体験が、この記憶の出現を表現しているのではないでしょうか。

「われわれが外からみて病気になったなあと思う直前が一番辛いみたいですね。（中略）最初に、だんだんだんだん深入りしていく時が非常に怖いと。それを読んだ患者が『先生、もうひとつ奥があるんだ』と。『病気になる直前には深い穴にポーンと落ち込むような、パアーッと裂け目ができるような、裂け目を覗くような、なんとも表現できないようだけれどそこがあるんだ。そこが一番怖いんだ』と」（『中井久夫著作集五巻』[10] 七五頁）

中井は、この体験の内容を、別の箇所で次のように説明しています。

「粗い意識の木目には裂隙が生じ、この裂隙は絶対の無であって、そこから垣間見られるように思えるものは、単に何かの徴候ではなく、非常に包括的・宇宙的なものを徴候しているか、あるいは何も徴候していないところの『超徴候』である」（『中井久夫著作集四巻』[11] 四三頁）

意識の裂け目から顔を覗かせているもの、「なんとも表現できない」が「一番怖い」ものが、かつて〔原自我〕に消滅の恐怖を抱かせた、母性の喪失した対象の記憶であると考えられます。そこには、生存にとって当然のごとく存在するはずのものが喪失しているのであり、譬えれば、物質がなく真空で、空間すら存在しない状態です。これが、裂け目の中にある「絶対の無」です。そして、そこに垣間見られるものは、自然界の法則を体現するものの喪失であり、それは「包括的・宇宙的なもの」の痕跡を残しているか、あるいは何も存在していないことだけの徴候を示すのです。中井は、このような病的体験が分裂病の初期にあり、幻覚や妄想が出現する時にはすでに治癒過程が混在していると指摘しています。

さらに、〔原世界〕には、バッハオーフェンが挙げた母性の特徴を喪失した対象の記憶が積み重ねられます。これらの記憶は無意識の中に蓄えられていますが、精神分裂病が発症し、これらの記憶が無意識から意識の中に出現してきた際には、次のような症状を引き起こす要因になると考えられます。

恒常性と不変性を喪失した対象の記憶が蘇るときには、当たり前に現存している日常の風景や人々との関係、社会の有り様などを始めとした、疑うべくもなく存在しているはずの世界の恒常性と不変性を脅かします。この事態は、世界が崩壊し、消滅すると感じる「世界没落体験」を引き起こす原動力になると考えられます。

また、限定を知らない普遍的な愛を喪失した対象の記憶が蘇ると、世界からは愛の対象が失われ、病者にとって世界は疑惑の対象へと一変します。世界は「冷たく敵意に満ちた眼差し」を向けるようになり、「周囲はすでにその不幸を知っていながら彼をわからないままに放置」し、「自己の存在を根底から疑問視させる」事態へと病者を至らしめるのです（本段落の「」内はいずれも、コンラートのトレマ期における表現です）。

さらに、すべてを包み込む共感性と包容力を喪失した対象の記憶が蘇ると、世界に存在する者との人間的交流が失われ、感情の細やかな動きが失われて行きます。そして、ついには喜怒哀楽の表現もできなくなる感情鈍麻へと至る途が開かれるのです（附言すれば、「万物の調和を生き生きと感じながら、自然界の法則に従って生きることを基本にして成立する」母性の失われた記憶が、ミンコフスキーが精神分裂病の基本障害と考える「現実との生ける接触の喪失」の原型になっていると考えられます）。

次に、〔原世界〕の記憶として残されるのは、乳幼児に迫害の恐怖を抱かせる、全能の力を持った支配的な父性の「部分」についての記憶です。この記憶は、社会に存在していた全能の神にまつわる概念が、父性を通して乳幼児に強要されることによって刻まれる記憶です。その内容は、これまでに無意識にある〔神の掟〕、〔神の全能の力〕の記憶として述べてきたものです。それぞれの内容については、妄想型分裂病と緊張型分裂病の検討において詳述したのでここでは繰り返しませんが、支配的な父性の記憶も、喪失した母性の記憶と共に〔原世界〕の記憶の中で重要な位置を占めているのです。

さて、こうして〔原自我〕によって否認され、蓄積され続けた〔原世界〕の記憶は、その後どうなって行くのでしょうか。

人が原抑圧を受け入れ、言語的世界に参画する時期に至ると、［原世界］の記憶が言語化されて行きます。ここでいう言語化とは、［原世界］の記憶が単に言語に置き換わることではありません。体験された記憶が言語に置き換わること、または言語がそれ自体として記憶されることだけなら、原抑圧が行われる以前の時期から始まっています。つまり、言語的世界に接し始めた時期から言語の記憶は蓄えられており、［原世界］の中には言語の記憶も存在しているのです（この記憶が否認されたものが、無意識にある［神の掟］です）。そうではなくて、原抑圧以降の言語化とは、［原世界］の記憶が、社会に存在する言語の持つ意味と共通の意味を持たされ、社会の規範の中に組み入れられることを示しています。この過程を経て初めて、［原世界］は社会と共通の認識を持って語り得るものとなり、個人の精神内界で［原世界］から［世界］となるのです。

この際に、否認されている［原世界］の記憶は、その存在が認められていないがゆえに言語化されることがありません。それは、存在が認識されないものは名づけることができず、そのために、社会で共通の意味を持つ言語とは比較・参照することができないからです（これに対して、原抑圧される記憶とは、いったん名づけられたうえで抑圧される記憶であり、［原世界］の記憶とは根本的に性質が異なります）。

そして、言語化されない［原世界］の記憶は、言語で構成された意識から排除されたままになります。つまり、原抑圧の時期を経ても［原世界］の記憶は否認され続け、意識化されないまま陰の存在として埋もれ続けます。こうして、［原世界］の記憶は、原抑圧を受けた記憶と共に無意識の領域を形成するのです。無意識の中に残された［原世界］の記憶は、通常は思考の関連が弛んだときや一時の閃きの際に、「思いつき（着想）」として無意識の中から湧き上がってくること以外には決して意識化されることはありません。ただ、唯一の例外として、精神分裂病の発症時にそのままの状態で意識の中に現れ、様々な症状を出現させることになるのです。

それでは、次に［原自我］の内容とその運命について考えてみましょう。

クラインによれば、「一つの対象関係」として否認されるのは、絶滅（死）と迫害の恐怖を感じさせる対象へと向かう感情を生みだした自我の一部です。言い換えれば、最初に絶滅（死）と迫害の恐怖を感じた乳児の［原自我］の一部が、恐怖を与えた対象と共に否認されています。

ところで、乳児に絶滅（死）と迫害の恐怖を感じさせる対象は、母性の喪失した対象または支配的な父性を有する対象であり、これらの対象とは、現実に存在している対象でした。現実に存在する対象に対して、恐怖と不安を実感した［原自我］の一部が否認され、［原自我］となって（［原世界］と共に）無意識の一部を形成します。一方で、［原自我］のまま残される部分は、先に述べたように現実の対象世界を否認し、［原世界］の一部を全能的に理想化し、理想化された良い対象に守られていると認識している［原自我］でした。つまり、残された［原自我］とは、理想化された非現実的な［原世界］と対象関係を結んでいるのです。

したがって、母性が喪失し、全能の父性に支配された状況においては、［原自我］と［原自我］は次のような特徴を持ちます。すなわち、［原自我］とは、現実の対象に対して実際に恐怖と不安を感じた自己の一部がその存在を否認されて無意識の中に排除されたものであり、残された［原自我］とは、理想化された非現実的な［原世界］と関わりを持つことによって、空想の世界の中で偽りの安全感を抱いている自己の一部です。

原抑圧を受ける時期がくると、［原自我］は言語的世界に参画し、言語で構成された社会に組み込まれて、個人の精神内界で［自我］になります（前章までは、これを［私］と表記しました）。この過程で［原自我］は存在する意味を与えられ、社会の中で位置づけられて、他者との違いが明確化されます。そして、「私とは何者であるのか」という自我の中心を成す意味を獲得します。

［原自我］が［自我］に替わる際に、幼児の精神内界において、「私とは何者であるのか」という存在根拠を与えるものは何でしょうか。通常であれば自我は、家族や身近な他者や、彼らが直接所属する帰属集団によって支えられています。周囲の人間との現実的な関わりを通して、自我はその存在根拠を与えられ、その基盤を確立するのです。

しかし、母性が喪失した状況で成立した［原自我］は、そもそも現実との関わりが乏しい状況にあります。さらに、全能の父性に支配された状況が加わると、現実に存在する対象は、［原自我］に絶滅（死）と迫害の恐怖を感じさせるものとして認識されています。したがって、このような状況下においては、［原自我］を支える対象を現実の世界の中に求めることは困難なのです。

それでも［原自我］は、現実の対象に代わる自我の支えを見つけ出さねばなりません。それができなければ［原自我］は、［自我］となって社会に参画できないからです。そこで［原自我］は、理想化された［原世界］を、言語で構成された社会という概念と比較・参照して、精神内界で独自の世界観を創り上げます。この世界観を拠り所として、［原自我］は存在根拠を確立して［自我］となるのです。

ところで、この独自の世界観、つまり精神内界に創りあげられた独自の［世界］は、次のような特徴を持つことになります。

まず、［世界］には、家族や身近な他者、そして彼らが直接所属する帰属集団などが重要な地位を与えられていません。それどころか、家族や身近な他者は、存在こそ認められているものの、自らにとって大切なもの、意味のあるものとして認識されておらず、形骸化した存在となっています。それは、家族や身近な他者によって与えられた母性や父性が、乳幼児に絶滅（死）と迫害の恐怖を与えたために、彼らの多くの「部分」が、乳幼児の精神内界で否認されてしまったからです。

その代わりに［世界］の中心には、社会を構成している中心的な概念が、理想化されたままの形で重要な地位を占めるものとして置かれます。社会を構成している中心的な概念とは、一神教的世界観から派生した、世界は唯一、絶対の概念によって造られ、唯一、絶対の概念を巡って動いているという世界観です。一神教的世界観では、社会の中心を成す概念と家族との中間に位置する重要な概念が存在せず、他に依拠する支えを見つけることができないのです。

しかし、ここが重要ですが、その中心を成す概念の本質が何であるのかという答えは［世界］の中には存在していません。それは、［世界］が理想化されたまま形成されているからであり、さらに言えば、唯一、絶対の概念の本質を現す父性の多くの「部分」が、やはり［原自我］を脅かすものとして精神内界で否認されてしまったからです。つまり、彼らの精神内界にある［世界］では、**家族や身近な他者の存在が形骸化し**、**代わりに社会を構成する唯一、絶対の概念が中心に置かれていますが**、**その概念の本質は曖昧なままになっている**のです。母性が喪失し、支配的な父性のもとで形成される［自我］は、このような独特の［世界］によって支えられています。

一方、こうして成立した［自我］自体にも重大な問題が含まれています。それは、［自我］のもとになっている［原自我］の一部も、恐怖を感じさせた対象の一部と共に否認されているからです。しかも、否認された［原自我］の一部（すなわち［原自我］）は、現実の対象に対して実際に恐怖と不安を感じた自己の一部であり、残された［原自我］とは、理想化された非現実的な［原世界］と関わりを持つことによって、空想の世界の中で偽りの安全感を抱いている自己の一部です。

つまり、残された［原自我］をもとに作られた［自我］は、**現実の対象との関わりに乏しく**、**現実の対象に対する感覚を失い**、**精神内界で理想化された非現実的な対象と関係を築いている**という特徴を受け継いでいるのです。分裂病者が非社交的でもの静かであり、ときには周囲から孤立して偏屈であると見なされることが多いことの一因が、ここにも見て取れるでしょう。

（五）母性の喪失と破瓜型解体

さて、精神分裂病を発症すると、無意識にある［原自我］は［自我］の解体を防ぐために意識の中に出現してきます。これは、病者の精神内界において、［世界］の解体を防ぐために［原世界］の記憶が意識の中に出現してくることと同様の機序です。

では、［原自我］の意識への出現は、精神分裂病の病態にどのような影響を与えるのでしょうか。これを、シュレーバーを例に挙げて検討してみましょう。

シュレーバーは、最初の精神的変調を来して回復した後、奇妙な観念に襲われることになりました。それは、彼が二度目の精神的変調を来す少し前の時期、すなわちドレスデンの控訴院議長に彼を任命するとの通知があった頃です。

「ある日の明けがた、まだベッドに横たわっている状態で（まだ夢うつつだったのか、あるいはすでに覚醒していたのか、私にはもはやわからない）、私は、のちに完全に覚醒した状態において熟慮した際に私を全くひどく奇妙に感動させたある感覚を受けたのである。それは、女であって、性交されているならば本当に素敵であるに違いない、という観念であった」（『ある神経病者の回想録[12]』三六頁）

「女であって、性交されているならば本当に素敵であるに違いない」という観念は、彼がまどろみの中で、「思いつき（着想）」として湧き上がってきたものです。しかし、彼自身は、自らが女性的な性向を有しているとはまったく認識していませんでした。

シュレーバーは、次のように続けて言います。

「このような観念は私のあらゆる性向にとって非常に異質なものであった。私はこの観念を、言うならば、完全な意識において非常な憤怒でもって却下したのである」（『ある神経病者の回想録』三六頁）

この段階では、彼の女性的な性向は、意識から未だ排除されたままでした。

しかし、精神分裂病の本格的な発病によって、彼のこのような性向が、病的体験として意識の中に侵入してくることになります。

「私は服を脱がされたまま何週間もベッドに拘束されたが、これは、（中略）すでに私の肉体のなかに徐々に侵入してくる女性神経によって興奮させられていた官能的な感覚に私を一層近づけるためなのである」（『ある神経病者の回想録』五一 - 五二頁）

シュレーバーは、女性的な性向が意識に入り込んでくる事態を、「女性神経が肉体のなかに侵入してくる」こととして体験し、言語化しました。この女性的な性向こそ、否認されてきた彼の［原自我］であると考えられます。それは、シュレーバーの次のような訴えからも推察できます。

「私の魂はある人間に引き渡され、私の肉体は、（中略）女性の肉体へと変換され、女性の肉体として当該の人間の性的な濫用のために引き渡され、そしてその上ただ単に『捨て置かれ』、それゆえ、実際、朽ち果てるままに放置される、というやりかたで私をその人間に委ねてしまうというものだったのである」（『ある神経病者の回想録』五一頁）

この記述は、「ある人間」と記されている部分を「シュレーバーの両親」に置き換えることによって、乳幼児期のシュレーバーと両親との関係を述べているものとして読み替えることが可能です。

シュレーバーの肉体に宿った精神は、両親に引き渡され、委ねられていました。シュレーバーの父親が、そうとは意識しないままに自分の欲望を満たす目的で子どもの教育を行っていたとすれば（彼の極端な教育論からは、それが子どものためだけに行われていたとは到底考えられません）、自らが欲望の対象として扱われているとシュレーバー自身が感じても何の不思議もないでしょう。盲目的な欲望を伴った父親の「教育」を、シュレーバーの［原自我］の中にあった女性的な性向は、性的な欲望による一方的な行為、つまり「性的な濫用」として受け取ったのです。

さらに彼は、両親から「捨て置かれ」、「朽ち果てるままに放置される」ような扱いを受けていると感じています。

シュレーバーの母親についての資料がないため推測の域を出ませんが、このような扱いを受けたのは主に母親からでしょう。それは、当時の多くの母親が育児に無関心で、実質的な子育てを放棄していたからです。そして、母親の無関心による育児の放棄こそ、乳幼児にとっては、「捨て置かれ」、「朽ち果てるままに放置される」こととして感じられるからです。

こうした扱いによって、シュレーバーの［原自我］は、（性的な）迫害と死の恐怖を感じることになったのだと考えられます。そこで、シュレーバーの［原自我］における女性的な性向（と、捨て置かれ放置されたと感じた［原自我］の一部――これについては後述します）は、両親から受けた記憶と共に否認され、［原自我］となって無意識の中に埋もれることになったのです。

精神分裂病の発病によって、シュレーバーの［原自我］、すなわち彼の女性的な性向が意識の中に出現したとき、彼はそれを［自我］の一部として認識することができませんでした。それは［原自我］が否認され、その存在を認められてこなかったからです。もし、彼の女性的な性向が、いったん言語化された後で抑圧されたものであれば、（かなりの困難を伴うでしょうが）自らに女性的な性向を発見し、自分は男性的でなかったとしぶしぶ認めることも可能でしょう。しかし、彼の女性的な性向は、その存在すら認められていませんでした。そこでシュレーバーは、何者かによって強制的に、「女性神経が肉体のなかに侵入させられている」としか認識できなかったのです。

当初、「女性神経が肉体のなかに侵入させられる」事態を、シュレーバーは許容することができませんでした。

「一旦、この目論見を確実に知ったと信じたのち、私のあらゆる男性的尊厳の感情、男性的自負の念、私の倫理的人格全体がいかにしてこの卑劣な意図に反抗したか、理解されるであろう」（『ある神経病者の回想録』五二頁）

それでも進行する「女性化」に対してシュレーバーは、男性的尊厳を保ち続けることを断念せざるを得なくなり、絶望感さえ抱くようになったのです。

「外界から完全に遮断されていること、私の家族とのいかなる交流もないこと、時折は私を棒で打つような粗野な看護人の手中に落ちてしまったこと、これらのことが内なる声によって私の男性的勇気の試験、言わば私にとっての義務とされてしまった以上、あらゆる恐怖すべき死にかたが、ひとつの非常に屈辱的な結末を選択するであろうということ以外のいかなる考えも私の中には浮かびようがなかったのである。こうして私は餓死によって私の人生に終止符を打つことを決断し、一切の食物を拒否したのである」（『ある神経病者の回想録』五二頁）

さらに、シュレーバーは、彼を「女性化」し、彼の肉体に宿った精神を破滅させる計画には、全能の神までもが加担していると考えるようになりました。

「私に対して遂行されるはずの魂の殺害に、そして、淫売婦として私の肉体を破棄することに向けられた計画の元凶ではなかったにもせよ、神自身が共犯者であったろうとの考えは、ずっとのちになって、初めて私の中に湧き起こってきたのであり、それどころかその一部は、言ってよければ、現在只今のこの論攷の執筆中に初めて明白な意識にもたらされたのである」（『ある神経病者の回想録』五四頁）

フロイトやシャッツマンが指摘するように、シュレーバーの妄想の中に現れた神の原型が彼の父親であったとすれば、自身の女性化に神が加担していたとシュレーバーが考えるようになったのは、当然の帰結であると言えるでしょう。

さて、このような絶望的な状況の中で、シュレーバーは一縷《いちる》の望みを見出しました。それは以前にも述べましたが、彼が「世界秩序」という概念を発見したからです。

「私は光線に対して次のような言葉を見出した。つまり、調和をはかる正義が存在するに違いない、倫理的に穢れのない、世界秩序という土台に立脚しているひとりの人間が、敵対するもろもろの力によって彼に対して仕掛けられた闘争において破滅したり、他のものの罪業のための罪なき犠牲として没落したりすることなどあり得ない、という言葉である」（『ある神経病者の回想録』二四〇頁）

「世界秩序」とは、どのような状態が起ころうと、やがては世界を調和に導く正義のことであるとシュレーバーは述べています。そして、そうした存在が、世界の秩序を保たせている真理であると彼は思い至りました。したがって、「世界秩序という土台に立脚している」彼は、「敵対するもろもろの力によって仕掛けられた闘争において破滅したり、他のものの罪業のための罪なき犠牲として没落したりすることなどあり得ない」と確信したのです。

この概念を発見してからシュレーバーは、自身の「女性化」を徐々に受け入れるようになって行きます。

「今や、私が個人的に好むと好まざるとにかかわらず、世界秩序が有無を言わさずに脱男性化を欲していること、そして私には、理性の根拠からして、ひとりの女に変身するという思想に親しむ以外に何も残されていないことが疑う余地もなく私に自覚されたのである。脱男性化のさらなる結果として、当然ながら、新たな人間の創造を目的とする、神の光線による受胎のみが問題となり得た」（『ある神経病者の回想録』一四五 - 一四六頁）

こうしてシュレーバーは、自らの女性的性向を受け入れたのでした。それは、彼の［原自我］が［自我］に統合されることを意味していました。しかし、この統合は、彼の妄想世界の中でのみ実現したのでした。彼の「女性化」は、神と受胎する目的で行われるのであり、その受胎からは新たな人間が誕生するのです。そして、そのことが世界を救済し、人類に失われた幸福を再び取り戻すことに繋がるのだと彼は確信したのでした。

シュレーバーは、無意識の中で否認されてきた〔原自我〕を〔自我〕に統合させることによって、解体の危機に直面した〔自我〕を立て直すことに「成功」しました。しかし、この方法は常に成功するとは限りません。彼が〔自我〕を立て直せたのは、「世界秩序」という概念を発見できたからでした。この概念をもとに〔世界〕を再構築し、「女性化」する意味を理解することによって、自らの女性的性向を〔自我〕の中に組み入れることが可能になったのです。もしも「世界秩序」という概念を発見できなければ、彼の〔原自我〕は〔自我〕と相容れない存在のままであり、混乱を極めたままの〔自我〕は解体の危機を克服することができなかったでしょう。

そして、〔自我〕の再構築にとってさらに重要な点は、〔原自我〕には、意識の中に現れても言語化されないものが存在することです。

たとえば、シュレーバーにおいて「性的濫用」を受けた〔原自我〕が意識に出現した際には、「女性神経が侵入する」、「ひとりの女に変身する」などとして言語化することが可能でした。しかし、「捨て置かれ」、「朽ち果てるままに放置され」た〔原自我〕の場合には、彼の妄想体系が構築された後でも言語化されていないのです。これは、一体どうしてでしょうか。

シュレーバーの〔原自我〕が盲目的な欲望を伴った父親からの一方的な「教育」を受けたとき、性的な迫害を被ったと感じた〔原自我〕の一部は、迫害した対象の一部と共に否認され、〔原自我〕となって無意識の中に残されました。この〔原自我〕は、父親から性的な迫害を受けたと感じた〔原自我〕の一部であり、それはシュレーバーに元来存在している女性的性向でした。つまり、簡単に言えば、父親が行った異常な行為に、シュレーバーの女性的な性向が反応を示したのです。ここでは、父親の異常な行為とそれに反応したシュレーバーの女性的性向との間に両者を結ぶ因果関係が存在していたのであり、この因果関係が、神と受胎するという妄想へと置き換えられて行きました。

一方、シュレーバーの［原自我］が（母親から）捨て置かれ放置されていると受け取ったとき、死の恐怖を感じた［原自我］の一部は、やはり対象の一部と共に否認され、［原自我］となって無意識の中に残されることになりました。このときの［原自我］と対象との間に、何らかの因果関係が存在していたでしょうか。たとえば、［原自我］に悪いところがあったために対象から捨て置かれたとか、［原自我］が親の期待に応えないために対象から放置されたというように。もしそうであれば、否認された［原自我］は、［原自我］の中の悪い「部分」または［原自我］の中で親の期待に応えられない「部分」として、後に意味づけることが可能になるでしょう。

しかし、そうではなくて、何の理由もなくただ捨て置かれ放置されていると［原自我］が認識した場合には、否認された［原自我］を、後に意味づけ、言語化することができません。それは、捨て置かれ放置された原因が［原自我］の側にはないために、［原自我］がなぜ捨て置かれ放置されたのか、そのことによってなぜ死の恐怖を感じなければならなかったのかを特定できないからです。つまり、このような［原自我］には意味づけるべき内容がなく、実体が伴われていないのです。実体を伴わない［原自我］が意識の中に現れたとき、病者はそれを言語化することができません。したがって、［原自我］は妄想体系の中に位置づけられることがなく、［自我］の再構築にも寄与しないのです。

以上で述べたような特徴を有する［原自我］は、何の原因もないにもかかわらず、無条件に対象から捨て置かれ放置されたと［原自我］が感じた場合に作り上げられます。シュレーバーの場合は、実体を伴わない［原自我］だけでなく、女性的性向を有する［原自我］が存在したために、「人類を救済するために女性に変身する」という妄想を構築し、［自我］を立て直すことが可能でした。しかし、意識に出現する［原自我］が、実体を伴わない、意味づけできないものしか存在しないときには、［原自我］は言語化されず、［自我］に組み込まれることもありません。それは、**得体の知れない自己の一部が、絶滅と死の恐怖を伴って突然意識の中に現れてくる事態**となります。

すると、解体の危機に瀕している［自我］は、再構築されるどころかさらに混乱を来します。［自我］の根拠が存在しないことが明らかとなり、［自我］と不可分に結びついている［世界］の本質を発見することができない分裂病者にとって、［自我］を存続させるために［世界］を創り直し、新たな［世界］の中に新しい［自我］を位置づけること（たとえば、妄想体系の中で生まれ変わった［自我］を創作すること）が焦眉の急となります。しかし、無意識の中に新たな［世界］を構築するための材料が見当たらず、さらに、名づけることのできない得体の知れない自己の一部が絶滅と死の恐怖を伴って意識に現れる事態は、［自我］の存続に決定的なダメージを加えるのです。

先に述べたように、母性の喪失した状況において乳児の［原自我］は、［原世界］から明確に分離されず、しかもその存在基盤を現実の他者から与えられないために、そもそも［原自我］として形成されにくい状態にありました。そのため彼らの［原自我］は、理想化された［原世界］を精神内界に創り出し、空想の世界の中で偽りの安全感を抱くことによって、かろうじてその存在基盤を確立していました。そして、原抑圧を受ける時期になると［原自我］は、理想化され形骸化された世界観、つまり世界は唯一、絶対の概念によって造られ、唯一、絶対の概念を巡って動いているという世界観に支えられて［自我］に変わります。ところが、その世界観の中心を成す概念の本質は曖昧な状態にあり、彼らはその答えを見つけられないまま、やがて成人として社会に参加することになります。この時期に、彼らの［自我］は、現実の社会における位置づけを巡って危機的状態に陥ります。そこで彼らは、［自我］の存在基盤を改めて問い直さなければならなくなるのです。しかし、［自我］を成り立たせるための現実的な根拠は、彼らの世界観の中には存在していないのでした。

このような状況において、名づけることのできない得体の知れない自己の一部が、絶滅と死の恐怖を伴って意識の中に現れます。この事態は、［自我］の存在基盤を支えるはずの記憶には絶滅と死の恐怖しか存在せず、解体の危機を回避するために出現するはずの新たな材料は何も存在しないことを改めて明示する結末を招きます。その結果、彼らは［自我］を支える根拠を決定的に失い、混乱を極めた［自我］はついに解体の途へと歩みを進めるのです。

ところで、［原自我］が無条件に対象から捨て置かれ放置される状態は、なぜ生じるのでしょうか。もし［原自我］の側に何の原因もないとすれば、その原因は、一方的に対象の側に存在しているはずです。何の理由もなく捨て置き、放置するという行為は、対象が乳幼児に何の関心も示さなくなっているときに現れます。つまり、このような状態は、まさに母性の喪失によってもたらされるのです。

文化から母性が喪失したとき、個人においても母性は失われます。それだけでなく、個人にとって母性が存在しないことが当たり前になり、母性の喪失に対して何の疑問も抱かなくなります。これは、文化には母性が存在し、ある特定の個人に母性が存在しない場合とは明らかな違いがあります。後者の場合には、母性を持たない個人は文化との齟齬に悩み、自らの中に葛藤が生じるからです。葛藤からは、自分を責める気持ちや、逆に子供の側や他の家族、または社会に責任を転嫁する言動などが現れるでしょう。すると、結果の善し悪しはともかく、親子の間には何らかの対人的な関わりが生まれます。

これに対して、文化にも個人にも母性が存在しない場合はどうでしょうか。この場合は、母性を持たないことが社会的に承認されているため、個人は母性が失われていることに何の疑問も感じず、心的葛藤も生じることはありません。この状況こそが、「何の理由もなく捨て置き、放置する」状態を作るのであり、さらにはこの状態に何の疑問も持たない親の態度を生むのです。

こうして、文化から母性が喪失し、個人が普遍的に母性を持ち合わせない状況が生じたとき、破瓜型解体への途は開かれます。母性の喪失は、人々に社会的存在であることへの確信を失わせ、絶望感すら抱かせます。それは、母性の喪失が、自らが社会にとって必要な存在ではないことを明らかにし、そればかりか、自らの存在自体が絶滅と死の恐怖をもってこの世界に迎えられたことを知らしめるからです。

二〇世紀を通して「母性神話」が社会に浸透して行くと、「母性愛」という概念が一般に受け入れられるようになりました。その結果、子どもを「何の理由もなく捨て置き、放置する」ことにまったく疑問を抱かない親の態度は、ほとんどみられなくなりました。それは分裂病者に、「得体の知れない自己の一部が絶滅と死の恐怖を伴って意識に現れる事態」が出現する病理を減少させ、自我を解体させる危険を減らすことに繋がりました。二〇世紀後半以降に、人格が荒廃してしまう分裂病者が少なくなった理由の一つに、以上のような社会状況の変化があったと考えられます。また、社会状況の変化が精神分裂病にもたらした影響は、破瓜型分裂病に留まりませんでした。アメリカがヴェトナム戦争に敗北した後の一九七〇年代以降に起こった、自由主義社会における絶対的な価値観の動揺は、精神分裂病の病態全体に大きな影響を与えました。自由主義という一神教文化の根幹が揺らぎ、社会の価値観が相対化されたことによって、一つの正しい世界観に縛られる必要性が薄れることになったのです。その結果として、一神教的世界観に適応していた人々の精神世界は安定しなくなりましたが、逆に、閉ざされていた分裂病者の世界観には、他者からの共感を得られる余地が生じました。唯一の正しい価値観しか存在しないと考えられていた時代に比べ、価値観が単一でなくなり始めた社会では、彼らの世界観の特殊性もまた相対化されたのです。世界観が相対化されたことは、社会から排除されてきた者にとっては福音であり、分裂病者に対しても、社会と世界観の一部を共有できる可能性を開いたのでした。

社会の価値観から徹底した排除を受けなくなった分裂病者からは、あえて壮大な妄想を主張する必要性が薄れて行きました。同時に、社会の価値体系から完全に離脱する必要もなくなり、社会的存在であり続けられる可能性が生まれました。そして、一つの正しい世界観を強烈に押しつけられる機会が減少したことによって、精神運動興奮や昏迷状態といった症状が生じることも少なくなりました。

こうして、二〇世紀の半ば以降にみられた様々な社会状況の変化は、精神分裂病の軽症化という現象となって現れたのです。

終章　日本における「精神分裂病」

一

文化が神話とタブーを出発点として構築された架空の物語であり、人間の「本能」や自然の摂理から離反するような適応方法・行動様式を有しているために、それぞれの文化には、その文化を受け入れられない人々が必然的に生じることになります。彼らの言動は、文化を受け入れた人々からは「狂気」と見なされてきました。この事情は、いつの時代でも、また、いかなる文化でも認められることでしょう。日本文化においても事情は同じでした。日本には日本固有の文化があり、そして、日本固有の「狂気」が存在してきたのです。

ここでは、日本文化にみられた狂気の歴史をすべて紐解くだけの紙面の余裕がありませんが、日本における「精神分裂病」を語るためには、差し当たり江戸時代における狂気を中心に述べておけばよいでしょう。

五世紀から六世紀にかけて中国医学が渡来して以来、日本では江戸時代に至るまで、漢方が医術の主導を担ってきました。精神疾患についても同様であり、それは癲狂《てんきょう》の概念として捉えられてきました。『養老律令』の注釈書である『令義解《りょうのぎげ》』（八三三年）によれば、「癲は発するとき地に仆《たお》れ、涎沫《せんまつ》を吐き、覚ゆる所なきなり。狂はあるいは妄りに触れ走らんと欲し、あるいは自らを高賢とし、聖神者と称《とな》うものなり」（『日本精神病治療史』[1] 八頁）とあることから、癲狂とは、現在でいうてんかんと精神病を包括したような概念だったようです。

さて、この癲狂とは、江戸時代にはどのように認識されていたのでしょうか。まず、上掲の『日本精神病治療史』から、癲狂に関する部分を拾い上げてみましょう。

香川修庵の『一本堂行余医言』(一七八八年)には、狂の症状として次のような記載がみられます。

「或いは憂し、或いは怒り、或いは悲しみ、或いは人に対し人を見るを嫌忌し、あるいは間居《かんきょ》して独処《どくしょ》するを愛好する。暗地幽室に喜蟄し、あるいは人の己の短所を議するを疑い・・・」(『日本精神病治療史』三八頁)

ここには、抑うつ症状、易怒性、対人恐怖、引きこもり、被害関係念慮といった様々な精神症状が記されています。彼の述べる狂とは、現在でいう神経症から精神病に至る幅広い疾患群を表していたようです。ちなみに、『一本堂行余医言』には「不食」として神経性食思不振症の症例が詳しく紹介されており、これは同症の世界で最も早い記載の一つです(この事実は、当時の日本が、世界で最も豊かな国の一つであったことを示唆しています)。

次に、日本で最初の精神科専門書である土田獻《けん》の『癲癇狂経験編《てんかんきょうけいけんへん》』(一八一九年)には、次のような症例が紹介されています。

「上州屋彦次郎の妹、年は十九歳で狂を発した。髪を解き放ち、着物を裂き、喜んで窓を叩いて声をあげ、食べても飢えているようで、一日中喋り続けて足も地につかない。その姿は物に憑かれた人のようである。医師、巫女などが百方手をつくしたが治すことができず、私が迎えられた。診察すると、脈は浮緊、胸満、上逆、臍の下に動気があり、大きな拳ほどの痂があって便秘している。これに大柴胡加黄連湯と下気圓を与えたところ、四ヶ月余りで全く元どおりになった。そしてその冬とうとう嫁に行った」(『日本精神病治療史』四一頁)

この症例にみられる「髪を解き放ち、着物を裂き、喜んで窓を叩いて声をあげ、食べても飢えているようで、一日中喋り続けて足も地につかない」といった症状は、躁状態と言ったらいいでしょうか。ただし、「着物を裂き、喜んで窓を叩いて声をあげ」と記されている部分では、不穏、興奮症状が目立つように思われますし、「四ヶ月余りで全く元どおりになった」という記載も考慮すると、この症例は、現在でいう非定型精神病に近い病態であったと思われます。

また、岡田靖雄の『日本精神科医療史』[2)]には、江戸時代の癲狂について以下のような記述がみられます。

まず、和名で記された最初の病名辞典である『病名彙解《いかい》』（一六八六年）には、癲狂は次のように説明されています。

「・・・七情鬱せらるるに由て、遂に痰涎を生じ心竅迷塞して人事をかへりみず、目瞪《みはり》て瞬《またた》せず、妄言叫罵す。甚しき時は垣をこへ屋《いや》に上《のぼ》り、裸体にして人をうつ」（『日本精神科医療史』五六頁）

このように癲狂とは、平静を保てなくなってでたらめなことを叫び、ひどい場合には屋根に上ったり、裸体になって人を殴ったりするような状態を指しています。これは異常な興奮状態であり、精神分裂病や非定型精神病などに認められる症状であると考えられます。「妄言」の内容についての記述がないため何とも言えませんが、「七情鬱せらるるに由て、遂に痰涎を生じ心竅迷塞して人事をかへりみず」という経緯からは、平生にストレスを徐々にため込み、それが限界まで達したときに意識混濁を伴って不穏・興奮状態を発現させる、非定型精神病に似た病態ではないかと考えられます。

次に、中神琴渓の門人が中神の治験例を編集した『先生堂治験』二巻（一八〇四年）には、癲狂に属すると思われる症例が一五例記されています。そのうち、比較的重症と思われる症例を以下に取り上げてみましょう。

「井筒屋喜兵衛妻、狂癇を発すれば刀で自殺をはかり、井戸に投身しようとし、終夜狂躁して、ねない。間には脱然として謹厚、女功〔つとめ〕一つもおこたることがない」（『日本精神科医療史』六八頁）

この症例は躁状態の目立つ躁うつ病、または病間期に「脱然として謹厚（実直できまじめ）」な状態にあることから、非定型精神病の範疇に入るものでしょうか。

「大津の人がきていうに、一六歳の娘が婚約しているが、毎夜家人の熟睡をまっておきて、清妙閑雅の舞いをまい、毎夜その曲がことなる。しかも朝には動作食欲に異常がない。これでは結婚にさしつかえると。先生診するに狐惑病で、甘草瀉心湯をあたえると、数日もせずに舞いはやんだ。そして、娘は嫁して子もある」（『日本精神科医療史』六八頁）

この症例は、現在でいう多重人格を呈した解離性障害でしょう。ちなみに、江戸時代には動物の憑依（特に狐が多い）を症状とした症例が多数認められたようです。

「近江屋某の娘が狂癇を発し、発すれば心気恍惚として妄想してやまず。一四歳の春になって病症増悪して、毎夜三、四回発した。諸医は手をつけかねていたが、先生は娘を浴室につれていって、これに冷水をそそいだ。しばらくして麻黄湯をあたえ、汗をふきとった。こうして二、三回すると、発作はなくなった」（『日本精神科医療史』六八頁）

恍惚体験は、臨床的には「催眠的もうろう状態（trance）のもとで、意識の狭窄が生じ、外界との接触が失われて一過性に感覚や運動が中断され、ある心的能力が異常に亢進する反面、他の能力が抑止されるといった対照的な精神活動の相（phase）を示す症状」と定義されています。恍惚体験からは、回心、啓示、悟り、預言、創造などが生まれることが知られていますが、一方で、発熱、てんかん発作の前兆、ヒステリー（解離性障害）、精神分裂病、薬物の使用などによっても生じることがあります。

この症例の場合は、思春期に発症した解離症状であるか、または麻黄湯が熱性疾患に用いられることから、何らかの熱性疾患によって誘発された症状性精神病の可能性も考えられます。

「一〇歳余の児が神気鬱鬱として母を離れず、群児と嬉戯することをこのまなかった。先生診するに脈微弱、面色青青。鳩尾の一辺が膨起して掌をおおうようであった。涼膈散と金玉丸とをあたえると、一年あまりでもとにもどった」（『日本精神科医療史』六九頁）

岡田はこの症例を、小児うつ病ではないかと指摘しています。小児にも精神疾患がみられるとの指摘は、前出の香川修庵の『一本堂行余医言』にも認められます。

「堺の近江屋清兵衛によばれていくと、四〇ばかりの旅客が呼吸短促し眼睛転せず、心精漂漂乎としていた。発すれば室内を奔走し妄叱狂唱、制する者をかんだ。瀉血ですこしくおさまり、脈をみると散乱している。暴痧と診て桃仁承気湯三貼をだしたところ、しばらくしてよくなった」（『日本精神科医療史』六九頁）

このような錯乱状態を呈する疾患としては、非定型精神病や精神分裂病、または脳の器質性疾患や中毒性疾患などが挙げられますが、この症例の場合には症状が短時間で収まっていることから、心因性の興奮状態（心因性精神病または心因反応）が該当するでしょうか。

さらに、岡田は、江戸時代に一般人が使用していた癲狂を意味する用語として、「乱心」（その人の言動が常軌を逸して問題を起こすに至ったもの）、「肝症」（肝気の証で、その事例はヒステリー性昏迷を思わせるもの）、「狐付」（突然の発症で、しかも発症についての心理的了解が不可能なもの）、「酒狂」（酩酊状態での暴行で、病的酩酊やアルコール幻覚症と思われる場合には、「酒狂」に「乱心」が併記された）、「気鬱《きうつ》」、「積気《しゃくき》」（ヒステリー性興奮）、「てんかん」

などを挙げています。

このように、江戸時代の狂気には、これまでに本書で取り上げてきたような精神分裂病の典型的な症例、つまり妄想型、緊張型、破瓜型分裂病と確実に診断されるような症例が認められません。岡田は前掲書の中で、安藤昌益が名づけた「重魂病」と「離魂病」を、それぞれ「対話性幻覚のある分裂病」と「二重身妄想のある分裂病」であると捉えていますが、症状や経過が記されていないので、この点については残念ながら確認することができません。しかし、以上で述べてきた症例のほとんどが、重症のものでも躁うつ病や非定型精神病、または解離性障害や心因反応の範疇で捉えられるものであって、少なくとも精神分裂病の典型的な症状を見出すことはできないのです。

狂気は文化のネガとして現れ、文化の影響を受けて様々な症状を発現させます。このことを考慮すれば、江戸時代の狂気に、近代ヨーロッパ文化の中で顕在化した精神分裂病の症状が乏しいのは、ある意味当然の帰結でしょう。日本において精神分裂病が顕在化するのは、明治以降、日本が近代西洋文化を取り入れ、模倣するようになってからなのです。

二

ペリーの来航によって、日本は太平の眠りから一気に覚醒させられました。一八五三年と翌五四年の二度にわたり浦和に来航したペリーは、江戸幕府に開国を迫りました。黒船によって示された技術力と軍事力に圧倒された幕府は、二〇〇年以上に渡って続けてきた鎖国を解き、アメリカとの間に屈辱的な不平等条約を結ぶことを余儀なくされたのでした。この事件の衝撃は計り知れず、二七〇年続いた江戸幕府は倒れ、新たに明治政府が樹立されることになったのです。

明治政府にとっての最重要課題は、日本を列強諸国に劣らない強国に生まれ変わらせることでした。富国強兵政策のもと、明治政府は産業の振興と軍事力の強化を目指しました。そのためには、日本を欧米諸国のような中央集権国家にする必要がありました。国家権力を一ヶ所に集中させて産業と軍事を強化しなければ、欧米諸国のような強国にはなり得なかったからです。

ところで、欧米諸国で中央集権制が確立された背景には、キリスト教という一神教の存在がありました。唯一、全能、絶対の神という後ろ盾があって、初めて権力は一点に集中されるのであり、為政者は自在に国家を束ねることが可能になるのです。ところが、日本には同様の宗教や文化が存在しないことに、明治維新の指導者たちは気づかされました。何しろ日本には、古来より信仰されてきた八百万の神々に加えて、日本流に作り替えられた仏教や儒教までが混在していたのです。

伊藤博文は、枢密院の第一回会議で次のように述べたといいます。

「宗教なるものありて、之（国家）が機軸を為し、深く人心に浸潤して、人心此に帰一せり。然るに我が国に在りては、宗教なるもの、その力微弱にして、一も国家の機軸たるべきものなし。・・・我が国に在りて機軸となすべきは、独り皇室あるのみ」（『天皇制国家と宗教』[3] 一五五頁）

欧米諸国において、国家の機軸をなし、国民の心を一つにまとめていたのはキリスト教でした。このような宗教が日本に存在していないことに気づいた明治政府の指導者たちは、日本に連綿と受け継がれてきた皇室を活用することに思い至ったのです。

ところが、当時の皇室への崇拝は、キリスト教のような一神教とはまったく性質を異にするものでした。天皇は神道の最高権威者として崇拝されましたが、キリスト教の神のような唯一、全能の存在ではありませんでした。また、歴史的には、鎌倉幕府によって武家政治が誕生してから、厳密に言えば承久の乱（一二二一年）で北条氏が後鳥羽上皇との戦いに勝利して以降、権力は武家政府が、権威は天皇が担うという統治の仕組みが日本では継承されてきました。実際の政治は幕府が執り行い、さらには江戸時代にみられるように、地方の政治は各藩において独自に行われていました。天皇は日本という国を一つにまとめるためには不可欠な存在でしたが、事実上は権力を失い、権威のみを有する象徴的な存在になっていたのです。

このような権威と権力の分割や、地方分権制度が存在していた明治以前の日本を、明治政府は、欧米諸国に倣って近代国家に変革しなければなりませんでした。それは、社会のあり方そのものを、まったく異なった制度に変質させるような大改革だったのです。この大改革を断行するために、天皇が新たな役割を担うことが必要でした。その役割とは、天皇が神格化され、「現人神」として生まれ変わることでした。明治政府は、「現人神」を中心に据えた国家神道という新たな宗教を創造し、この宗教を機軸にして日本を中央集権国家へと生まれ変わらせたのです。

しかしながら、それまで象徴的存在であった天皇の権威を、人を超えて神の領域にまで高めるのは容易なことではありません。近代において、国家的規模でこうした現象が起こった類例は、他に存在しなかったでしょう。なぜ日本社会においては、この作業が大きな抵抗や混乱もなく、しかも明治維新という短い期間において達成されたのでしょうか。その理由を、ここでは宗教・文化的な側面から検討してみたいと思います。

末木文美士は『日本宗教史』[4]の中で、七世紀末から八世紀はじめ頃にこの国で起こった出来事が、江戸末期から明治維新に影響を及ぼすことになったと指摘しています。

「この頃、大陸文化の影響下に、一気に政治体制が整えられ、それに併せて、様々な文化の花が開くことになる。天武・持統・文武・元明・元正と続く頃で、天皇のもとに中央集権化がなしとげられ、律令体制が完成する。そのもとで、『古事記』『日本書紀』のような歴史書が著され、『万葉集』の大歌人柿本人麻呂などが現われる。大寺院が建立され、大陸から多数の仏典がもたらされて、仏教は最新の大陸伝来文化を誇ることになる。天皇号や日本という国名がはじめて使われるようになり、早くも大陸に対して独自の文化を主張するナショナリズムの動向がうかがわれるようになる」（『日本宗教史』一五頁）

そして、末木は次のように続けます。

「この時代は、江戸時代の国学・復古神道から明治維新へとつながる流れの中で理想視されることになる。明治維新政府は当初、神祇官と太政官という二官を置いて、擬似古代国家として出発した。その制度が解体しても、『古事記』の神話は「日本神話」として教育の中で教え込まれ、『万葉集』は『古今集』や『新古今集』に代わって重視され続けた」（『日本宗教史』一五頁）

このように日本は、明治維新後に「擬似古代国家」として再出発したのです。その実体は、日本国の創成期に出現したものと同様の、天皇を中心とする中央集権国家でした。明治新政府が、神祇官と太政官という二官を設置して始められたという事実が、それを如実に物語っています。さらに、古代日本の成立を根底から支える神話であった『古事記』と『日本書紀』が明治維新によって蘇り、「天皇を中心とする近代国家」が成立するための正統神話となった点も見逃すことはできません。この神話では、第一代の天皇とされる神武天皇は、天上の神界である高天原を主催する天照大神の子孫として位置づけられました。そして、神武天皇に始まる皇統は、万世一系で連綿として続き、第一二三代の明治天皇に及ぶとされたのです。

では、なぜ日本社会において、国家の創世期に起こった出来事が理想視され、明治維新によって復活したのでしょうか。この理由を、さらに精神分析を用いて検討してみましょう。

フロイトが人間の無意識の存在に注目し、無意識が人間の行動に及ぼす作用について言及したことは周知の通りです。

『モーセと一神教[5]』において、フロイトは次のように述べています。

「生まれてから五年間の経験は人生に決定的な影響を与え、その後の経験はこれに抵抗することなどできない。(中略)この体験され理解されなかった事柄は、後年になって何らかのときに強迫的衝動性を伴って彼らの人生に侵入し、彼らの行動を支配し、彼らに否も応もなく共感と反感を惹き起こし、しばしば、理性的には根拠づけられないかたちで彼らの愛情選択まで決定してしまう」(『モーセと一神教』一八八‐一八九頁)

個人の成育史において、自我が形成されるまでの最初期の体験は、意識され、理解されることはありません。自我の形成は、それまでに存在していた欲動やそれを呼び起こす経験を、他者からの禁止によって無意識へと抑圧させられることによって成立します。そして、そのことによって初めて、個人は社会の掟に参画し、社会的存在となり得るのです。しかし、無意識へと追いやられたものは消滅したわけではなく、無意識のうちに残存し続けます。無意識の中にあるものは、その成り立ちからの性質上、意識できないものであるからこそコントロールできないのであり、個人の精神を揺り動かし、行動までも支配してしまうのです。

フロイトは、個人の心理に認められることと同様の機序が、集団の心理においても成立すると指摘しています。

「伝承に関する心理学的事態にあっては、個人の場合と集団の場合のあいだの一致はほとんど完璧であって、集団のなかにおいても過ぎ去った出来事の印象は無意識的な記憶痕跡のなかに保存され続けているのだ、と私は考えている」(『モーセと一神教』一四二頁)

ここでいう「無意識的な記憶痕跡」とは、抑圧されることによっていったん忘却された記憶です。つまり、集団においても無意識へと抑圧されたものは消滅するのではなく、個人の場合と同様に、「集団の無意識」の中に残存します。そして、「無意識的な記憶痕跡」は、集団と個人の間でほとんど完璧に一致した状態で、無意識の中に存在し続けるのです。さらに、フロイトは、「無意識的な記憶痕跡」は「人間に固有の太古の遺産」であり、それこそが、人間にとって動物の本能に対応するものだとも指摘しています。

では、「無意識的な記憶痕跡」は、なぜ人々の無意識の中に存在し続けるのでしょうか。その理由を、フロイトは次のように述べています。

「直接的伝達は外部からやってくるすべての他の情報と同じように傾聴されたり判断されたり、場合によっては拒絶されたりするだろうが、論理的思考という拘束からの解放という特権的な力を獲得したためしは一度としてなかった。伝承とは、回帰してくるにあたって集団を呪縛してしまうほど強力な現実的影響力を発揮する前に、必ず一度はまず抑圧される運命に服さなければならず、無意識のなかに滞留している状態を耐え抜いてこなければならないものなのである」

（『モーセと一神教』一五三頁）

言葉や理論による直接的な伝達は、論理的、意識的であるがゆえに、傾聴され理解される反面、場合によっては変更されたり拒絶されたりする運命をたどります。しかし、抑圧され、無意識の中に滞留している状態を耐え抜いた記憶は、意識されないがゆえに、論理的思考という拘束から解放され、そのままの状態で次世代へと伝承されます。こうした伝承こそ、集団や民族、そこに属する個人の特質を形成する重要な要素となるのです。

そして、フロイトは、ユダヤ人の起源をモーセという一人の男の存在に帰しています。

「ユダヤ人を創造したのはモーセというひとりの男であった、と敢えて言ってもよかろうと思う。ユダヤ民族は、その強靭な生命力を、また同時に、昔から身に受けいまもなお身に受けつづけている周囲の敵愾心のほとんどすべてを、モーセという男から受けとったのだ」(『モーセと一神教』一五九頁)

このようにしてフロイトは、ユダヤ民族の特質を、モーセにまで遡って解明しようとしたのです。その詳しい内容はここでは触れませんが、この理論は、ユダヤ民族だけでなく他の集団や民族においても応用することが可能であると考えられます。

日本において、国家の創世期の記憶は人々から忘れ去られていました。この記憶が決定的に忘却されたのは、先にも述べた承久の乱によって天皇が実権を失ったとき、つまり、日本に本格的に武家政権が誕生したときでした。「日本は、神の子孫である天皇によって創設された国家である」という記憶は、武家が実権を握るために、集団の無意識へと抑圧されたのです。しかし、それは完全に失われてしまったのではなく、フロイトの指摘するように、集団の「無意識的な記憶痕跡」として伝承されてきたのだと考えられます。

この抑圧されてきた記憶痕跡が蘇るのは、どのような場合でしょうか。フロイトは、「出来事の新たな現実的反復によって、忘却された記憶痕跡が喚起される」(同 一五二頁)と指摘しています。つまり、それは、その記憶自体が誕生したのと近似の状況が繰り返されたときなのです。

近代化を達成したヨーロッパ諸国は、一七世紀から一八世紀を通じて競うように世界を植民地化して行きました。植民地化はアジアにも及び、東アジアの激動を告げるアヘン戦争(一八四〇~四二年)の情報が、江戸幕府に強い衝撃を与えていました。一九世紀にペリーが来航した当時の日本には、危機的な状況が刻一刻と迫っていたのです。そのため維新後の明治政府は、富国強兵政策のもと、産業の振興と軍事力の強化に専心しなければなりませんでした。そうしなければ日本は、中国やインドのように、半植民地化または植民地化されてしまう危険性が高かったのです。

このときの日本は、まさに建国以来最大の危機に直面していたと言っても過言ではないでしょう。

こうした国家の危機的な状況に際して、日本文化にかつて存在した古代の記憶が蘇ることになりました。それは七世紀に始まる、日本という国家の創世期の記憶でした。

当時の日本にも、同様の危機的な状況が存在していました。大陸には、唐という強大な国家が出現しました。唐は、九州と目と鼻の先にある朝鮮半島にまで影響力を及ぼすようになっていました。中大兄皇子は百済の復興を援助するために大軍を送りましたが、白村江《はくすきのえ》の戦い（六六三年）で、唐・新羅の連合軍に大敗を喫しました。危機感を強めたヤマト政権は、諸豪族との連携を強めて国防に専念する一方で、唐の制度を模倣して律令制度を構築しました。そして、ヤマト政権の大王《おおきみ》は、新羅の「国王」よりも優位で、中国の皇帝と対置する名称として「天皇」号を名乗り、それまでの「やまと」や「倭《わ》」に替えて「日本」という国号を定めたのです。

これらの事実が唐の皇帝に認知されたことによって、日本は国家としての独立を果たすことに成功したのです。このときに初めて、日本に国家としてのアイデンティティと、日本国民としてのナショナリズムが芽生えたのだと考えられます。

明治維新前後の国家の危機的な状況に際して、集団の無意識に伝承されてきたこのときの記憶痕跡が蘇りました。この記憶痕跡の出現は、明治以降の日本人を根底から支配し、理性的には根拠づけられないかたちで日本人の行動選択まで決定したのでした。そのため、明治日本は「擬似古代国家」として再出発することになり、「記紀神話」に支えられた「天皇を中心とする近代国家」が誕生したのです。

三

こうして日本は擬似古代国家として再出発したのですが、明治の日本には、ここでさらに新たな要因が加えられることになります。建国当時の日本は、唐の律令制度を模倣しながら、仏教を中心とした大陸文化を吸収しました。それと同様のことが、近代日本においても行われました。明治以降の日本は、欧米諸国の立憲政治を模倣しつつ、キリスト教を背景に持つ近代西洋文化を吸収したのです。この過程を通して天皇の神性は、キリスト教の全能、絶対の神のごとく高められて行きました。

近代国家の根幹をなすものは、憲法の制定です。日本は明治二二（一八八九）年に、大日本帝国憲法を発布しました。憲法の発布と翌年の帝国議会開設によって、日本は他のアジア諸国に先駆けて、近代的な立憲国家としての第一歩を踏み出したのです。

この憲法において、天皇は神聖不可侵とされ、国家の元首として統治権を総攬するものと定められました。天皇は、陸海軍の統帥、編制、常備兵額の決定、行政各部の官制の制定・官吏の任免、法律の裁可・公布・施行、帝国議会の召集・衆議院の解散、宣戦布告・講和・条約締結の権限を有するなど、広範な大権を保持することになりました。しかし、これらの統治権は無制限ではなく、憲法の条文に従って行使されなければならないことが明記されていた点には注意を要します。

また、憲法発布の翌年に示された『教育に関する勅語』（教育勅語）は、学校教育を通じて、天皇中心の国体の教義を国民に徹底させる役割を果たしました。教育勅語では、日本の国家が神である皇祖皇宗によって始められ、道徳は皇祖皇宗に発しており、臣民（国民）の忠孝こそ国体の精華であるとされました。そして、この道徳を皇祖皇宗の遺訓として絶対化し、時代を超え、国家を超えた人類の普遍的な道徳であるとしたのです。臣民はこれを守り行うことを命じられ、戦争などの非常事態に際しては天皇と国のためにすべてを捧げる行為が奨励されることになりました。このような内容を持つ教育勅語は、国家神道という新たな宗教の教義であり、聖典であったと言えるでしょう。

こうして、明治政府によって日本の近代化への模索は始められました。近代化を推進するにあたって重要な役割を果たしたのが、福沢諭吉の『脱亜論』です。彼は、西洋諸国の急速な東アジアへの勢力拡張の中で、西洋文明を取り入れて近代化しない限り国家の独立は維持できないと考えました。そして、もはや近隣諸国の近代化を待つ猶予はなく、日本は独自に近代化を推し進めて西洋諸国の仲間入りをするべきだと説きました。さらに、朝鮮・清国といえども特別の配慮をする必要はなく、むしろ西洋流の仕方で接する他はないと主張したのでした。『脱亜論』は日本の近代化を加速させると共に、清国との軍事的対決の気運を高めることにも繋がったと捉えられています（『脱亜論』は、単に甲申事変後の朝鮮に対する失望や、清国に対する憂慮を述べたにすぎないものだとする意見もあります）。

いずれにしても、文明開化による西欧化の気運が高まったことによって、日本は急速に西洋文明を取り入れて行きました。その際に日本が取り入れたのは、西洋文明だけに留まらず、欧米諸国の行動様式にまで及んだのでした。その行動様式とは、次のようなものでした。

近代化を達成した欧米諸国は「文明」対「野蛮」という対立構造を作り上げ、「文明が野蛮を支配するのは正当な行為である」という思想を発展させました。そして、文明化された欧米諸国が野蛮な世界を支配するのは不正ではないばかりか、野蛮な世界を文明化するのは、近代化を達成した国々の義務であるとすら考えるようになりました。この正当化に基づいて、欧米諸国は、世界中を次々と分割・植民地化していったのです。

近代化を推し進めた日本も、同様の行動様式を採るようになりました。日清・日露戦争は、日本が欧米諸国と同様に植民地を獲得して行くための最初の歩みでした。両戦争に勝利した日本は、韓国を併合し、満州へと進出しました。この過程で、日本は悲願の不平等条約改正に成功したばかりか、〝光栄ある孤立〟を保ってきたイギリスと日英同盟を締結することにも成功したのです。

こうして日本は、欧米諸国から近代国家として認められた一方で、非白人国で最初の帝国主義国家になりました。ペリー来航に触発され、尊皇攘夷から始まった日本の近代化は、いつの間にか日本を、敵対国と同様の文化と行動様式を有する国家へと変貌させてしまったのです。

ところで、このような現象は、心理学的には攻撃者との同一化 identification wiht aggressor という防衛機制によって起こされます。フロイトの娘であり、児童分析の道を開拓したアンナ・フロイトは、お化けの恐怖から逃れるために自分がお化けの真似をする少女や、教師から叱られる不安に打ち勝とうとして教師の表情を模倣して「しかめっ面」を繰り返す少年の例を挙げて、この心理機制を説明しています。

さらに彼女は、次のように指摘します。

「子どもは不安を起こさせる対象のある特徴を取り入れることによって、彼の受けた不安経験を処理する。ここでは、取り入れまたは同一化の機制が、第二の重要な機制と組み合わされている。攻撃者をまねたり、属性を装ったり、攻撃性をまねたりすることにより、子どもは脅かされる側から、脅かす側へと自分を変える。（中略）この受容的役割から攻撃的な役割への変換が、幼児期における不快かつ外傷的な経験の処理に、重要な役割をなしている」（『アンナ・フロイト著作集二　自我と防衛機制』[6] 九〇頁）

アンナ・フロイトは、子どもの心理的防衛機制について述べているのですが、この指摘は、集団の心理にも応用することができます。明治維新後の日本は、「欧米諸国をまねたり、属性を装ったり、攻撃性をまねたりすることにより、脅かされる側から脅かす側へと自らを変えた」のであり、「この受容的役割から攻撃的な役割への変換が、近代日本の揺籃期における（米国から受けた）不快かつ外傷的な経験の処理に、重要な役割を果たした」のです。

明治時代に形成されたこのような行動様式は、大正、昭和へと引き継がれて行くことになります。第一次世界大戦に参戦した日本は、対独戦において、東アジアにおけるドイツの重要な拠点を占領しました。さらに、満州事変によって満州国を建国した日本は、ついに華北にも侵攻し、中国との全面戦争に突入しました。そして、この戦いは、東南アジアから太平洋地域を戦場とし、世界の最強国アメリカと死闘を繰り広げる太平洋戦争へと拡大していったのです（ちなみに、日本が攻撃の対象とした主要な国家が中国とアメリカであったのは偶然ではないと考えられます。両国は日本の建国時と開国時に日本の存続を脅かし、日本人に不安と恐怖を抱かせた「攻撃者」だったのであり、日中戦争と太平洋戦争は、かつての攻撃者に対する「報復」の意味を持っていたのです）。

こうした歴史の流れの中で、天皇の神性は、紆余曲折を経ながら徐々に高められて行きました。その過程を、以下でたどってみましょう。

先に述べたように、政府は明治初期において、国家の統制のもとに神道の確立を目指しました。それは、日本が擬似古代国家として再出発したためですが、もう一つの要因として「欧米諸国をまね、その属性を装う」ためでもありました。近代西洋文化の背景を成すキリスト教に相応する宗教として、神道を国家の支柱に据える必要があったのです。

しかし、神道による国民強化の方針は、当初は充分な成果を上げることができませんでした。日本には多くの宗教を受け入れる文化的な素地が存在していましたし、そもそも天皇は、一神教の神のような唯一、全能、絶対の存在ではなかったからです。信教の自由を認めるべきだという社会的な要求が高まり、日本帝国憲法には、条件付きながら信教の自由が明文化されました。仏教は、廃仏毀釈の風潮が弱まると共に勢力を回復しました。また、キリスト教は欧米の文化・思想に伴って布教され、新島襄や内村鑑三のような優れた日本人信徒が現れました。

ところが、日本が帝国主義、植民地主義に傾倒して行くに従って、神道の役割が次第に強調されるようになります。日清・日露戦争は国民に大きな犠牲を強いて遂行されましたが、これら大国との戦争を乗り切るためには、愛国心と国家意識を高めることが不可欠でした。国民の心を一つにまとめるために、天皇を中心とした国家神道体制はより強固なものに姿を変えて行きました。明治末年の小神社の廃止合併を通じて、神社制度は、大正初期には神道を柱とした一元的神社体系として整備されました。それと共に、教派神道、仏教、キリスト教は政府から公認される一方で、超宗教として君臨する国家神道に従属し、国策奉仕と国民教化を図るための役割を与えられたのです。

大戦景気による空前の好況や、世界的なデモクラシーの気運の高まりに影響を受けた大正デモクラシーに伴って、大正時代に天皇の神性は一時的に低下します。第一次大戦後には大衆文化が華開き、普通選挙（男性のみ）が実施され、自由主義的な立場に立った学問や研究が広まりました。美濃部達吉が天皇主権説を批判し、「統治権の主体は法人たる国家であり、元首たる天皇は国家の最高機関として、憲法の条規に従って統治権を行使する」とする「天皇機関説」を唱えました。また、津田左右吉は、日本古代史の実証的研究を通じて「記紀」の記述が史実ではなく、皇室の支配の由来を示すための創作であると説きました。

しかし、戦後恐慌、関東大震災によって日本経済が大打撃を受け、さらにアメリカに端を発する世界恐慌の煽りを受けるに及んで、日本には再び帝国主義、植民地主義の風潮が復活しました。軍部が台頭し、国家主義の気運が急速に高まる中、自由主義・民主主義的な思想や学問は厳しい取り締まりの対象となりました。昭和に入ると、国家主義グループや青年将校らによるテロやクーデター未遂事件が相次いで起こりました。「内外の現状打破」を叫ぶ軍部の政治的発言力が高まり、それに伴って官僚統制が強化されて行きました。そして、軍部や官僚を中心とする支配体制が徐々に形成され、天皇機関説の否定、国家総動員法制定、大政翼賛会の成立などにより、大日本帝国憲法によって制定された立憲主義的側面は大幅に後退したのです。

日本を中心として中国大陸と南方をブロック化するという日本政府の方針は、日中戦争では「東亜新秩序」の建設として、さらに太平洋戦争時には、アジア人による共存共栄を目指す「大東亜共栄圏」の建設としてスローガン化されました。国民が一致団結して戦局を乗り越えるために、国家主義的教育が推し進められました。学校教育では、天皇中心の歴史観である皇国史観が教え込まれました。

「大東亜共栄圏」の確立と共に、太平洋戦争では「八紘一宇」というスローガンも唱えられました。八紘一宇とは、全世界が一家のようであるという意味ですが、その家の中心にあるのが日本の天皇でした。このような教育は日本の植民地でも行われ、天皇を頂点に据えた文化圏の拡大が図られました。こうして、戦局が拡大するにつれて天皇の神性はいっそうの高まりをみせ、太平洋戦争時にその神性は頂点に達したのです。

では、太平洋戦争時に、天皇の神性が特に強調されたのはなぜでしょうか。それには二つの理由が考えられます。

一つは敵国のアメリカが、キリスト教という一神教を文化的な背景に持つ国家だったという理由です。アメリカは第二次世界大戦を、自由と民主主義を有する文明を野蛮な枢軸国から防衛し、自由と民主主義という理念を世界に広める「正戦（Good War）」として位置づけました。それは、インディアンを駆逐して西部を開拓した時代から語り継がれてきた「明白な天命《マニフェスト・デスティニー》」（神から委ねられた天命）の記憶を蘇らせ、多くの国民を奮い立たせたのでした。そして、キリスト教の全能、絶対の神の意思に従って戦うというモチベーションは、極限状態における兵士の戦闘能力を、最大限に引き出す効果をもたらしたでしょう。これに対抗するには、日本側にも絶対の存在者に導かれ、絶対の存在者のために戦うという社会的構図を描く必要性があったのです。

二つ目は、日本人の精神的な必要性から生じた理由です。その原点は、明治維新にまで遡ります。欧米諸国に植民地化されることを恐れた明治政府は、明治維新と文明開化によって日本の西欧化を急ぎました。この際の日本のスローガンは、「富国強兵」と「和魂洋才」でした。富国強兵とは、西洋の科学・技術を取り入れ、国力を蓄え軍事力を増強させることです。しかし、武力による威嚇によって無理矢理開国させられたうえに、西洋の科学技術力を受け入れざるを得なかった日本人の自尊心は激しく傷つきました。そこで、和魂洋才のスローガンが唱えられたのです。つまり、西洋の技術を取り入れても日本の心を保ち続ければ問題はないのではないか。いや、西洋の技術と日本の精神を組み合わせることによって、日本人は西洋人より優れた民族になるのではないかと考えられたのです。

「ペリー・ショック」によって、日本人の自尊心は著しく傷つけられました。そこで日本人は、世界に類を見ない速さで西洋の文化を取り入れる一方で、和の魂を強調することで自尊心の回復に努めました。日本が西洋の科学技術を取り入れれば入れるほど、和の魂は強調されなければなりませんでした。特に戦時においては、日本軍の精神面での優越性がことさら語られるようになりました。この意味で太平洋戦争は、「ペリー・ショック」による屈辱感を晴らすために行われたといっても過言ではありませんでした。そのため、太平洋戦争では、日本人の精神性を強調する傾向は極致に達しました。その結果として、「大和魂」の発露による特攻や玉砕までが実行に移されたのです。

この際に、日本人の自尊心を守り、日本人の精神的支柱になったのが天皇の存在でした。皇祖から連綿と続くとされた天皇の存在が、戦時における日本人の精神を根底から支えたのです。

ここで再び、フロイトの指摘を援用してみましょう。

フロイトは、ユダヤ民族が全能の神を戴くようになった理由の一つを、次のように指摘しています。

「この宗教はユダヤ人に大変壮大な神の観念を、あるいは少し控え目に言えば、偉大なる神という観念をもたらしたのだ。この神を信じる者はある程度はこの神の偉大さを分け持っていたのであり、自身が高められたと感じても当然であった」（『モーセと一神教』一六八頁）

偉大で絶対の神を戴くことで、ユダヤ民族の個々人はその偉大さを分け持ち、自身が高められたと感じることが可能になったとフロイトは指摘しています。つまり、自尊心を虐げられるような苦難の歴史を積み重ねてきたユダヤ民族は、自らが偉大な存在であると認識するために、偉大な神の概念を必要としたのです。

これと同様の心理機制が、太平洋戦争時の日本人にも働いたのではないでしょうか。自尊心を虐げられ続けた日本人は、ユダヤ民族のように「偉大なる神の観念」を必要としたのです。そのため、天皇の神性が強調され、「現人神」としての威光は何人たりとも犯すことのできない領域にまで高められたのでした。

四

さて、以上の検討を踏まえたうえで、明治以降の精神疾患に目を移してみましょう。

明治時代の特徴は、民間療法と私宅監置が、精神病者に対する代表的な対処法であったことにあります。民間療法は、主に神社や寺院で行われていました。この治療は江戸時代から引き継がれたものであり、僧侶・神官による治療は一般に非干渉的で放任主義をとり、患者側の希望によって加持・祈祷などを行うことが多かったようです。ほとんど常に行われているのが水治療で、主として冷水療法が用いられ、飛瀑に頭部または背部を打たせる方法が最も多くみられました。その他に河川で沐浴したり、井戸水を浴びたり、冷水浴をさせることもあったといいます。

一方、私宅監置とは、私宅に一室を設けて精神病者を監禁することで、大正七（一九一八）年に呉秀三による調査が公表されるまで、その実体は明らかになっていませんでした。

明治四三年から大正五年まで実地視察されたこの調査書によれば、監置の理由で多いものが、家人への暴行・家財破毀の二七．七％と外出徘徊・放浪の一七．八％でした。その他にも、家宅侵入、窃盗、他人への暴行・傷害、放火、神社仏閣破壊、不敬事件といった刑法犯に準ずる理由も認められ、社会的な危険防止に向けられた側面を有していました。

被監置者は医療をほとんど受けておらず、衛生的によい条件にある者は少なく、家族からの扱いも不充分でした。そのため、長期の監置で痴呆状態になっている者、衰弱している者もかなり存在していたといいます。なお、この調査が行われる前の明治三九年の私宅監置数は三千余だったものが、それから約三〇年を経た昭和一〇年には七千弱と二倍以上に増加しており、それはこの時代の人口増加を上まわっていました。

これに対して、精神病院を始めとする医療施設は明治の初期から設立が始まったものの、当初は精神病院や一般病院で医療を受けられる精神病者は少数でした。

大正八年に精神病院法が公布され、大正の末期から昭和の初期には精神病院開設ブームが訪れました。しかし、精神病者数の増加には追いつかず、昭和一〇年の統計によると、全国の精神病者数約八万五千人に対して精神病院の入院者数は約一万五千人で、その割合は約一八％に過ぎませんでした。それでも私宅監置者数の約七千人と比較すれば、その比は逆転することになったのです。

このような社会の動向を背景に、日本における西洋精神医学の輸入は行われたのです。明治政府は西洋医術の採用を布告し、これ以降漢方医学に代わって西洋医学が日本における医学の主流になりました。明治二年にドイツ医学の採用が国是として決定されると、医学界はドイツ医学一辺倒になりました。精神病学は明治一九年に東京大学で初めて開講され、ここで学んだ門下生たちが、日本における精神医学の最初の担い手になりました。

当初は西洋精神医学の翻訳書が医療の拠り所とされましたが、明治の後半になると、日本人による精神医学の専門書が次々と出版され始めました。そして、明治三五（一九〇二）年に、東京大学の呉秀三（精神医学教授）と三浦謹之助（内科教授）が中心となって、日本神経学会が創設されたのです。（以上は、前出の『日本精神病院治療史』と『日本精神科医療史』に拠ってまとめました）。

日本神経学会総会の動向をみると、精神分裂病（早発性痴呆）への注目度はあまり高くありません。総会で提出された演説、報告、特別講演のうち、精神分裂病関連の発表は、明治、大正時代とも全体の一割にも満たないものでした。これは、当時の学会が神経学を主としており、脚気や梅毒の神経系への影響を研究したものなど、生物学的な研究が主流だったためだと考えられます。また、精神病者の医療は主に精神病院で行われており、精神分裂病が研究の対象として、まだあまり注目されていなかったからかも知れません。

明治時代に主流であった私宅監置は、啓蒙思想が席巻した近代ヨーロッパの隔離・収容施設を彷彿とさせます。日本が啓蒙化される過程で、日本にも「非理性」を封じ込める必要が生じたのでしょう。上記のように、監置の理由として「家人への暴行・家財破毀、外出徘徊・放浪、家宅侵入、窃盗、他人への暴行・傷害、放火、神社仏閣破壊、不敬事件」などが挙げられている点が、そのことを端的に現しています。ただ、それが大規模な社会施設でなく各私宅で行われたところに、日本的な家族の結びつきや、恥の文化の影響が認められるのではないかと思われます。

一方、明治時代の精神分裂病の病態は、どのようなものだったのでしょうか。当時の資料が手元にないため、ここでは昭和四九年の日本精神神経学会総会で発表された、『精神分裂病の妄想主題の変遷について――明治・大正・昭和における松沢病院のカルテの検討から――』[7]という演題を取り上げたいと思います。

演者の藤森は、明治時代の三大妄想は誇大・被害・憑依妄想であり、誇大妄想の内容では、天皇と神を主題にしたものが優位を占めている（三三例中一三例、三九．四％）と指摘しています。以下は、その代表的な症例です。

「安政四年生れで四六才の元新聞社会計。（中略）明治三四年一一月（四四才）頃から幻視があり、同年一二月に転居。その後一〇日程で不眠を訴え、幻聴もあり、『この家は悪き家なり』ともらし、近所の人から転居先が以前の稲荷神社の跡地であったことを知らされ、再び転居。この頃、『狐が来る』と訴え、某宗教家から『汝はただの人にあらず、日、月、星の真《ま》王大僧正なり』と言われ、日蓮上人の巻物を授けられ、巻物を手にして『これ法力自在なるを得る天授物なり』、『神は己の体にもあり、天上にも顕れ来り』という」

この症例では、幻視、幻聴が出現し、宗教的な誇大妄想や憑依妄想が認められます。現代の基準からすれば、これらの症状から症例は、精神分裂病、または解離性障害と診断されるでしょう。しかし、某宗教家から日蓮上人の巻物を授けられていることや、妄想の内容がそれに呼応していることから、江戸時代であれば病者ではなく、宗教家として認められる可能性もあったのではないかと思われます。

「明治二年生れの三四才の主婦。（中略）明治三七年七月（三四才）頃から自分の部屋で神や仏に供物をあげ、毎日数回にわたり礼拝し、『我が衆の繁栄はみな神仏の加護によるものなり』と神仏の信仰を始め、八月には『神体現わる』、『神のお告げあり』と訴え、一〇月になると、茫然と佇立し、火鉢の傍で考え込み、『我は陛下なり』とか『我が体に神が乗り移れり』と言い、神々の名や歴代の天皇の名を挙げ、『自家の系図なり』という」

この症例では、宗教的な啓示体験をもとに誇大妄想が出現しています。このこと自体は、時代に左右されず現れ得る現象です。しかし、「我は陛下なり」という内容の誇大妄想や、「神々の名や歴代の天皇の名を挙げ、『自家の系図なり』」と主張する血統妄想が出現している点が、明治以降にみられる特徴的な現象です。

さて、ヨーロッパでは非理性の封じ込めからやがて精神病の研究が発展したように、日本においても昭和に至ると、精神医学の研究が活発に行われるようになりました。この流れに呼応するように、昭和一〇年に『日本神経学会』は『日本精神神経学会』に、その機関誌『神経学雑誌』が『精神神経学雑誌』にそれぞれ改称され、今日に至っています。

精神神経学雑誌となった昭和一〇年に、『精神分離症ノ豫後ニ就イテ』[8]という論文が掲載されています。この論文は、一般に予後が不良であるとされていた精神分離症（精神分裂病）に、三〇％の完全寛解例が認められることを指摘した画期的なものです。対象とされた患者に、予後の良いとされる緊張型分裂病の比率が高かったこと（五七．五％）が寛解率に影響を与えていると思われますが、向精神薬のなかった当時において、この数字は注目すべきものでしょう。また、昭和一四年の精神神経学雑誌に掲載された『精神分裂病の豫後及び治療』[9]においても、完全寛解率は緊張病型四五．九％、破瓜病型一八．七％、妄想病型一三．八％とされており、精神分裂病の予後は決して悲観すべきものではないことが示されています。

それはさておき、ここでは時代の変遷に伴う精神病の病態変化を述べることがテーマですから、両論文に挙げられている症例の一部を以下に記載することにしましょう。

まず、『精神分離症ノ豫後ニ就イテ』には、次のような症例が載せられています（カタカナをひらがなにし、漢字は現在のものに直してあります。なお、論文には症例の名前の一部が記されていますが、これは省略しました）。

「現在二七歳。帝国大学生。昭和五年七月頃より頭痛、疲労感等の種々なる神経症状を訴へて居たが七年九月頃より次第に精神の異常が見られ、ある友人を怨み殺すと称して追跡する様な異常が見られた。同年一〇月入院。入院後間もなく典型的な緊張病性興奮を呈し殆んど処置に窮した程であった。未治のまま退院して帰郷の途上興奮劇しきため某病院に三ヶ月程入院、軽快して退院したものである。患者は真在（現在？）完全に寛解し、帝国大学の上級に在学し、真摯、勤勉に勉学中である。患者は元来宗教に対して寧ろ反感を有して居たが、現在は基督教の求道者の生活を送っている。（後略）」

「現在二二歳の学生。生来明晰なる頭脳と真面目なる性格を有する好個の青年であった。一六歳の頃一ヶ月間興奮、空笑、無為等のことがあったが自然に治癒した。一九歳の一月頃より不眠勝となり、夜中意味もなく廊下を徘徊したり、気合を掛けたり、独語、独笑することがあった。昭和七年二月入院。入院中は典型的な緊張病性興奮を持続したが、約五ヶ月にして一般に鎮静し病識も出で、軽快退院した。この患者も入院中既に宗教心の発生を見たが、現在は熱心な基督教徒としての敬虔な信仰生活に這入って居る。退院後既に三年精神病は完全に寛解し、現在は師範学校の二部に在学、成績も甚だ佳良である。（後略）」

以上の二症例は、この論文に完全寛解として挙げられている症例の一部です。診断については「典型的な緊張病性興奮」と症状が記されているだけなので、この記述を信じて緊張型分裂病とするしかありませんが、これに加えて、一例目では「ある友人を怨み殺すと称して追跡する様な異常が見られた」という症状から被害妄想（または被害関係念慮）の存在が窺われますし、二例目では独語、空笑、無為などの症状が認められることから、やはり両症例は精神分裂病と診断することが適切であろうと思われます。

両症例の特徴は、緊張病性興奮が持続した後に分裂病症状が消失し、問題なく学業に復していることです。その際に注目すべきは、宗教的な回心です。

筆者の太田は、「患者自らが陳述した性格変化として我々の注意を惹いたがなほ我々が病的と称し得ざりしものに、精神症状寛解後に発現し来る熱心なる宗教心があった」と指摘しています。そして、完全寛解五四例中八例に同様の体験があり、その宗教にはキリスト教の他に仏教、神徒、天理教があったと述べています。さらに、「是等の大多数は急性精神分離症によく知られた深刻神秘的なる病中の体験を病後に至る迄保持するものであり、殊に夢幻的幻覚的の体験を絶対的なものとして確信しつづける」のであり、「病中の斯くの如き体験は他覚的には唯激しき緊張病性興奮と見えるのである」と指摘しています。

この当時の日本は、国家主義の気運が急速に高まり、軍部による権力の集中化が進んでいた時代にありました。社会の価値観が一つの絶対的なものに収斂されつつあった状況の中で、この価値観を受け入れられるかが人々の世界観にとって重要な問題になっていました。そして、この絶対的な価値観を強烈に強要される状況において、強度の「させられ体験」を伴った緊張病性興奮が生じたのだと考えられます。

昭和一〇年末に行われた調査によれば、全国の精神病院・精神病床に入院していた精神分裂病患者の病型の割合は、破瓜型二七．四％、緊張型二七．一％、妄想型一四．七％、不定型二〇．四％、不詳一〇．四％でした（『日本精神科医療史』一八四頁）。現在では希にしかみられなくなった緊張型分裂病がこれほど多かったという結果が、当時の社会状況を明確に反映しています。

ところで、上述の症例における「夢幻的幻覚的な体験」は、社会が一神教的な価値観を浸透させる途上において生じた、まさに宗教体験だったのではないでしょうか。一神教的な価値観を強要される状況で個人の世界観が崩壊の危機に瀕し、それに対する反応として緊張病性興奮が生じたのでしょう。この際に生じた宗教的な回心は、彼らが一神教的な世界観を受け入れるための、まさに橋渡し的な役割を果したのだと考えられます。

次に、『精神分裂病の豫後及び治療』に挙げられた症例を記述します（漢字は現在のものに直し、症例の名前の一部が記された箇所は省略しました）。

「明治三三年生。会社員（中略）昭和二年二八歳の一一月、電車に乗って居ると対坐して居る乗客が自分の悪口を云ふのが聞えた。自ら耳が鋭くなったと云って居た。頭痛、倦怠等を覚え、仕事に身が入らず、医師に神経衰弱なりとして診察され、一ヶ月程にて斯かることはなくなった。

翌年昭和三年四月より又同様の傾が始った。患者の言によると『会社の同僚から憎まれて居る。電車の中まで跡をつけてくる者がある。又皆が自分とタイピスト某と怪しいと噂する』。其の中に『自分を殺さうとして居る者がある』と迄云ふ様になった。患者は次第に不安となり睡眠も妨げられる状態となったが、激しい興奮、暴行等をなすことはない。斯かる状態で昭和三年四月二七日入院した。

当時患者は態度略々常、落着いて詳しく自分の被害念慮、幻聴に就いて供述する。『自分とタイピストとは事実何の関係もない。それを重役の秘書が噂した、それを自分ははっきり聞いた。重役間に暗闘があり、自分は其の一方の側に憎まれて、斯様なことで陥れられるのであると思ふ。方々で自分のことを「彼奴は淋病だ」とか、「何時頃銀座を歩いて居た」とか云ふ。それで秘書の所へいって抗議した。電車にのっても家に居ても誰かが自分を監視して自分の落度を探さうとして居る』と云ふ。病識は全くなく、自分の耳が鋭くなったのだと主張する。（中略）其の後、苦悶状、自殺企図あり、幻聴激しき様子、硝子をこはした。数日にして落着き、稍茫然たる様子になる、時々廊下徘徊、寡言。斯かる状態で六月一日一旦退院した。

直に湯河原転地、そこでも茫然と考へ込むこと多く、時々空笑あり、独語する。松澤に忍術使ひが居て、その声が聞え、自分を指図し、操ると云ふ。以前の如き不安、苦悶の状は全くないが家人が不安に思って数日後に又入院せしめた。

無為、不管性の状態、ガトウと云ふ先生が居て、催眠術をかけ、自分の云はうと思ふことを先きに言って聞かせると訴へる。時々廊下を徘徊するのみ、家人の面会にも冷淡、ガトウと云ふ先生が色々話してくれるから、淋しくないと云ふ。

七月八月と次第に幻聴減少せる様子あり、散歩、ボール投げ等をなす様になり、表情稍活発となった。一〇月には幻聴殆どなくなったが、まだ少しあると云ふ。談話、応対、表情は殆ど常態、翌年昭和四年三月迄在院、殆ど平常に復して退院した。

退院後間もなく旧職に復し、無事勤務、今日迄約一〇年間全く異常はない。現在地位も昇って某課長の職にある」

以上は、論文に載せられている完全寛解例の一つです。症例は、「対坐して居る乗客が自分の悪口を云ふのが聞えた」という被害的な内容の幻聴で発症し、それは「会社の同僚から憎まれて居る。電車の中まで跡をつけてくる者がある。又皆が自分とタイピスト某と怪しいと噂する。其の中に自分を殺さうとして居る者がある」という被害関係念慮へと繋がります。そして、こうした病的体験は、「重役間に暗闘があり、自分は其の一方の側に憎まれて、斯様なことで陥れられるのであると思ふ。電車にのっても家に居ても誰かが自分を監視して自分の落度を探さうとして居る」という被害妄想へと発展しています。さらに、「松澤（病院）に忍術使ひが居て、その声が聞え、自分を指図し、操る」、「ガトウと云ふ先生が居て、催眠術をかけ、自分の云はうと思ふことを先きに言って聞かせる」といった、させられ体験を伴った幻聴も出現しています。

論文の筆者は、寡言、徘徊、独語、空笑、無為などの症状から、この症例を「破瓜病様の病像を主としたもの」として紹介しています。しかし、この症例は上述のように、被害的な幻覚・妄想状態が出現した、典型的な妄想型分裂病と診断することができます。

以上のように、明治以降になると、日本社会においても典型的な精神分裂病が認められるようになったのです。その社会的背景として、日本に近代西洋文化の影響が浸透したこと、そして、その負の遺産までが引き継がれたことが挙げられるでしょう。

明治以降の日本社会は、一神教に近似の皇統神話を中心とした価値観によって再構築されました。しかし、大正時代までは、皇統神話が、社会の中心を成す絶対的な概念になっているとは言いがたい社会状況にありました。皇統神話の教育が徹底され、人々の間に浸透し始めたのは、日中戦争が始まった昭和一二年以降でした。そして、天皇の神性がようやく頂点に達したのは、太平洋戦争が勃発した昭和一六年以降でした。つまり、この間の日本は、一神教に近似の宗教が支配する社会でありながら、唯一、全能の神が存在しない社会だったのです。この不完全で曖昧な社会状況が、精神疾患の病態に、そして精神分裂病の症状に重要な影響を与えたのだと考えられます。

五

敗戦によって日本は、ＧＨＱ（連合国軍最高司令官総司令部）の管理下に置かれることになりました。ＧＨＱによる日本の占領は、一九四五年から六年八ヶ月にわたって続けられました。この間に日本は、まず軍事機構と国家警察を解体され、極東国際軍事裁判所で東条英機らＡ級戦犯二八名が戦争責任を問われて刑に処されました。並行して憲法改正が行われ、ＧＨＱの原案をもとに日本国憲法が制定されました。この新たな憲法は、主権在民、象徴天皇制、戦争放棄、基本的人権の尊重など、明治憲法の内容を一新したものでした。

新憲法のもとで政治の民主化が図られ、続いて資本財閥の解体、そして農地改革が行われました。内政は日本政府が担ったもののＧＨＱの影響下に置かれ、日本政府は外交権すら持っていませんでした。このようにして日本は、アメリカから完全に支配され、統治されていました。ＧＨＱによって日本は、それまでとはまったく異なった国家に改造されたのです。

新憲法発布に先立つ昭和二一（一九四六）年の元旦に、いわゆる「天皇の人間宣言」が盛り込まれた詔書が発表されました。太平洋戦争時には「現人神」として、何人たりとも犯すことのできない神性をまとっていた天皇は、敗戦によって象徴的な存在、そして人間としての存在に戻されたのです。

ところで、もともと象徴的な存在であり、かつ生身の人間であった天皇が、唯一、絶対の神の役割を担わなければならなかった点において、国家神道は擬似一神教的な宗教であったと考えられます。この国家神道を基盤にして、明治以降の日本は、天皇を頂点に据えた擬似一神教が支配する社会として形づくられてきました。これに加え、近代西洋文化や欧米諸国の行動様式が取り入れられることによって、日本社会は発展を遂げました。日中戦争、太平洋戦争を経て、日本における国家神道の役割はさらに大きくなり、天皇の神性はいっそう高められました。そして、太平洋戦争の時代に限って、国家神道は一神教と呼び得る宗教になったのです。

敗戦によって天皇が現人神から人間に戻ったという事実は、国家神道という宗教の終焉を意味していました。国家の中心を成す概念の突然の消失は、国家神道という擬似一神教が支えてきた社会に、混沌と崩壊をもたらす可能性を生じさせました。たとえば、それはキリスト教社会からキリスト教が消失する事態や、社会主義国家からマルクス・レーニンの教義が失われる事態と同様の危険性を孕んでいました。しかし、現実には日本が無秩序状態となり、社会が崩壊する危険性は回避されました。それは、日本社会に、天皇に代わる新たな支配者が現れたからです。その支配者とは、連合国最高司令官ダグラス・マッカーサーでした。

昭和二二年九月二七日に、昭和天皇とマッカーサーが初めて会見をしました。この会見の写真には天皇とマッカーサーが並んで写されていました。マッカーサーの横で正装し、緊張した面もちでたたずむ天皇の姿からは、もはや神の威光を窺い知ることはできませんでした。一方、天皇を見下ろすような長身でリラックスして立つマッカーサーは、まるで天皇の庇護者のようでした。この写真が新聞に掲載されると、たちまち日本中に大きな反響を呼び起こしました。この写真は、支配者の移行を象徴的に示す効果を人々に与えたのです。

マッカーサーは、戦後日本の絶対的な支配者でした。そのことは、マッカーサー自身もはっきりと自覚していました。彼は、自身の回顧録で以下のように述べています。

「私は八千万を越える日本国民の絶対的な支配者となり、日本がふたたび自由諸国の責任ある一員となる用意と能力と意志を示すまでその支配権を維持することとなったのである」（『マッカーサー大戦回顧録〔下〕』[10]一七九頁）

この時の占領政策における課題は、政治、経済、軍事の領域を超えて、日本人の精神的な側面にまで及んだのでした。

「私は戦争でほとんど完全に破壊された一つの国家を再建する、という仕事を課されたのであった。私はかつて学んだ道義的な教えや、自分のもつ個性や、あるいは私の心の底にある人間観といったものからとにかく何かをひきずり出して、この政治的、経済的、精神的空白の中に名誉、正義、同情の観念をつぎ込むという任務に当面していた。日本はいまや、国民を全体主義的な軍部の支配から解きはなち、政府を内部から自由化するという実験の一大研究所となったのである」（『マッカーサー大戦回顧録［下］』一八二頁）

そして、占領施策を行うマッカーサーは、日本人の保護者であると自認し、保護者としての深い責任感すら感じていたのです。

「私が一貫して、時には自分の代表する諸大国に反対してまでも、日本国民を公正に取り扱うことを強調していることがわかってくるにつれて、日本国民は、私を征服者ではなく、保護者とみなしはじめたのである。私は、これほど劇的な形で私の責任下に置かれた日本人に対して、保護者としての深い責任感を感じていた」（『マッカーサー大戦回顧録［下］』一八五頁）

マッカーサー自身が語っているように、彼は日本国民の絶対的な支配者であり、保護者でした。マッカーサーと日本人は、まさに圧倒的な力を持った父親と子どもの関係にあったのです。戦後の日本人はこの関係を受け入れ、自分自身を「マッカーサーの子」と呼ぶことが習慣のようになっていました。マッカーサー解任が発表された翌日、朝日新聞は次のような社説を掲載しています。

「われわれは終戦以来、今日までマッカーサー元帥とともに生きて来た。・・・日本国民が敗戦という未だかつてない事態に直面し、虚脱状態に陥っていた時、われわれに民主主義、平和主義のよさを教え、日本国民をこの明るい道へ親切に導いてくれたのはマ元帥であった。子供の成長を喜ぶように、昨日までの敵であった日本国民が、一歩一歩民主主義への道を踏みしめていく姿を喜び、これを激励しつづけてくれたのもマ元帥であった」(『敗北を抱きしめて［下］』[11] 四〇三頁)

このように日本人は、日本の復興を親切に導き、「子供の成長を喜ぶように」激励し続けてくれたマッカーサーに対して、最大限の感謝の言葉を贈ったのです。

しかし、この感謝の気持ちは、日本人がマッカーサーの子どもの立場を自ら進んで引き受け、マッカーサーの政策を自らの意志で受け入れたという欺瞞のうえに成り立っていました。現実には、絶対的な征服者であったマッカーサーに対して、被征服者である日本人は黙従するしかなく(ゲリラ的に徹底抗戦する方法もありましたが、日本人はそれを選びませんでした)、彼の示す政策に異を唱える余地は残されていませんでした。

しかし、その現実を直視することは、当時の日本人には到底できることではありませんでした。なぜなら、この敗戦・占領による屈辱的な体験の背景には、それから遡ること約一世紀前に同様の体験があったからです。

それは、鎖国政策を敷いていた日本が、アメリカの東インド艦隊司令官であったペリーに開国を迫られた事件でした。黒船によって示された技術力と軍事力に圧倒された幕府は、二〇〇年以上に渡って続けてきた鎖国を解き、アメリカとの間に屈辱的な不平等条約を結んだのでした。この事件の衝撃は計り知れず、二七〇年続いた江戸幕府は倒れ、新たに明治政府が樹立されました。明治以降の日本は、この屈辱体験の記憶を無意識の中に抑圧し、富国強兵政策を掲げて国を富ませ、軍事力を蓄えてきたのです。

日本人は、この屈辱感を晴らすために、アメリカに対して戦争を仕掛けたと言っても過言ではありませんでした。もちろん、開戦の原因は一つではないでしょう。アメリカは、対日経済封鎖や日本の対外政策を全面的に否定した

『ハル＝ノート』の提示などによって、日本を徹底して追いつめました。そこには、根強く続いていたアメリカ国民の参戦反対論を、日本の攻撃によって一掃したいというローズヴェルト大統領のしたたかな計算がありました。しかし、その思惑に乗って戦争を仕掛ければ、短期間で戦争が終結しない限り、経済力で圧倒的に劣っていた日本が敗北を喫することは明らかでした。開戦の決断には、理性的には説明できない無意識の衝動、つまり、アメリカに対する屈辱感が大きく作用したのだと考えられます。

緒戦における日本軍の快進撃は、日本人に言いようのない達成感をもたらしました。九〇年間の屈辱感が、まさに晴らされようとしていたのです。それは、当時の言論人たちの言葉に明確に表現されています。

フランス文学者の辰野隆《たつのゆたか》は、パール・ハーバー攻撃成功の報に接し、次のように述べています。

「あの十二月八日の朝、感じたことを一言で言いますと、ざまぁー見ろです」（『日本の歴史二五 太平洋戦争[12]』三五二頁）

また、志賀直哉は、シンガポール陥落直後のラジオ放送で次のように述べています。

「天に見はなされた不遜なる英米がよき見せしめである。若い人々に希望の生まれた事も実に喜ばしい。吾々の気持は明るく、非常に落ち着いて来た」（『世界の歴史二八 第二次世界大戦から米ソ対立へ[13]』六三－六四頁）

文芸評論家の青野季吉《あおのすえきち》の次の言葉は、緒戦の勝利が日本人の自尊心を回復させたことをよく示しています。

「戦勝のニュースに胸轟《とどろ》くを覚える。何という巨《おお》きな構想・構図であろう。アメリカやイギリスが急に小さく見えて来た。われわれのように絶対信頼できる皇軍を持った国民は幸せだ」（『日本の歴史二五 太平洋戦争』三五二頁）

さらに、文芸評論家の亀井勝一郎は、太平洋戦争を自主独立のための戦争として捉えていました。

「戦争より恐ろしいのは平和である。・・・奴隷の平和より戦争を！」（『日本の歴史二五　太平洋戦争』三五二頁）

しかし、その後の戦局は悪化し、やがて日本全土で米軍の空襲が繰り返されるようになりました。そして、住宅地を狙った焼夷弾による無差別絨毯爆撃や原爆の投下を受け、日本社会は壊滅的な被害を被って終戦を迎えたのです。

こうして日本人は、アメリカに対して復讐を遂げることに失敗したばかりか、さらなる屈辱的な敗戦と占領を強いられることになりました。この屈辱的な現実をそのまま受け入れることは、到底できることではありませんでした。そこで日本人は、戦争の責任を一部の軍人や政治家に負わせる戦勝国の政策を受け入れたうえで、自らを子供の立場に置き換え、征服者であるマッカーサーとの間に親愛感情を沸き立たせたのです。そして、この親愛感情を拠りどころとし、占領政策を自ら進んで誠実に受け入れる態度を示すことによって、現実の屈辱感から目をそらしていたのです。

しかし、この欺瞞は、もろくも崩れ去ることになりました。それは、アメリカに帰国した後に行われた上院合同委員会で、マッカーサーが発言した内容を伝え聞いたことによってもたらされました。

日本人は占領軍の下で得た自由を今後も擁護して行くのか、日本人はその点で信用できるかと聞かれて、マッカーサーは次のように答えています。

「もしアングロ・サクソンが人間としての発達という点で、科学とか芸術とか文化において、まあ四五歳であるとすれば、ドイツ人もまったく同じくらいでした。しかし日本人は、時間的には古くからいる人々なのですが、指導をうけるべき状態にありました。近代文明の尺度で測れば、われわれが四五歳で、成熟した年齢であるのに比べると、一二歳の少年といったところ like a boy of twelve でしょう。指導を受ける時期というのはどこでもそうですが、日本人は新しい規範とか新しい考え方を受け入れやすかった。あそこでは、基本になる考えを植え付けることができます。日本人は、まだ生まれたばかりの、柔軟で、新しい考え方を受け入れることができる状態に近かったのです」（『敗北を抱きしめて〔下〕』四〇六頁）

マッカーサーの発言の主旨は、日本が近代文明の尺度で言えばまだ未成熟な段階にあり、「柔軟で新しい考えを受け入れることができる状態」だったからこそ占領政策は非常にうまくいったのであり、その結果として占領後の日本人はドイツ人よりも信用できるようになったと主張することにありました。ところが、この発言において図らずも彼が、日本人の成熟度は「一二歳の少年といったところ」であり、「指導を受けるべき状態」であったと考えていたことが露呈してしまったのです。

これに最も反応を示したのは日本人でした。日本人はそれまで、日本の復興に尽力したマッカーサーに対して多大の尊敬と信頼を寄せていました。彼が解任されて帰国の途につく際には、多くの日本人が感謝の念を抱き、英雄として彼を見送りました。しかし、「like a boy of twelve」という言葉を伝え聞いた日本人は、マッカーサーが自分たちをこのように捉えていたことに愕然とし、自尊心を打ち砕かれ、彼に対して甘い幻想を抱いていたことに恥じ入ったのです。

日本人が考えていたように、マッカーサーは、日本人の誠実な態度に応えてくれていたのではありませんでした。彼は最初から日本人を、自分たちよりも低く見ていたのです。つまり、日本はアメリカよりも文化の成熟度において劣っているため、アメリカに黙従するしかない立場にあるとマッカーサーは考えていたのであり、占領政策における彼の態度は、この考えを忠実に実行に移したに過ぎなかったのです。

日本人は、マッカーサーから屈辱的な占領政策を受けていたという現実に、初めて直面せざるを得なくなりました。

このときから英雄マッカーサーの記憶は日本人の意識から急速に失われ、無意識の中に抑圧されて行きました。

マッカーサーの記憶が抑圧された結果、彼が日本社会に与えた影響の多くが、無意識の記憶痕跡となって日本人の心の底で生き続けることになりました。抑圧され、無意識の中に滞留している状態を耐え抜いた記憶は、意識されないがゆえに論理的思考という拘束から解放され、そのままの状態で次世代へと伝承されるというフロイトの定式に従えば、マッカーサーが与えた影響は、戦後の日本と日本人の特質を形成する重要な要素になりました。日本人はマッカーサーを意識しないがゆえに、彼から受けた無意識の記憶痕跡から影響を受け続けることになったのです。

マッカーサーが残した記憶痕跡のうち、最も重要なものは、日本はアメリカよりも文化の成熟度において劣っており、そのためアメリカに黙従する立場にあると考えられたことです。マッカーサーの「日本人は一二歳」発言は、精神面での優越性を心の支えとしてきた日本人の自尊心を決定的に崩壊に導きました。この状態から立ち直るためには、「日本はアメリカよりも文化の成熟度において劣っており、そのためアメリカに黙従する立場にある」という考えを無意識の中に抑圧しなければなりませんでした。そのうえで、自らの力で復興の途を切り開き、日本文化の優越性を世界に対して実証しなければならなかったのです。「奇跡の復興」と言われた戦後日本の経済的発展は、敗戦と占領による屈辱感を解消し、日本人の自尊心を取り戻すための涙ぐましい努力の賜物でした。

その結果、日本は、アメリカに次ぐ世界第二位の経済大国に成長しました。しかし、この成功の陰で、無意識の記憶痕跡は日本人の行動に影響を与え続けました。アメリカに強圧的な態度を示されるとき、日本社会の無意識の記憶痕跡は頭をもたげるのでした。また、アメリカ文化と関わることそれだけでも、無意識の記憶痕跡は日本人の劣等感を刺激するのでした。こうして、敗戦と占領によって作られた無意識の記憶痕跡は日本人の精神を蝕み続けたのです。

六

太平洋戦争時の天皇、そして占領時代のマッカーサーという、近代の日本社会に誕生した唯一、絶対の支配者が相次いで失われたという事実は、日本人の精神世界にどのような影響を及ぼしたのでしょうか。この影響が特徴的に現れているのが、精神分裂病の病的体験です。

昭和三〇年の精神神経学雑誌に、『精神分裂病者における被害的態度に及ぼす病前性格の滲透性について——一典型例による解析[14]』という論文が載せられています。そこに挙げられている症例には、以下のような病的体験が記されています。

「（前略）声は次第に明確に他人の声になっていった。それは言葉であって教養をもっている。しかもその教養は、私の過去、幼児以来の体験や学習の詳細に至るまで知っていて、それを超えて果てしなく私を指導する程のものであった。声の主は——これを私はXと名付けたが——私の過去の、人にも話さなかった細かい部分まで知っていて、それを持出しては私にはなしかけ、私を驚かせたり、怒らせたりした。母親の品行を云々して誹謗し、忿りに私はとび上る思いであった。声の主Xは誰だろうか。どこにいるのか。どんな技術をもっているのか。何故公開されないのだろう。——私は考え続けた。独りで、他の人々との交渉を絶って。（中略）

Xは何者であろうか。それは殆んど私のすべてを支配して、気狂いにも死者にもしかねない。神か。いやそうではない。それほどXは人工的で、近代の複雑微妙な技術性をもった現象を生んでゆく。私はその後Xがオールマイティであることを、一層詳らかにしたのである。自分の意志を眼にみえないものが支配し、自分の心の秘密をあばいて脅迫し、自分はそのもののために、いつどうされるのかわからない。何という人格毀損であろう。

つねに尾行されている。外を歩いていると、銀座通りの人波の中で、いつの間にか大勢の私服によって、表面は何げなく、しかし明らかにあのXなるシステムの者達にとりまかれている。私の一挙手一投足は見張られ、身動きもできなくされる。就職運動をしてもXから邪魔が入る。つまり政治的な暗躍だ。私はいわばマークされた人間で、かくれようとしても安息の地はない。はっきりとは把めないが、ともかく強大なシステムで、Xは国民一人一人の意志、感情、行動を左右し、技術、科学、哲学、倫理学等あらゆる部門の機能をあげて人々を批判し、行動を限定する。しかもそのX自身、決して正体をあらわさない。秘密なのだ。(中略)

はじめはXに一々抵抗した。それは苦しかった。実態はわからないがスーパーマン的作用を持つ、現代の科学的技術を駆使できる存在と推測される。そのうち耐えられなくなって、抵抗を止めてしまった。こうなった以上は、Xのヒューマニティを信頼するよりほかはない。すると気持がすっかり晴れて、Xのいうまま、なすにまかせてからは、人生に愛と恵がわかるようになってきた。眼にみえないものの人間性に信頼したものは、ひらききった、何物も恐れない、憎しみも知らない大きな心に安息している。(後略)」

以上は、妄想型分裂病にみられた典型的な被害妄想です。

この妄想に登場するXの特徴は、日本社会を支配する者の性質を、あらゆる角度から表現しようとしたものではないでしょうか。

たとえば、Xの特徴には、先に挙げたマッカーサーの回顧録を彷彿とさせる内容が認められます。

(マッカーサー)「私は八千万を越える日本国民の絶対的な支配者となり、日本がふたたび自由諸国の責任ある一員となる用意と能力と意志を示すまでその支配権を維持することとなったのである」

(X)「私はその後Xがオールマイティであることを、一層詳らかにしたのである」、「明らかにあのXなるシステムの者達にとりまかれている。私の一挙手一投足は見張られ、身動きもできなくされる。就職運動をしてもXから邪魔が入る。つまり政治的な暗躍だ」

（マッカーサー）「私はかつて学んだ道義的な教えや、自分のもつ個性や、あるいは私の心の底にある人間観といったものからとにかく何かをひきずり出して、この政治的、経済的、精神的空白の中に名誉、正義、同情の観念をつぎ込むという任務に当面していた」

（X）「Xは国民一人一人の意志、感情、行動を左右し、技術、科学、哲学、倫理学等あらゆる部門の機能をあげて人々を批判し、行動を限定する」

（マッカーサー）「私が一貫して、時には自分の代表する諸大国に反対してまでも、日本国民を公正に取り扱うことを強調していることがわかってくるにつれて、日本国民は、私を征服者ではなく、保護者とみなしはじめたのである。私は、これほど劇的な形で私の責任下に置かれた日本人に対して、保護者としての深い責任感を感じていた」

（X）「こうなった以上は、Xのヒューマニティを信頼するよりほかはない。すると気持がすっかり晴れて、Xのいうまま、なすにまかせてからは、人生に愛と恵がわかるようになってきた。眼にみえないものの人間性に信頼したものは、ひらききった、何物も恐れない、憎しみも知らない大きな心に安息している」

このように、Xの特徴は、マッカーサーの回顧録と同一ではないにしても、その内容を連想させるものです。

また、症例はXについて、「神か、いやそうではない」と述べ、その理由を「Xは人工的で、近代の複雑微妙な技術性をもった現象を生んでゆく」からであり、さらに「実態はわからないがスーパーマン的作用を持つ、現代の科学的技術を駆使できる存在と推測される」とも指摘しています。

この訴えにも、戦後の日本における支配者の特徴が表現されています。Xは神（や「現人神」）ではなく、「人工的」で「近代の技術性」を持ち、「現代の科学技術を駆使できる存在」です。これらの表現に、最新の軍事技術や産業技術を有するアメリカに対するイメージが垣間みられます。そして、それは「スーパーマン的」という言葉にも暗示されているのです。

以上のように、この症例の訴えには、マッカーサーが日本人の無意識の中に残した記憶痕跡が、形を変えて表現されているのではないかと考えられます。Xが実在しないという点で言えば、確かに症例の訴えは妄想にすぎないのですが、この妄想の内容には、戦後の日本社会における失われた唯一、絶対の支配者の特徴のいくつかが、連想的に、または暗示的に表現されています。

この症例に認められる、社会を支配し動かしているのが誰なのかを追求する妄想は、以降の精神分裂病にも頻繁に現れるようになります。そして、この種の妄想で特徴的なのは、社会を支配し動かしている人物が容易に特定されないことにあります。それは、戦後日本の原型がGHQによって形作られ、さらに、その後の日本社会がアメリカからの影響を受け続けているからでしょうか。日本社会を本当に動かしているのは誰なのか。表立って問われることのないこの命題を、分裂病者は妄想の中で問い続けているのです。

一方、「天皇の人間宣言」は、精神分裂病の妄想にどのような影響を与えたのでしょうか。

昭和三六年の精神神経学雑誌に載せられた『慢性精神分裂病における境遇的環境的意味の変貌について――院内生活臨床への一つの企図――』[15]という論文に挙げられている諸症例をもとに、この影響を検討してみましょう。

「三七才　女子（中略）家族事情・生活経緯・入所のいきさつなど境遇に関する遠隔的背景意味の変貌は広範囲にわたって著明である。すなわち東京麹町一丁目一番地のお堀にかこまれた広大な屋敷で生まれ、そこで育った記憶がある。父は今上（イマガミ）裕仁、母を久邇良子（ナガコ）という。伯父に閑院義仁がある。六才のとき『実父母』である今上夫妻につれられて大連にわたり、川○家（実際の両親）の養女となり、自分だけは『姫○』の姓を名のることを日本政府から許された。その後終戦まで大連にいたが、その間に幾度となく帰国して学習院や日本女子大を卒業した。終戦直後今上夫妻が大連まで迎えに来て帰国し、一時叔父閑院の邸宅にあずけられたが『空襲がひどくなったので』国立国府台病院に疎開し、その病院で東京女子大生として実地勉強をし、医療職員になって国立下総療養所に就職した。川〇家には義姉（実際は実姉）二人があるが、その夫はそれぞれ早大スポーツ科教授や東京都副知事の要職にある・・・などという。（後略）」

この妄想では、症例は昭和天皇と皇后の実子であり、皇族の伯父がいることになっています（正確には、今上はキンジョウと読み、皇后の旧名は久邇宮良子クニノミヤナガコです。また、閑院は世襲親王家の一つであった閑院宮のことか、または昭和二二年に皇籍離脱した閑院春仁がモデルになっているのでしょうか）。

このような皇統神話をテーマにした血統妄想は、すでに明治時代から認められています。明治時代に血統妄想が現れたのは、皇統神話が架空の物語だからではありません。文化とはそもそも架空の物語によって構成されており、現代の「科学神話」や「自由神話」も同様に架空の物語であることには変わりないのです。そうではなくて、明治の皇統神話が一神教に近似の宗教として再構成されたにもかかわらず、一神教に不可欠である唯一、絶対の神の役割を、天皇という存在が担い得ていなかったことがその主な原因であると考えられます。そのため、この神話の不完全性を無視できない状況に追い込まれた者は、皇統神話を自らの精神世界の中で再編しなければならないのです。

唯一、絶対の神の役割を担い得ないという点においては、戦後の天皇も同様でした。それに加えて、戦後に天皇が「人間宣言」を行ったという事実は、日本人に特異的であると言われる血統妄想の内容に、以下のような混乱を与えることになりました（ちなみに、血統妄想が日本人に特異的なのは、皇統神話が日本に特有の神話であり、かつ血統に基づく神話であるからだと考えられます）。

「三一才　女子（中略）その家庭実状を略記すれば父は戦災死、母は健在、兄は一〇才で死亡、他に現存同胞として弟三名、妹二名がある。本人はこれら家庭の現状と自己の生活史を具体的に詳しく説明できるが、その主張によれば真相が別にあるという。すなわちこの両親はただ戸籍上の両親にすぎず、かつこの亡父は『三代目エヂソン』と称するドイツ人であって死因も終戦時の私刑のためであったと。実父として母方叔父の名、実母として父方叔母の名をあげる。しかもこの実母（実際は叔母）は『一八才ころから日本に入国永住したエリザベス王朝の正当相続人』であるという。亡兄は生きのびて『養父（三代目エヂソン）』の故国ドイツで生長し、ジョンと名のり『アフリカン・リチャード』の称号を得て終戦直後日本に戻り、現在も東京の米軍司令部でマッカーサー元帥の秘書をしている。（発病前親交のあった実在の米兵ジョンに関する人物変貌）自分はジョンと結婚して『アフリカン・リチャード妃』になる予定だと言う。また他病棟の男患Bは発病前面識のあったある大会社社長の子息にあたり、幼時から親の定めた婚約者だと主張し、自分は『エリザベス系』の名誉ある血統で一婦二夫制を許されているから、とアフリカン・リチャード（つまりジョン）のほかにそのBとも結婚する予定でいる。（後略）」

この症例の妄想は、母親が「エリザベス王朝の正当相続人」であり、「マッカーサー元帥の秘書」をしているジョンと、大会社社長の子息であるBとも結婚する予定であるという内容になっています。この妄想では症例は「エリザベス王朝」の血統を継ぐ存在であり、血統妄想であるのにもかかわらず、皇統神話が語られなくなっています。

次の症例の場合は、血統妄想ではありませんが、皇統神話が断片的な形で登場しています。

「四五才　女子（中略）当初は人格もかなり保全され心境やいきさつを詳しく供述し竹工作業にも出ていたが、年ごとに荒廃し『英国皇太子エドワード中尉と恋仲だ』とか『エドワードが隣の建物にいる』などとりとめなく奇妙なことを言うようになり、（昭和）二七年ころから行動限局・周囲無関心・身辺不整・日用品使用困難・慢性幻聴・対話状独語・応答断片化などの欠陥状態におちいった。境遇環境や入所のいきさつなどについては数年来自分を天皇の妃、現環境を漠然と宮内庁の捕虜収容所と考え、自分や周囲の人間（他患）は日米戦争が終るまで国家のためにここで保護をうけなければならないと考えている。（後略）」

この症例では、「英国皇太子エドワード中尉と恋仲だ」と言ったかと思うと、「自分を天皇の妃」と考えるなど、妄想内容が変転しています。そして、妄想の中心となるべき人物が「英国皇太子」なのか、「天皇」であるのかも分からないままです。つまり、症例の訴えは血統妄想や誇大妄想としての体を成していないだけでなく、妄想世界の中で唯一、絶対の支配者を決定できず、その人物との関係を他者に主張することもできなかったのです。そのことも一つの要因となって、症例は対話性の独語を繰り返すだけで周囲に無関心になり、やがて日常生活もままならない欠陥状態へと陥って行きました。

太平洋戦争時に唯一、絶対の支配者の役割を担っていた天皇が、戦後に「人間宣言」を行ったとされたことは、分裂病の妄想に以上のような混乱をもたらしました。そして、その後には、皇統神話をテーマにした血統妄想は次第に語られなくなり、やがて昭和という時代の終焉と共にほとんど姿を消していったのです。

七

独立回復後の日本は、敗戦からの復興を目指しました。アメリカの軍事的な戦略から軍事力を持てなかった日本は、経済的な復興へと舵をきりました。官民一体となった日本国民の努力は凄まじく、敗戦から一〇年後の一九五五（昭和三〇）年には、経済の主要指標で戦前の最高水準を突破し、「もはや戦後ではない」というフレーズが巷を駆けめぐりました。さらに、一九六〇年に池田内閣が提唱した「所得倍増計画」から経済成長が加速し、この後一〇年間の年平均実質経済成長率は一一％にも及びました。それは、この時期に同様に経済成長が続いていた欧米諸国に比べても驚異的な数字であり、日本のＧＮＰ（国民総生産）は、一九六八（昭和四三）年には西ドイツ（当時）を抜いて自由主義世界で第二位になりました。このような戦後の経済的発展は、世界から「奇跡の復興」と呼ばれたのです。

一方、アメリカは、一九六〇年代後半になるとヴェトナム戦争に伴う軍事費の重圧が経済を圧迫し、ドルの国際的信用も急落して行きました。一九七一年に、ドルと金の交換を停止することを柱に据えたアメリカの経済政策によってニクソン・ショックが起こり、さらに、一九七三〜七四年と一九七九年の二回にわたる石油高騰がもたらしたオイル・ショックによって、先進工業国における高度経済成長は終焉を迎えました。

世界経済が低迷を続ける中で、日本はいち早く不況からの脱出に成功し、一九七九（昭和五四）年の第二次石油危機以降には、経済の安定成長を軌道に乗せました。一九八五（昭和六〇）年のプラザ合意によって一層の円高が進み、輸出産業は一定の損失を被りましたが、国内需要の増加に伴って経済は回復しました。その後の輸出産業の不況克服によって、日本経済はさらに発展を続けたのでした。こうして日本の経済成長は維持され、債務国に転落したアメリカを尻目に、一九八七（昭和六二）年には、日本はイギリスを抜いて世界最大の債権国になりました。そして、翌八八年には、国民一人あたりのＧＮＰが世界のトップに立ったのです。

日本経済はこのとき、まさに絶頂期にありました。一九七九年にエズラ・ヴォーゲルが著した『ジャパン・アズ・ナンバーワン』は、日本人の自尊心を大いにくすぐりました。日本人は自信を深め、経済的な成功にのめり込んで行きました。

一九八六（昭和六一）年一二月から一九九一（平成三）年二月までに四年三ヶ月続いた好景気は、後に「バブル景気」と呼ばれました。「土地は必ず値上がりする」という「土地神話」に支えられて投機熱が加速し、地価や住宅価格の高騰が起こりました。大規模な建設プロジェクトやリゾート地開発が推進され、これが地価上昇に拍車をかけました。空前の好景気によって、財テクと消費の過熱がもたらされました。民間企業は営業規模を拡大したり、多角経営に乗り出すようになりました。本業で着実に利益を上げるのではなく、土地や金融資産を運用して莫大な利益を上げる企業も現れました。

こうした傾向は企業や富裕層だけでなく一般大衆をも巻き込み、株への過剰な投機や、高級輸入車、美術品、骨董品などの買いあさり現象を引き起こしました。消費の過熱は盛り場にも波及し、全国に乱立したディスコが盛況を呈するなど、一大ディスコ・ブームが到来しました。人々は堅実に生きることを忘れ、まさに踊り浮かれていたのです。日本人は、なぜこれほどまでに浮かれていたのでしょうか。それは、経済の成功によって、長年の屈辱感から解放されたためでした。アメリカによって開国を強要され、復讐を誓った太平洋戦争で祖国を徹底的に焼き尽くされ、さらに占領支配を受けるという歴史がもたらした積年の屈辱感が、今ようやく晴らされようとしていたのです。

軍事力で敗北を喫した日本は、経済力でアメリカを打ち負かさんとしていました。バブル絶頂期の一九八九年に、日本企業がニューヨークのロックフェラー・センターやコロンビア映画を買収したのは、その象徴的な出来事でした。アメリカ側に日本脅威論が噴出し、「ジャパン・バッシング」が巻き起こった背景には、日本の経済的攻撃に対する警戒感が存在したからです。

アメリカを超えたという達成感は、日本社会全体に高揚感と誇大感をもたらしました。日本人はこの時、「躁状態」になっていたのです。躁状態において現実感覚が失われるように、日本社会にも現実感覚が失われていました。空前の好景気は、実体経済を伴ったものではありませんでした。もの作りに支えられて発展してきた日本経済は、いつの間にか資産の値上がりによって利益を得ようとする経済に変貌していました。「土地は必ず値上がりする」という土地神話は、やはり神話にすぎませんでした。実体なく膨張した経済は、永遠に発展するはずもなかったのです。そして、中身のないバブルは、ついに崩壊する時を迎えたのでした。

一九八九年一一月にベルリンの壁が崩壊すると、世界経済はグローバル化の方向に流れ始めました。一九九一年の一二月にソビエト連邦が解体すると、唯一の超大国となったアメリカは、「グローバル・スタンダード」という名のアメリカ基準の経済戦略を展開して、世界の覇権を再び取り戻して行きました。

一方、日本では、一九九一（平成三）年にバブルが崩壊し、土地や株価の下落に伴う投機意欲の急激な減退や信用収縮が起こりました。必要以上の金融引き締め政策を行ったことも手伝って、景気は急速に後退し、日本経済は長い停滞期を迎えることになったのです。

浮かれていた日本社会は冷水を浴びせかけられ、人々は夢から覚めて冷徹な現実に向き合わねばならなくなりました。バブル景気に浮かれている間に、日本人が失ったものはあまりにも大きかったのです。日本人は自信と誇りを喪失し、「躁状態」から一転して「うつ状態」に陥ったのでした。日本経済が停滞を続け、一九九〇年代に「失われた一〇年」を迎えたのは、日本社会全体が重度のうつ状態になっていたからです。

日本経済の停滞とアメリカの覇権回復は、日本では「第二の敗戦」と呼ばれました。それは、日本人の無意識に眠っていた記憶痕跡を呼び覚ますことになりました。それは、太平洋戦争敗戦後の占領時代に刻まれた、「日本はアメリカよりも文化の成熟度において劣っており、そのためアメリカに黙従する立場にある」という記憶痕跡でした。この記憶痕跡の出現は、日本人を根底から支配し、理性的には根拠づけられないかたちで日本人の行動選択まで決定してしまうのでした。その影響は、政治と文化の両面にわたって現れたのです。

『拒否できない日本』[16]の中で関岡英之は、日本が近年様々な分野で、アメリカにとって都合のいい社会に作り替えられてきたと指摘しています。建築基準法の改正、半世紀ぶりの商法大改正、公正取引委員会の規制強化、弁護士業の自由化や様々な司法改革など、これらはすべて、アメリカ政府が彼らの国益のために、日本政府に要求して実現させたものです。同書によれば、その手法は次のようなものでした。

一九九三（平成五）年七月の宮沢・クリントン首脳会談による政府間合意を根拠として、一九九四年から毎年、アメリカから日本に『年次改革要望書』が提示されるようになりました。そこには、日本の産業、経済、行政から司法に至るまで、そのすべてを対象にした様々な要求が列挙されました。この文書によって示された要求が、現実の政策となって、日本社会を改革して行くのです。

「『年次改革要望書』は単なる形式的な外交文書でも、退屈な年中行事でもない。アメリカ政府から要求された各項目は、日本の各省庁の担当部門に振り分けられ、それぞれ内部で検討され、やがて審議会にかけられ、最終的には法律や制度が改正されて着実に実現されていく。（中略）そして日本とアメリカの当局者が定期的な点検会合を開くことによって、要求がきちんと実現されているかどうか進捗状況をチェックする仕掛けも盛り込まれている。アメリカは、日本がサボらないように監視することができるようになっているのだ」（『拒否できない日本』五五頁）

これは、明らかな内政干渉だと言えるでしょう。そして、さらに驚くべきは、この『年次改革要望書』は全文が日本語に翻訳され、在日アメリカ大使館のホームページで公開され、誰でも簡単に読むことができるようになっていることです。

『年次改革要望書』は、正式には『日米規制改革および競争政策イニシアティブに基づく要望書』といい、日本政府とアメリカ政府が両国の経済発展のために、改善が必要と考える相手国の規制や制度の問題点についてまとめた文書です。つまり、アメリカからの一方的な要求ではなく、日本がアメリカに対しても要求ができる仕組みになっています。また、実際には、アメリカからの要望がすべて日本で実現しているわけではありません。

それにもかかわらず、この問題が注目されているのは、『年次改革要望書』が相互要求の形式をとっているものの、アメリカからの要求があまりにも一方的に、目に見える形で実現している点にあります。一九九四年以降の日本は、半ばアメリカの言うままに政策を実行してきたといっても過言ではないでしょう。

二〇〇一（平成一三）年から五年五ヶ月にわたった小泉政権では、日本の対米追従はいっそう顕著になりました。内政では、新自由主義的な改革が推し進められ、あらゆる分野で民営化が推進されました。市場原理主義を旗印にしたアメリカ式の新自由主義経済に、日本経済は大きくシフトすることになりました。「改革の本丸」と位置づけられた郵政民営化は、小泉首相のかつてからの持論ではありましたが、『年次改革要望書』でアメリカから要求されていた点も見逃されるべきではありません。

また、九・一一同時多発テロ以降のアメリカへの追従外交も、かつての枠組みを大きく逸脱するものでした。ブッシュ大統領が行った「テロへの報復攻撃」をいち早く支持したのは小泉首相でしたし、対米協力が強化されて自衛隊が海外に派兵されたことは、戦後の安全保障政策の大きな転換点になりました。

以上のように、「第二の敗戦」後の日本は、政治においても経済においても、対米追従を鮮明にしたのでした。ここで特筆すべきは、この対米追従が、アメリカの軍事力を背景に強要されたものでも、巧妙な謀略によって日本人が知らぬ間に達成されたものでもないことです。アメリカは『年次改革要望書』を日本人の誰もが分かるように公開し、日米首脳会談の模様は詳しく報道され、日本の政策決定は国会の正当な手続きに則って行われました。そして、対米追従政策を推進した小泉首相は、選挙によって国民の圧倒的な支持を得ているのです。この現象は、政治家が、官僚が、マスコミが、そして日本国民が、そうとは意識しないまま、自らアメリカに黙従した結果としか考えられないのではないでしょうか。

では、このような現象は、なぜ起こったのでしょう。それは「第二の敗戦」によって、「日本はアメリカよりも文化の成熟度において劣っており、そのためアメリカに黙従する立場にある」という記憶痕跡が無意識から出現したからであると考えられます。そして、この記憶痕跡に日本人は根底から支配され、理性的には根拠づけられないかたちでその行動選択までが決定されてしまったからです。

この記憶痕跡の出現は、日本の文化にも影響を与えました。アメリカ文化を模倣することが何よりも重要であると、日本人は知らず知らずのうちに捉えるようになりました。その影響は平成の時代になって、より鮮明に現れました。文化に基づく人々の行動様式が、大きな変化を見せ始めたのです。

他者を畏れ礼節をわきまえる対人関係は過去のものとなり、フレンドリーで平等な対人関係が好まれるようになりました。謙虚さや奥ゆかしさを尊ぶ精神は軽んじられ、個人の権利が声高に叫ばれるようになりました。社会に対する責任や公共心が薄れ、個人の自由や個性が重要視されるようになりました。物質的豊かさが至上の目的になり、財を有することが尊敬の対象になりました。勤勉や禁欲は顧みられなくなり、消費と享楽が礼賛されました。助け合い、支え合うための均質な共同体は解体され、格差の容認と自己責任論が現れました。日本古来から続いてきた「和をもって尊しとなす精神」や「恥の文化」は、すでに風前の灯になりました。文化においても、自由と権利、そして個人主義や拝金主義が、大手を振って巷を闊歩するようになったのです。

その結果、日本人は、文化と伝統を分断され、歴史に根ざした誇りを根本的に失う危機に直面することになりました。この状況が日本人の精神状態にどれほど壊滅的な影響を与えるのかは、われわれの想像をはるかに凌駕するものがあります。

文化の正当性と継続性は、その文化に属する個人の精神世界を構築する基盤として必要不可欠な要素です。日本文化は、この必要不可欠な要素をまさに喪失しつつあるのです。文化的基盤の喪失は人々から自尊心を奪い取り、個々人が社会に存在する意義さえも浸食して行きます。世界で有数の経済的な豊かさに囲まれ、戦争のない平和で恵まれた環境にありながら、現代の日本人は決して幸福感に浸ることができないでいます。そればかりか、今や日本の巷間には、生きている実感を失い、生きることの意味さえも分からない人々が溢れているのです。

八

独立回復後の日本社会の変化は、精神分裂病の病態に、どのような影響を与えることになったのでしょうか。その影響をおおまかに言えば、精神分裂病症状の軽症化です。

精神分裂病症状の軽症化は、日本ではすでに一九五〇年代の後半より指摘され始めています。島崎[16)]によれば、この頃から昏迷、興奮、自閉的生活を特徴とした症状に代わって、劣等感、孤立感、強迫などを外見上強く持つ異型の精神分裂病症状が増加しているといいます。この見解は主に都会の、しかも大学病院を受診する患者について検討されていますが、一九六〇年代以降になると精神分裂病像が軽症化し、特に重篤な緊張病像がほとんどみられなくなったという現象は、多くの臨床家たちの共通の認識となっていったのです。

石井と福田は、『精神分裂病性症状の変遷』[17]の中で、一九二四年から六四年までの精神分裂病症状の変化を検討しています。それによれば、一九五〇年代以降に次第に増加してきている症状として、関係妄想、注察妄想、被害妄想、幻聴が挙げられています。このうち被害妄想では、霊とか動物に「たたられる」とか「のろわれる」というような原始的宗教的観念をもとにした妄想が減少し、「誰かにつけられる」、「監視されている」、「あばかれる」といった不特定、無名の加害者による妄想が増加しています。そして加害の手段としては、暗に技術的、機械的手段を想定しているような内容が増えているといいます。

また、誇大妄想の内容は時代の推移と共に変化し、皇族に関する血統妄想は第二次世界大戦以降減少し、代わりに「自分が神である」とか「神意をうけている」というような形而上的内容が増加しています。一方、暴行や興奮といった症状は、一九五〇年代以降減少しているとされています。これは精神分裂病性症状の静穏化とも言うべき現象であり、この現象が、精神分裂病の軽症化という印象の形成に一役を担っているのではないかと石井らは指摘しています。

一九五五（昭和三〇）年に、向精神薬が初めて日本の製薬会社から発売され、六〇年代中期には全国の治療施設に普及することになりました。薬物療法の普及は、精神分裂病症状の軽症化をさらに加速させる効果をもたらしました。その効果は、精神病院の看護者によって次のように表現されています。

「不潔、破衣患者がへり、不穏、興奮患者がおとなしくなった。感情鈍麻、無為、自閉患者に動きが出てきたのである。患者との間に意思疎通ができるようになり、精神病院の雰囲気が一変した」（『日本精神病院治療史』一五八頁）

薬物療法の普及と精神分裂病症状の軽症化は、入院治療が中心であった医療に変革をもたらしました。一九六〇～七〇年代を通して外来通院者数は着実に増加し、八〇年代に入ると、分裂病者の在院・通院比率が逆転したのです。

筆者が医学部の学生であった一九八〇年代半ばでは、それでも精神科の入院患者の大半は精神分裂病でした。臨床研修で初めて病棟に入ったとき、そこには扉の外とは別の世界が広がっていました。何とも言えない奇異な、圧倒されるような空間に足を踏み入れたという感覚を、筆者は今でも鮮明に覚えています。精神分裂病が軽症化していたとはいえ、「狂気」が醸し出す違和感は、なおも強固に実在していたのです。この違和感は、単科の精神病院を見学してさらに強くなりました。特に、病的体験が消失していない分裂病患者には、違和感だけでなく恐怖感を感じることさえありました。そのように感じられたのは、筆者が精神病を理解できていなかったためですが、当時にはまだ、正常と異常の間に明確な境界が存在していたように思われます。

筆者が精神科の第一線で臨床に携わるようになった一九九〇年代は、この「正常と異常の境界」が不鮮明になった時代でした。境界例（この疾患概念は、もともと精神病と神経症の「境界」を意味するものでした）や摂食障害、またはうつ病の患者が増加し、精神科の敷居が低くなって、神経症レベルの患者も数多く外来を受診するようになりました。相対的に、精神分裂病の患者は目立たなくなって行きました。それは、数だけの問題ではなく、病態の問題でもありました。重篤な緊張病像がほとんどみられなくなっただけでなく、壮大な妄想体系を語る患者も、自閉的になり荒廃状態に陥って行く患者も、初診では希になりました。「教科書に載っている典型的な患者」を診察する機会が珍しくなるという現象が起こったのです。

これは、筆者だけの印象ではないと思われます。森山は、すでに一九七〇年代には精神分裂病概念の有効性に疑義を呈していますが、一九九五年の論文である『精神分裂病の脱構築（I）』[18]の中では、次のように断言しています。

「ここで最後にわたしは、改めてこう主張したい。精神分裂病概念はすでに歴史的に破綻している。それはすでに過去の遺物であり、すみやかに脱構築されるべきである。そしてそこから、新たな精神医学体系の構築がはじまるべきである」

また、松本も一九九六年の『「精神分裂病」はたかだかこの一〇〇年の病気ではなかったのか？[19]』という論文の中で、精神分裂病概念の拡散・希薄化を挙げたうえで、次のように指摘しています。

「時代は『イデオロギーの終焉』を迎えつつある。資本主義、社会主義といったイデオロギー的価値観は、集団を『一つ』にまとめる力ではありえなくなっている。『一つ』に統一する拠り所が失われつつある。『一つ』の規範をもち、それを理想とする生き方はゆらぎ、人びとは身近な『差異』を意識するところでのみ生きようとしている。（中略）このイデオロギー的価値観の凋落は、その価値観に対峙する反体制思想もなければ、その価値観から逸脱したとされる『分裂病』もなくなることになろう（正・負のいずれの意味をも込めて）。社会的価値観が一様ではあり得なくなった現在、それからの逸脱も『分裂病という概念』でまとめられるような一様な姿をもたなくなりつつある」

このように述べた後で松本は、「いずれ精神分裂病という概念が消滅するのではないか」と推論しています。

一方、一九九三（平成五）年に全国精神障害者家族連合会が、日本精神神経学会に精神分裂病の呼称変更を要望しました。「精神が分裂する病気」というのはあまりに人格否定的であって本人にも告げにくい、というのがその理由でした。これを受けて日本精神神経学会は一九九五年に小委員会でこの問題を取り上げ、呼称変更についての調査が始まりました。以降、シンポジウム、ワークショップなどが行われ、家族会アンケート、一般市民からの意見募集、公聴会などを経て、二〇〇二（平成一四）年の八月に行われた日本精神神経学会総会で、精神分裂病の呼称は正式に「統合失調症」に変更されることが決定されました。

統合失調症への呼称変更は、「精神分裂病」という病名に刻まれてきた誤解と偏見、そしてそれに基づく不当な差別を解消するために有効な手段であったと言えるでしょう。また、森山や松本が指摘した、人格荒廃に至る予後不良の疾患であるという精神分裂病の概念自体がすでに破綻しているとする観点からも、呼称変更は意味のあるものでした。さらに臨床的には、症状のさらなる軽症化や、境界例や感情障害、発達障害などの他疾患との境界が曖昧になるという現象が生じて、統合失調症概念の拡散現象までが認められるようになったのです。

九

以上で述べてきた「精神分裂病の軽症化」は、なぜ起こったのでしょうか。宗教・文化的な観点から、その理由を考えてみましょう。

戦後の日本は、GHQによって、それまでとはまったく異なった国家に改造されました。とは言っても、戦後の日本社会には、近代国家の基本的な骨格は踏襲されていました。皇統神話は否定されましたが、日本は自由と民主主義を新たな神話とする、英米流の中央集権国家へと姿を変えたのでした。日本において「自由と民主主義」が神話である理由は、自由と民主主義を謳った新憲法が、この神話の教義としての役割を果たしていることからも理解できます。新憲法が新たな神話の教義であるからこそ、現在まで六〇年以上にわたって一度も改正されていないのであり、さらには憲法改正に触れることすらタブーとされてきたのです。

こうした社会の状況に加えて、先にも述べたように、太平洋戦争時の天皇、そして占領時代のマッカーサーという、近代の日本社会に誕生した唯一、絶対の支配者が相次いで失われたという事実がありました。そして、その後の日本社会には、両者に比すべき役割を果たす人物が現れなかったのです。

このように、戦後の日本が英米流の中央集権国家、言い換えれば「自由と民主主義」を教義とする一神教的国家に作り替えられたにもかかわらず、日本社会には神の代替者たる唯一、絶対の支配者が存在しなくなりました。加えて以後の日本の指導者は、独立を回復させた吉田首相を除けば、強力なリーダーシップを発揮して国を一つにまとめ上げるような役割を果たして来ませんでした。

もちろん、これは悪いことではありません。独裁者の支配する社会が幸福だとは限りませんし、独裁者でなくてもあまりに強力なリーダーシップは、政策を誤った際にはその被害が甚大になる可能性があるからです。戦後の日本のように、首相でさえ所属政党の総意を得られなければ政策を決められず、立法や行政の実務のほとんどは官僚が行うような方法では、社会の方向性は一個人でなく集団によって決定されています。この方法では大きな飛躍は望めませんが、社会を着実な発展へと導くことはできるでしょう。

問題はその方法自体にあるのではなく、日本が英米流の一神教的中央集権国家という体制を採りながら、実際には日本的な権力分散型の集団政治体制になっているという形式と実態の乖離にあります。この点に加えて、日本は独立回復後も、常にアメリカの強い影響下に置かれ続けました。これらの要因によって、日本という中央集権国家は、誰によって動かされているのか明確には分からない状態になったのです。

翻って精神分裂病に目を移すと、戦後に増えた症状の一つに、被害妄想が挙げられています。その特徴として、「誰かにつけられる」、「監視されている」、「あばかれる」といった不特定、無名の加害者による妄想が増加しています。この現象には上述の社会状況が影響を与えていると考えられます。被害妄想が増えたのは、戦後の日本がまさに（アメリカという）加害者によって作り替えられ、独立回復後には表面には現れない形で（アメリカという）加害者による影響を受け続けているからです。そして、「不特定、無名の加害者」による妄想が増加したのは、日本という中央集権国家が、誰によって動かされているのか明確には分からない状態になったからです。病者が自らを迫害する対象を追求していっても、そのおおもとが誰なのかが見当もつかない社会状況になったのです。

妄想の加害者の不特定性、無名性が増し、社会の形式と実態が乖離するほど、体系立った妄想を構築することは困難になります。妄想は文化のネガとして現れるため、妄想世界は主観的な一神教的世界観で構築され、その中には唯

一、絶対の支配者（加害者）が存在し、その支配者を巡って世界が動いている様が描かれます。妄想の中心に存在するはずの加害者を特定できず、さらに妄想世界の形式に見合う社会の動きを発見できなければ、それらを統合した独自の物語を構成することはできません。その結果として、壮大な妄想体系を主張する患者が稀になるという現象が現れたのだと考えられます。

また、重篤な緊張病像がほとんどみられなくなったという現象も、同様に戦後の日本社会の変化による影響を受けています。緊張型分裂病に特徴的な症状は、精神運動興奮と昏迷です。これらの症状は、「強度のさせられ体験」によって引き起こされます。この「強度のさせられ体験」が生じる原因は、その根源をたどれば、極端に啓蒙的で排他的な躾や教育、さらにはそれを支える一神教的な文化と、絶対的な支配者の存在に求められるでしょう。

戦後の日本では戦前の啓蒙主義教育は否定され、独立回復後には唯一、絶対の支配者も現れませんでした。そして、日本は自由主義陣営に組み入れられ、曲がりなりにも自由が重要な価値と考えられる社会になりました。こうした社会の影響を受けて、精神分裂病の病的体験には、他者からの圧倒的な力によって自分の意志や思考、行為などが根こそぎ変えられると感じる体験、つまり「強度のさせられ体験」が生じることが少なくなりました。その結果として、重篤な緊張病像が現れにくくなったのだと考えられます。

精神分裂病の軽症化を起こしたもう一つの理由は、日本文化の復活に求められます。

独立回復後の日本は経済的な復興へと邁進しました。復興の過程で、日本文化もまた徐々に復活を遂げました。日本経済は自由主義陣営の中にあって資本主義体制を採っていますが、その内実はきわめて日本的な要素の濃いものでした。

たとえば、日本の会社の特徴として、終身雇用制と年功序列制が挙げられます。これらの制度は、日本の会社が利益を追求する目的だけでなく、生活共同体としての役割を担う存在になっていることを示しています。日本の会社は、労働者が労働力を提供し、その対価として給与を得るためだけの場所ではなくなり、社員の人生そのものをまるごと支える共同体になったのです。

戦後の日本で重工業が発展し、会社への就業人口が増加するにつれ、この傾向は強くなって行きました。戦前の村落共同体にみられた日本社会の特徴、すなわち何よりも和を重視しながら、支え合い協力し合って農業などの就労に従事する生活態度が、そのままの形で会社に持ち込まれました。農村で農民が協力して一所を懸命に耕したように、会社では全社員が協力して一生を懸命に会社のために尽くしたのです。そこに敗戦と占領への屈辱感を晴らし、自尊心を取り戻したいという欲求が加わって、戦後の日本人は脇目もふらずに働いたのでした。こうした労働に対する態度が、日本の資本主義を発展させるエートスになったのだと考えられます。

このようなエートスが発揮されたのは、なにも企業に限ったことではありません。農村や地域共同体のみならず、公務員の働く官庁や医療・教育現場、そして政治の世界に至るまで、様々な領域において村落共同体に擬した共同体が形成されました。新たな共同体の内部では伝統的な共同体に擬したルール（掟）が形成され、人々はそのルール（掟）に従って生活を送るようになりました。日本に「護送船団方式」や「談合」といったおよそ自由主義的ではないルールが現れ、多くの「天下り団体」が出現したのはそのためです。また、日本の政治が民主主義の原理によらずに「永田町の論理」で動いたのも、永田町が一つの共同体になったからでした。こうして戦後の日本には、伝統的な地域共同体のルールを踏襲した、いくつもの新しい共同体が生まれました。そのため、英米式の国家形態を採りながらも、日本の伝統に基づいた、日本式の自由主義や民主主義、そして日本式の資本主義が形成されていったのです。

新たな共同体の形成に伴って復活した日本の伝統や文化は、精神分裂病の病態に影響を与えることになりました。本章の最初で述べたように、江戸時代には典型的な精神分裂病像は認められませんでした。日本に典型的な精神分裂病像が現れたのは、明治以降に、日本が近代西洋文化の影響を強く受けるようになってからでした。つまり、日本社会に独自の伝統や文化が復活することによって狂気の形態も影響を受けたのであり、その結果として、江戸時代にも認められた非定型精神病や躁うつ病、または解離性障害や心因反応の範疇で捉えられる病態が増加しました。そして、その一方で、典型的な精神分裂病像は陰を潜めることになったのです。

特に、戦後の日本に、いくつもの共同体が現れた影響は大きかったと思われます。戦後の人々にとって、新しく形成された共同体に所属できるかが重要な意味を持ち、共同体から脱落することが「狂気」に至る重要な要因になりました。しかし、少なくとも共同体が多数存在すれば、一つの共同体から脱落しても、別の共同体に所属し直せる可能性が生まれます。この傾向は、多数の共同体が混在した都市部で特に大きかったと考えられます。

一神教的価値体系から脱落し、社会的存在であり続けることを放棄しなければならなくなった状態が精神分裂病の荒廃状態であるとするならば、多数の共同体の存在は、破瓜型解体へと至る途を防ぐ機能を有することになるでしょう。自閉的になり、荒廃状態に至る分裂病者が減少した原因の一つが、ここにあると考えられます。

以上で述べてきたように、戦後を通じて精神分裂病は軽症化し、重篤で予後不良の疾患であるとは考えられなくなりました。そして、その概念自体の拡散・希薄化が指摘されるようになり、二〇〇二年には統合失調症と呼称が変更されるに至りました。統合失調症はこのまま軽症化を続け、やがてこの疾患自体が消失して行くのでしょうか。

二〇〇六年の精神神経学雑誌に、『統合失調症初診症例は減少しているか？――大学病院・総合病院精神科外来での初診割合の調査――』[20]という論文が掲載されています。この調査は、大学病院と総合病院の各一施設で、外来初診症例における統合失調症の割合を、一九九三年一二月～一九九四年一一月と二〇〇三年一二月～二〇〇四年一一月とで比較したものです。

その結果、統合失調症の患者数は、大学病院、総合病院共に増加していたものの、初診患者全体に占める割合は、大学病院、総合病院共に減少していました。ただし、統計学的に有意な統合失調症患者の割合の減少は、総合病院においてのみ認められたとされています。

この調査によれば、統合失調症患者の割合は減少していますが、患者数は両施設とも増加しています。社会全般において精神科の敷居が低くなって受診者数が増加したという側面があるものの、この調査は、少なくとも統合失調症患者数は減少していないという結果を示しているのです。

筆者の印象でも、ここ数年は統合失調症患者は減少していないだけでなく、一九九〇年代には希になっていた典型的な症例がむしろ増加しているという印象さえあります。日本では今のところ、上掲の論文以外にデータが見当たらないので確実なことは言えませんが、もし統合失調症が減少しておらず、さらに典型例が増加しているとすれば、この現象はどのように説明されるのでしょうか。

宗教・文化的な観点から考えると、この現象は、バブル経済崩壊後の「第二の敗戦」と、それに続く日本の対米追従によって起こっているのではないかと考えられます。

ソビエト連邦解体後に唯一の超大国となったアメリカは、「グローバル・スタンダード」という名のアメリカ基準の経済戦略を展開して、世界の覇権を取り戻して行きました。イデオロギーの対立が消失する中で、アメリカは経済によって、世界を一つにまとめ上げようとしたのです。二〇〇一年にアメリカで起こった「同時多発テロ」は、この流れに対抗する形で起こされた事件でした。テロの主要対象が世界貿易センタービルであったことが、それを象徴的に表しています。

そして、さらに重要な点は、テロリストの正体が実はイスラム教徒だったことにあります。彼らは、共産主義のようなイデオロギーによって行動しているのではなく、あくまでイスラム教の教えに従ってジハード（聖戦）を行ったと主張しています。彼らの論理からすれば、世界を侵略しているのは欧米諸国のほうであり、イスラムの聖地にさえ軍隊を駐留させるような野蛮な行為に対して、聖戦をしかけるのは当然の行いだというのです。

ここに、キリスト教対イスラム教という、一神教同士の対立構造が再現されたのでした。同時多発テロに対して、ブッシュ大統領がとっさに「十字軍を組織しなければならない」と口走ってしまったように、アメリカ側にもテロとの戦いが、その本質において宗教戦争であるという認識が存在していました。また、キリスト教の諸団体がブッシュ政権の対テロ戦争を熱心に支持したことも、このことを裏づけています。こうして二一世紀の幕開けと共に、世界には中世さながらの宗教的対立が再現されたのでした。

日本は、こうした世界の潮流の中で、アメリカに追従する途を選択しました。果たして、日本の社会には、再び一神教的な世界観が蔓延し始めたのです。自民党の総意を無視して諸改革を断行した小泉首相は、欧米型のリーダーでした。一部の企業は純粋に利益を求める集団となり、終身雇用や年功序列が廃止されました。共同体が姿を消していった日本社会に、行き場を失い孤立した人々の姿が顕在化しました。アメリカ式の新自由主義が浸透した社会からは労働を尊ぶ精神が失われ、拝金主義が幅を利かせるようになりました。「一億総中流」と言われた時代は去り、日本にも格差社会が到来しました。「第二の敗戦」後の日本は、またしてもアメリカ文化の洗礼を受けることになったのです。

このような社会の変化を受けて、統合失調症は復活の兆しをみせるようになったのだと考えられます。アメリカによる影響は、再び日本社会に、統合失調症という一神教文化の「狂気」を蘇らせようとしています。

しかし、時代は変転し、世界は留まるところを知りません。二〇〇八年にアメリカ経済の好景気を支えてきた「金融バブル」が崩壊し、二〇〇九年にはアメリカに初の黒人系大統領が誕生しました。オバマ大統領は、アメリカ社会の変革を宣言し、政治・経済戦略の方針転換を図っています。

一方、日本社会は、今後どのような途を歩むのでしょうか。欧米諸国と歩調を合わせ、一神教文化の影響を受け続けるのでしょうか。それとも独自の文化を復活させ、日本文化に立脚した社会を再構築して行くのでしょうか。われわれはまさに、時代の分岐点に立たされています。そして、統合失調症の未来は、その選択に委ねられているのです。

文献・参考文献

序　章

1）松本雅彦：「精神分裂病」はたかだかこの一〇〇年の病気ではなかったのか？　精神医療八・九合併号，批評社，東京，一九九六．

2）森山公夫：精神分裂病概念の脱構築．精神医療八・九合併号，批評社，東京，一九九六．

第Ⅰ章

1）フロイト，S．（渡辺哲夫 訳）：新訳モーセと一神教．日本エディタースクール出版部，東京，一九九八．

2）ミシェル・フーコー（田村　俶 訳）：狂気の歴史 ―古典主義時代における―．新潮社，東京，一九七五．

［参考文献］

・中井久夫：西欧精神医学背景史．現代精神医学大系一A精神医学総論Ⅰ，中山書店，東京，一九七九．

・森山公夫：和解と精神医学〈病むこと・癒すこと〉の構造．筑摩書房，東京，一九八九．

・池上俊一：魔女と聖女 ヨーロッパ中・近世の女たち．講談社現代新書，東京，一九九二．

・ミシェル・フーコー（田村　俶 訳）：狂気の歴史 古典主義―時代における―．新潮社，東京，一九七五．

・G・ランテリ・ロラ（濱田秀伯 監訳）：幻覚．西村書店，新潟，一九九九．

・大橋博司：精神症状学序論．現代精神医学大系三A 精神症状学Ⅰ，中山書店，東京，一九七八．

・武正建一：医学史にみる精神分裂病．臨床精神医学講座二 精神分裂病Ⅰ，中山書店，東京，一九九九．

・木村　敏：診断．現代精神医学大系一〇A一 精神分裂病学Ⅰa，中山書店，東京，一九八一．

・オイゲン・ブロイラー（人見一彦 監訳）：精神分裂病の概念 精神医学論文集．学樹書院，東京，一九九八．

第Ⅱ章

1）フロイト，S．（西田越郎 訳）：トーテムとタブー．フロイト著作集三，人文書院，京都，一九六九．
2）フロイト，S．（渡辺哲夫 訳）：新訳モーセと一神教．日本エディタースクール出版部，東京，一九九八．
3）フロイト，S．（浜川祥枝 訳）：ある幻想の未来．フロイト著作集三，人文書院，京都，一九六九．
4）マックス・ヴェーバー（大塚久雄 訳）：プロテスタンティズムの倫理と資本主義の精神．岩波文庫，東京，一九八九．
5）村上陽一郎：近代科学と聖俗革命〈新版〉．新曜社，東京，二〇〇二．

第Ⅲ章

1）小木貞孝：フランスの妄想研究（一）．精神医学，二：五〇五‐五一二，一九六〇．
2）クラウス・コンラート（山口直彦，安　克昌，中井久夫 訳）：分裂病のはじまり．岩崎学術出版社，東京，一九九四．
3）マックス・ヴェーバー（大塚久雄 訳）：プロテスタンティズムの倫理と資本主義の精神．岩波文庫，東京，一九八九．
4）フロイト，S．（小此木啓吾 訳）：自伝的に記述されたパラノイア（妄想性痴呆）の一症例に関する精神分析的考察．フロイト著作集九，人文書院，京都，一九八三．
5）ダニエル・パウル・シュレーバー（渡辺哲夫 訳）：ある神経病者の回想録．筑摩書房，東京，一九九〇．
6）モートン・シャッツマン（岸田　秀 訳）：魂の殺害者 教育における愛という名の迫害．草思社，東京，一九七五．
7）E．ミンコフスキー（村上　仁 訳）：精神分裂病 分裂性性格者及び精神分裂病者の精神病理学．みすず書房，東京，一九八八．
8）G．R．テイラー（岸田　秀 訳）：歴史におけるエロス．河出書房新社，東京，一九九六．
9）新共同訳　新約聖書．日本聖書協会，東京，二〇〇二．
10）石川弘義：マスターベーションの歴史．作品社，東京，二〇〇一．

11) W. ブランケンブルク（木村 敏，岡本 進，島 弘嗣 共訳）：自明性の喪失 分裂病の現象学．みすず書房，東京，一九七八．

［参考文献］

・犬養道子：旧約聖書物語 増訂版．新潮社，東京，一九七七．
・小室直樹：日本人のためのイスラム原論．集英社，東京，二〇〇二．
・藤田弘夫：都市と文明の比較社会学 環境・リスク・公共性．東京大学出版会，東京，二〇〇三．

第Ⅳ章

1) ダニエル・パウル・シュレーバー（渡辺哲夫 訳）：ある神経病者の回想録．筑摩書房，東京，一九九〇．
2) フロイト，S.（小此木啓吾 訳）：自伝的に記述されたパラノイア（妄想性痴呆）の一症例に関する精神分析的考察．フロイト著作集九，人文書院，京都，一九八三．
3) モートン・シャッツマン（岸田 秀 訳）：魂の殺害者 教育における愛という名の迫害．草思社，東京，一九七五．
4) フロイト，S.（西田越郎 訳）：トーテムとタブー．フロイト著作集三，人文書院，京都，一九六九．
5) フロイト，S.（渡辺哲夫 訳）：新訳モーセと一神教．日本エディタースクール出版部，東京，一九九八．
6) クラウス・コンラート（山口直彦，安 克昌，中井久夫 訳）：分裂病のはじまり．岩崎学術出版社，東京，一九九四．

第Ⅴ章

1) 新共同訳：新約聖書．日本聖書協会，東京，二〇〇二．
2) 池上俊一：魔女と聖女 ヨーロッパ中・近世の女たち．講談社現代新書，東京，一九九二．
3) ヘレン・エラーブ（井沢元彦 監修 杉谷浩子 訳）：キリスト教封印の世界史 西欧文明のダークサイド．徳間書店，東京，一九九七.
4）E．バダンテール（鈴木　晶 訳）：母性という神話．ちくま学芸文庫，東京，一九九八.
5）E．ショーター（田中俊宏，岩橋誠一，見崎恵子，作道　潤 訳）：近代家族の形成．昭和堂，京都，一九八七.
6）塩田長英，島津隆文：ヨーロッパにおける家族構造と機能の変貌．財団法人 日本総合研究所，東京，一九八五.
7）J．J．バッハオーフェン（岡　道男，河上倫逸 監訳）：母権論一 古代世界の女性支配に関する研究―その宗教的および法的本質．みすず書房，東京，一九九一.
8）エーリッヒ・フロム（ライナー・フンク編 滝沢海南子，渡辺憲正 訳）：愛と性と母権制．新評論，東京，一九九七.
9）メラニー・クライン（小此木啓吾，岩崎徹也 責任編訳）：メラニー・クライン著作集四 妄想的・分裂的世界．誠信書房，東京，一九八五.
10）中井久夫：中井久夫著作集五巻 精神医学の経験 病者と社会．岩崎学術出版社，東京，一九九一.
11）中井久夫：中井久夫著作集四巻 精神医学の経験 治療と治療関係．岩崎学術出版社，東京，一九九一.
12）ダニエル・パウル・シュレーバー（渡辺哲夫 訳）：ある神経病者の回想録．筑摩書房，東京，一九九〇.

【参考文献】

・半田元夫，今野國雄：世界宗教叢書一 キリスト教史Ⅰ．山川出版社，東京，一九七七.

終　章

1）八木剛平，田辺　英：日本精神病治療史．金原出版，東京，二〇〇二.
2）岡田靖雄：日本精神科医療史．医学書院，東京，二〇〇二.
3）村上重良：天皇制国家と宗教．講談社，東京，二〇〇七.
4）末木文美士：日本宗教史．岩波書店，東京，二〇〇六.

5）フロイト，S．（渡辺哲夫 訳）：新訳モーセと一神教．日本エディタースクール出版部，東京，一九九八．
6）アンナ・フロイト（黒丸正四郎，中村良平訳）：アンナ・フロイト著作集二　自我と防衛機制．岩崎学術出版社，東京，一九八二．
7）藤森英之：精神分裂病の妄想主題の変遷について―明治・大正・昭和における松沢病院のカルテの検討から―．精神経誌，七七：四〇九‐四一六，一九七五．
8）太田清之：精神分離症の予後に就いて．精神経誌，三九：二九‐四一，一九三五．
9）林　暲，秋元波留夫：精神分裂病の予後及び治療．精神経誌，四三：七〇五‐七四二，一九三九．
10）ダグラス・マッカーサー（島津一夫 訳）：マッカーサー大戦回顧録［下］．中公文庫，東京，二〇〇三．
11）ジョン・ダワー（三浦陽一，高杉忠明，田代泰子 訳）：敗北を抱きしめて（下）第二次大戦後の日本人．岩波書店，東京，二〇〇一．
12）林　茂：日本の歴史二五　太平洋戦争．中央公論新社，東京，一九七四（二〇〇六改版発行）．
13）油井大三郎，吉田元夫：世界の歴史二八　第二次世界大戦から米ソ対立へ．中央公論社，東京，一九九八．
14）小尾いね子：精神分裂病者における被害的態度に及ぼす病前性格の浸透性について―一典型例による解析．精神経誌，五七：三三三‐三四一，一九五五．
15）倉田克彦：慢性精神分裂病における境遇的環境的意味の変貌について―院内生活臨床への一つの企図―．精神経誌，六三：一六七‐一九二，一九六一．
16）関岡英之：拒否できない日本―アメリカの日本改造が進んでいる．文藝春秋社，東京，二〇〇四．
17）石井　厚，福田一彦：精神分裂病性症状の変遷．精神経誌，八二：四七四‐四八七，一九八〇．
18）森山公夫：精神分裂病の脱構築（Ⅰ）．精神経誌，九七：三〇九‐三二五，一九九五．
19）松本雅彦：「精神分裂病」はたかだかこの一〇〇年の病気ではなかったのか？　精神医療八・九合併号，批評社，東京，

一九九六．
20）利谷健治，小林聡幸，大澤卓郎ほか：統合失調症初診症例は減少しているか？—大学病院・総合病院精神科外来での初診割合の調査—．精神経誌，一〇八：六九四‐七〇四，二〇〇六．

【参考文献】

・岸田　秀：ものぐさ精神分析．青土社，東京，一九七七．
・岸田　秀：一神教ＶＳ多神教．新書館，東京，二〇〇二．
・村上重良：天皇制国家と宗教．講談社，東京，二〇〇七．
・日本精神神経学会百年史．日本精神精神学会，東京，二〇〇三．
・荒川章二：全集　日本の歴史一六　豊かさへの渇望．小学館，東京，二〇〇九．
・渡部昇一：日本そして日本人—世界に比類なき「ドン百姓発想」の知恵．祥伝社，東京，一九八〇．

【参考文献】—歴史の記述に関して

・前川貞次郎：新訂版 精説 世界史．数研出版，東京，一九六八．
・木下康彦，木村靖二，吉田　寅 編：詳説 世界史研究．山川出版社，東京，一九九五．
・佐藤　信，五味文彦，高埜利彦，鳥海　靖 編：改訂版　詳説日本史研究．山川出版社，東京，二〇〇八．

あとがき

二〇〇一年の一〇月、私は遅い夏休みをとって沖縄にいました。この年の九月一一日にアメリカで同時多発テロが起き、三千人近い犠牲者が生じる惨事となりました。アメリカ政府は、アフガニスタンのタリバン政権にオサマ・ビンラディンを引き渡すように要求し、これが拒否されると、一〇月七日にはイギリスと共にタリバン政権への攻撃を開始しました。沖縄の米軍基地がアフガニスタンへの出撃拠点だったこともあり、基地周辺は緊張感に包まれていました。リゾートホテルに向かう道すがら、基地の入り口では車が長い列を作り、テロを警戒した厳しいチェックが行われている様子が窺われました。

物々しい雰囲気が立ちこめる一方で、いつもと変わらない沖縄の日常も存在していました。現地の人々には浮き足だった様子はまるで感じられず、リゾートホテルには退屈なほど穏やかに流れる時間がありました。青く澄みきった海と空、そして南国特有の明るい日差しが作り出す風景は、そこに到着するまでに感じた重々しい空気と鮮やかなコントラストを成していました。

ホテルのプライベートビーチの木陰で、私はかねてからの愛読書である、岸田秀氏と小室直樹氏の本を読んでいました。私が両氏の著作に惹かれるのは、社会を分析する独特の鋭い視点にありますが、それだけでなく、その分析から導かれる未来予測の正しさに感嘆するからです。両氏がかつて説いた社会や文化の分析は、今こうして起こりつつある世界規模の紛争を、見事に予言しているように私には感じられました。なぜ、このような正確な分析が可能なのか。私は、その理由の一つが、両氏の理論の根底に存在している精神分析学と宗教社会学にあるのではないかと思い至りました。

そして、そのときふいに、「精神分析学と宗教社会学によって、精神分裂病（統合失調症）が理解できるのではないか」という発想が私の中に浮かんだのです。本書は、このときの発想をもとにして書かれています。

しかしながら、フロイトやヴェーバーの論文や著作をさほど読んだことのなかった私は、それから彼らの難解な理論と格闘しなければなりませんでした。全く新しい理論を創造する者の常なのかも知れませんが、彼らの文章には、あらゆる反論を想定した説明が何度も執拗に繰り返されています。また、確実に言えること、推測の域にあること、そして分からないままにしていることが、そのまま混在しているのです。当時としては正しいこの姿勢が、新たに読む者にとっては、理解を阻む壁になっているように感じられました。それでも、彼らの著作を読み進めるうち、理論の概要が次第に明らかになりました。

フロイトは、未開社会の中にエディプス・コンプレックスと共通の原理が存在し、さらにその原理がユダヤ教やキリスト教を通じて、ヨーロッパ社会に受け継がれていることを解明しました。フロイトのエディプス・コンプレックス論は、単なる治療理論という枠を超え、文化と社会の成り立ちや歴史を解き明かす壮大な理論へと発展したのでした。

また、ヴェーバーは、「近代的な資本主義が、営利の追求を敵視するプロテスタンティズムの倫理が支配した地域で発達した」という歴史的事実の逆説を解明しましたが、そこで重要な影響を与えたのがプロテスタントの予定説でした。ヴェーバーの慧眼は、「資本主義の精神」が形成される過程で予定説が中心的な役割を果たしたことを見抜いたのですが、その影響は経済のみならず、政治や社会思想、そして哲学や自然科学に至る領域にまで及んでいるように思われました。

こうしてフロイトとヴェーバーの思想を読み解くうちに、精神病理という枠を超えて、一神教の成り立ち、近代化とは何だったのか、啓蒙思想と自然科学の発達、新たな社会体制と世界大戦への道のりなど、様々な問題が頭をよぎるようになりました。その結果、精神分裂病の病理から出発した論文は、とりとめもなく膨大な量になってしまいました。当初はどこかの研究会でまとめて発表しようと考えていた論文は、その機会を失い、かといって全体を通して出版してくれる出版社もありませんでした。

そこで、当初の目的に立ち返り、精神分裂病の病理に絞ってまとめ直したのが本稿です。それでも、随分な量になってしまいました。出版不況と言われる中で、しかも持ち込み原稿であるにもかかわらず、出版の機会を与えて下さった星和書店社長の石澤雄司氏と様々な助言を頂いた編集部の岡部浩氏、そして編集・校正を担当して頂いたすずき編集室の鈴木加奈子氏に、この場を借りて深謝する次第です。

最後に、沖縄での発想が、「妄想着想」でないことを願うばかりです。フロイトがシュレーバーの『ある神経病者の回想録』を検討した際に、「私が信じている以上に私の理論に妄想が含まれているかどうか、あるいは今日他の人々が存在すると信じている以上に多くの真理がシュレーバーの妄想に含まれていたかどうかの判定は、今後に委ねられなければならないであろう」と語っているように、真理と妄想の間に絶対的な隔壁は存在しません。その違いは、共同体の無意識を正確に表現しているかどうか、そして、そのことによって多くの人々を惹きつけられるかどうかにかかっているように思われるのです。

二〇一〇年一一月

柴田明彦

著者略歴

柴田明彦（しばた　あきひこ）

1961 年、愛知県生まれ。
1985 年、岐阜大学医学部卒業。
岐阜大学精神神経科助手を経て，現在，岐阜市民病院精神科副部長兼デイケアセンター長。医学博士。

統合失調症はどこから来てどこへ行くのか
－宗教と文化からその病理をひもとく－

2011 年 2 月 19 日　初版第 1 刷発行

著　者　柴田明彦
発行者　石澤雄司
発行所　株式会社星和書店
〒168-0074 東京都杉並区上高井戸 1-2-5
電話　03（3329）0031（営業部）／03（3329）0033（編集部）
FAX　03（5374）7186（営業部）／03（5374）7185（編集部）
http://www.seiwa-pb.co.jp

Printed in Japan　ISBN978-4-7911-0761-2